(Hrsg.) Robbers / Wagener

Die Krankenhausbehandlung

Praxiskommentar zur Vertragsgestaltung · Band 4

Boemke

Arbeitsvertragsgestaltung
im Krankenhaus und anderen Einrichtungen des Gesundheitswesens

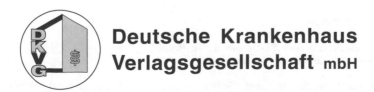

Deutsche Krankenhaus
Verlagsgesellschaft mbH

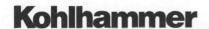

(Hrsg.) Robbers/Wagener

Die Krankenhausbehandlung

Praxiskommentar zur Vertragsgestaltung · Band 4

**Arbeitsvertragsgestaltung im Krankenhaus
und anderen Einrichtungen des Gesundheitswesens**

Band 1: Verträge zwischen Krankenhaus und Patient
Band 2: Die Kostenträger – Abrechnung und Vergütung stationärer Leistungen
Band 3: Der Krankenhausarzt in leitender Stellung
Band 4: Arbeitsvertragsgestaltung im Krankenhaus
Band 5: Vertragsärztliche Tätigkeit im Krankenhaus
Band 6: Kooperationsverträge

Impressum

1. Auflage, 2013

ISBN: 978-3-942734-38-7
Deutsche Krankenhaus Verlagsgesellschaft mbH
Hansaallee 201
40549 Düsseldorf

Fax (0211) 17 92 35-20
www.DKVG.de
bestellung@DKVG.de

ISBN: 978-3-17-022086-7
W. Kohlhammer GmbH
70549 Stuttgart

Fax (0711) 78 63-84 30
www.kohlhammer.de
vertrieb@kohlhammer.de

Umschlaggestaltung: www.TZ-Marketing.com, Krefeld
Herstellung: rewi druckhaus, Wissen

Inhalt

Verzeichnisse

Vorwort

Zahlreiche arbeitsrechtliche Streitigkeiten ließen sich vermeiden, wenn im Vorfeld auf die vertragliche Ausgestaltung der Arbeitsrechtsbeziehung mehr Sorgfalt verwandt worden wäre. Dies gilt unabhängig davon, ob es um zentrale Hauptleistungspflichten geht, wie z.b. die Frage, welchen Tätigkeiten der Mitarbeiter nachkommen muss, oder ob Nebenpflichten betroffen sind, z.b. ob dem Arbeitnehmer bestimmte Nebentätigkeiten untersagt werden können oder ob er bzgl. Betriebsinterna zur Verschwiegenheit verpflichtet ist. Der Arbeitsvertrag ist nicht nur die Eintrittskarte für den Arbeitnehmer in den Betrieb, dessen interne Spielregeln allein durch höherrangiges Recht – Gesetz, Tarifvertrag, Betriebs-/Dienstvereinbarung – abschließend festgelegt werden. Vielmehr ist der Arbeitsvertrag das zentrale Regelungsinstrument, um die Rechtsbeziehung zum Arbeitnehmer so auszugestalten, dass er optimal im Interesse des Arbeitgebers seiner Tätigkeit nachgeht.

Die vorausschauende Arbeitsvertragsgestaltung hat allerdings zwei hohe Hürden zu überwinden. Dies sind zum einen die gesetzlichen Regelungen, die eine unangemessene Benachteiligung des Arbeitnehmers untersagen, § 307 Abs. 1 BGB. Die Rechtsprechung der Arbeitsgerichte, insbesondere des Bundesarbeitsgerichts (BAG), hat in den letzten zehn Jahren seit der Erstreckung der Bestimmungen zur Inhaltskontrolle von Allgemeinen Geschäftsbedingungen auf Arbeitsverträge den Regelungsspielraum für Arbeitgeber erheblich eingeschränkt. Zum anderen müssen bei der Vertragsgestaltung die individuellen Besonderheiten der jeweiligen Einrichtung und der konkreten Tätigkeit berücksichtigt werden. Regelungen, die für ein Haus maßgeschneidert sind, können aufgrund von Besonderheiten in einer anderen Einrichtung nicht zweckentsprechend angewandt werden. Regelungen, die für eine bestimmte Gruppe von Beschäftigten „passen", können für andere Gruppen unzweckmäßig sein. Daher können Musterverträge, die von Verbänden herausgegeben oder aus dem Internet heruntergeladen werden, lediglich eine Hilfestellung für den jeweiligen Arbeitgeber bei der Entwicklung des eigenen „Musterarbeitsvertrags" sein.

Hier setzt der vorliegende Band an, der die erforderlichen Hilfestellungen bei der Suche nach der für die jeweilige Einrichtung und den jeweiligen Arbeitnehmer bestmöglichen zulässigen Vertragsgestaltung geben will. Dabei werden zum einen anhand der höchstrichterlichen Rechtsprechung die Grenzen zulässiger Vertragsgestaltung aufgezeigt. Zum anderen werden die wesentlichen Bausteine der Arbeitsvertragsgestaltung präsentiert. Es gibt nicht *den* allgemeingültigen „Mustervertrag". Vielmehr setzt sich jeder Arbeitsvertrag aus bestimmten Bausteinen zusammen. Manche Bausteine finden sich in jedem Arbeitsvertrag, andere nur bei bestimmten Beschäftigtengruppen, z.B. Führungskräften, insbesondere Chef- oder leitenden Oberärzten. Jeder Baustein kann, abhängig von der jeweiligen Einrichtung und der jeweiligen Tätigkeit, ganz unterschiedlich ausgestaltet sein. Mit kommentierten Musterformulierungen gibt der Band hier eine wichtige Hilfestellung, um für jeden Mitarbeiter die passenden Regelungen zu finden.

An der Fertigstellung dieses Werks haben zahlreiche Mitarbeiter der Kanzlei Boemke und Partner Rechtsanwälte, Leipzig, im Hintergrund mitgewirkt. Namentlich erwähnen möchte ich an dieser Stelle Rechtsanwältin Claudia Reich, wiss. Mitarbeiterin Anja Purmann, cand. jur. Stefanie Münch sowie stud. jur. Wiebke Schnelle, denen mein besonderer Dank gilt.

Leipzig, im November 2012   Susanne Boemke

I.   Einführung: „Der richtige Arbeitsvertrag"

Die Arbeitsvertragsgestaltung ist ein zentraler Baustein des gesamten Arbeitsrechts. Mit den Regelungen im Arbeitsvertrag werden die Inhalte der Arbeitsverhältnisse maßgeblich bestimmt. Hierbei gibt es leider zahlreiche Stolpersteine, vor denen auch Musterverträge nicht gefeit sind. Insbesondere durch die Rechtsprechung der Arbeitsgerichte, vor allem des Bundesarbeitsgerichts, der letzten Jahre werden an die Arbeitgeber hohe Anforderungen bei der Arbeitsvertragsgestaltung gestellt.

Seit 2002 unterliegen Regelungen in Arbeitsverträgen der allgemeinen AGB-Kontrolle. Deswegen sind zahlreiche Regelungen aus der Vergangenheit nicht mehr wirksam bzw. mit unüberschaubaren Rechtsfolgen verbunden.

Das vorliegende Buch gibt einen Überblick über die Rechtsprechung und die Probleme bei der Arbeitsvertragsgestaltung. Es enthält konkrete Regelungen, anhand derer die Möglichkeiten der Vertragsgestaltung erörtert werden. Es soll eine praktische Handlungsanleitung geben, mit der Fehler bei der Arbeitsvertragsgestaltung vermieden werden können. Denn Fehler bei der Arbeitsvertragsgestaltung haben schwerwiegende Konsequenzen und können nicht mehr einseitig von den Arbeitgebern behoben werden. Jeder Arbeitgeber bindet sich mit dem Arbeitsvertrag, den er bei der Einstellung eines neuen Arbeitnehmers unterzeichnet, u.U. für viele Jahre. Eine Anpassung des Arbeitsvertrags zulasten eines Arbeitnehmers wird, da dies grundsätzlich nur mit Zustimmung des Arbeitnehmers geht, nur schwer möglich sein.

Leider beschränken sich aber viele Arbeitgeber darauf, Musterverträge, welche sie von Verbänden o.ä. Institutionen bekommen bzw. die bereits seit vielen Jahren bei ihnen im Umlauf sind, ungeprüft und ohne Individualisierung in ihren Häusern anzuwenden. Oftmals denken Arbeitgeber, dass sie durch die Anwendung einschlägiger Tarifverträge sowieso kaum Handlungsspielraum haben und es nicht nötig sei, der Arbeitsvertragsgestaltung besondere Aufmerksamkeit zu schenken. Tatsächlich lohnt es sich aber, den mit der Entwicklung von eigenen Musterverträgen für einen Arbeitgeber einhergehenden Aufwand auf sich zu nehmen.

Arbeitgeber, welche individualisierte Arbeitsverträge erstellen oder erstellen lassen, müssen jedoch bei der Entwicklung der Arbeitsverträge eine Vielzahl von Differenzierungen beachten. Neben unterschiedlichsten Anforderungen des Gesetzgebers und der Gerichte besteht seit einigen Jahren durch die geänderte Rechtsprechung und das Entstehen von Spartengewerkschaften wie z.B. dem Marburger Bund eine komplexe Tarifsituation für die Beschäftigten im Gesundheitswesen. Hier gilt es sich jeweils zu vergewissern, welche Regelung auf das konkret abzuschließende Arbeitsverhältnis Anwendung findet, damit der Arbeitgeber nach Vertragsschluss sicher sein kann, den „richtigen Arbeitsvertrag" gewählt zu haben. Hierbei hat sich folgende Vorgehensweise bewährt:

Checkliste: Der richtige Weg zum Arbeitsvertrag

1. Analyse der vorhandenen Arbeitsverträge
2. Planung des Bedarfs und Ermittlung von Zielvorstellungen
3. Analyse der gesetzlichen und tariflichen Voraussetzungen
4. Prüfung der aktuellen arbeitsgerichtlichen Rechtsprechung
5. Entwicklung von Regelungen
6. Überprüfung der Regelungen anhand der gesetzlichen, tariflichen Vorschriften sowie der Rechtsprechung der Arbeitsgerichte

Ergebnis: Individueller Arbeitsvertrag für einen Arbeitgeber und für eine Gruppe von Arbeitnehmern

II. Gestaltungsspielräume

Der Arbeitsvertrag ist die wichtigste rechtliche Grundlage für das einzelne Arbeitsverhältnis. Er ist jedoch nicht dessen alleiniger Maßstab. Als eines der typischen Kennzeichen des deutschen Arbeitsrechts finden sich eine Vielzahl weiterer Rechtsquellen und Gestaltungsfaktoren für das Rechtsverhältnis zwischen Arbeitgeber und Arbeitnehmer.

Im Rahmen der arbeitsvertraglichen Gestaltung gilt es, sich dieser „Normenhierarchie des Arbeitsrechts" bewusst zu sein. Soll eine arbeitsvertragliche Regelung getroffen werden, muss im Einzelnen festgestellt werden, ob und wenn ja, welche Grenzen den Vertragspartnern einerseits durch die anderen Rechtsquellen gesetzt und welche Spielräume andererseits eröffnet sind.

1. Überblick: Die Rechtsquellen des Arbeitsrechts

1.1. Europa-/Verfassungs- und einfaches Gesetzesrecht

Europa-/verfassungsrechtliche und einfachgesetzliche Regelungen bilden die Spitze der „Normenpyramide des Arbeitsrechts". Insbesondere europa- und verfassungsrechtliche Vorgaben sind zwingend und dürfen von den Arbeitsvertragsparteien nicht umgangen werden.[1]

1.1.1. Europarecht

Das Europarecht hat als Rechtsquelle für das deutsche Arbeitsrecht in den letzten Jahren immer mehr an Bedeutung gewonnen. Für das europäische Primärrecht kann insbesondere Art. 157 des Vertrags über die Arbeitsweise der Europäischen Union (AEUV) angeführt werden, der die Entgeltgleichheit für Männer und Frauen vorschreibt.

Daneben gehen die im Gesundheitswesen viel diskutierten Arbeitszeitregelungen nach dem Arbeitszeitgesetz (ArbZG)[2], aber auch das Allgemeine Gleichbehandlungsgesetz (AGG)[3] auf europäische Richtlinien zurück, die europarechtskonform ausgelegt werden müssen.

---

[1] Vgl. Kuner, Arbeitsrecht und TVöD/TV-L, S.16 ff.

[2] Siehe hierzu unten VI.5.

[3] Vgl. zum AGG Boemke/Danko, AGG im Arbeitsrecht

1.1.2. Verfassungsrecht

Die Normen des deutschen Grundgesetzes wirken zwar in der Regel nicht unmittelbar auf das privatrechtliche Arbeitsverhältnis ein. Insbesondere die Grundrechte entfalten jedoch eine sogenannte „Drittwirkung" auf die gesamte Rechtsordnung, so dass sie bei der Auslegung der zivilrechtlichen Generalklauseln, §§ 138, 242, 315 Bürgerliches Gesetzbuch (BGB), und unbestimmter Rechtsbegriffe heranzuziehen sind.

Gegenüber kommunalen/öffentlich-rechtlichen Arbeitgebern besteht hingegen eine unmittelbare Grundrechtswirkung. Dies hat zur Folge, dass bei diesen Einrichtungen die Artikel des Grundgesetzes direkt auf jedes Arbeitsverhältnis einwirken.

1.1.3. Gesetzesrecht

Das einfachgesetzliche Arbeitsrecht umfasst die Gesamtheit der formellen und materiellen arbeitsrechtlichen Gesetze sowohl im Hinblick auf das Individual- als auch auf das Kollektiv-Arbeitsrecht. Für die Ausgestaltung eines Arbeitsverhältnisses mit den wechselseitigen Rechten und Pflichten von Arbeitgeber und Arbeitnehmern sind folgende Gesetze jedem Arbeitgeber bekannt:

– Bürgerliches Gesetzbuch (BGB)
– Arbeitszeitgesetz (ArbZG)
– Teilzeit- und Befristungsgesetz (TzBfG)
– Entgeltfortzahlungsgesetz (EFZG)
– Bundesurlaubsgesetz (BUrlG)
– Kündigungsschutzgesetz (KSchG)
– Betriebsverfassungsgesetz (BetrVG) bzw. Personalvertretungsgesetze (PersVG), Mitarbeitervertretungsordnungen (MAVO) und Mitarbeitervertretungsgesetze (MAVG)
usw.

In Bereichen, in denen keine oder nur unzureichende gesetzliche Regelungen bestehen (z.B. Direktionsrecht, Arbeitnehmerhaftung, Arbeitskampfrecht), spielen die von der arbeitsrechtlichen Rechtsprechung entwickelten Institute eine entscheidende Rolle. Daher ist es im Arbeitsrecht von besonderer Bedeutung, dass die Rechtsprechung des Bundesarbeitsgerichts und in zunehmendem Maße auch des Europäischen Gerichtshofs als Richterrecht in die arbeitsrechtliche Praxis einbezogen wird.

1.2. Kollektivrechtliche Regelungen: Tarifverträge sowie Betriebs- und Dienstvereinbarungen

Neben den Vorgaben durch europäische Richtlinien und nationale Gesetze müssen die Arbeitsvertragsparteien auch die von den Tarif- und den Betriebspartnern aufgestellten Regelungen beachten.

1.2.1. Tarifverträge

Den Tarifverträgen kommt als Rechtsquelle im gesamten Arbeitsrecht eine herausgehobene Stellung zu. Im Gesundheitswesen greifen öffentliche und private Träger auf Tarifverträge zurück, um die Arbeitsbedingungen festzulegen. Im Bereich der Krankenhäuser sind nach wie vor sehr bestimmend

- der Tarifvertrag für den öffentlichen Dienst (TVöD) und der Besondere Teil Krankenhäuser (BT-K),
- der Tarifvertrag für Ärztinnen und Ärzte an kommunalen Krankenhäusern (TV-Ärzte/VKA),
- der Tarifvertrag für den öffentlichen Dienst der Länder (TV-L) und
- der Tarifvertrag für Ärztinnen und Ärzte an Universitätskliniken (TV-Ärzte/TdL).

Obwohl in den letzten Jahren viele Arbeitgeber im Gesundheitswesen aus Arbeitgeberverbänden ausgeschieden sind bzw. in die OT-Mitgliedschaft (Mitgliedschaft im Arbeitgeberverband ohne Tarifbindung) gewechselt sind, werden diese Tarifverträge durch eine individualvertragliche Inbezugnahme oftmals weiterhin angewandt. Darüber hinaus gibt es mittlerweile eine Vielzahl von Haustarifverträgen bzw. Konzerntarifverträgen. Diese enthalten oft auch ganze Regelungskomplexe aus den oben genannten Tarifverträgen. Im Bereich der privaten Krankenhäuser wurde versucht, mit der christlichen Gewerkschaft medsonet des Christlichen Gewerkschaftsbunds (CGB) Tarifverträge abzuschließen. Die Arbeitsgerichte haben aber, wie bereits bei der Gewerkschaft CGZP des CGB, Zweifel an der Tariffähigkeit.[4] Nur sehr wenige Arbeitgeber beschränken sich hingegen auf Arbeitsverträge, in denen sie komplett auf den Rückgriff auf tarifliche Regelungen verzichten.

Darüber hinaus wenden Kliniken schon länger mehrere unterschiedliche Tarifverträge in einem Haus an. Durch die unterschiedlichen Gewerkschaften für die Beschäftigtengruppe der Ärzte auf der einen Seite und des nichtärztlichen Personals auf der anderen Seite haben Kliniken schon vor der Rechtsprechungsänderung des Bundesarbeitsgerichts zur Tarifeinheit[5] regelmäßig mehr als einen Tarifvertrag in einem Haus angewandt.

Ein Tarifvertrag selbst ist eine privatrechtliche Vereinbarung, die zwischen einzelnen Arbeitgebern bzw. Arbeitgeberverbänden und Gewerkschaften abgeschlossen wird. Das Besondere an einem Tarifvertrag ist, dass er – anders als „normale" zivilrechtliche Verträge – nicht nur gegenseitige Rechte und Pflichten der Tarifvertragsparteien aufstellt. Vielmehr enthält ein Tarifvertrag eine Vielzahl von Regelungen, die gar nicht an die Vertragsparteien, sondern an deren Mitglieder, nämlich die einzelnen Arbeitgeber und Arbeitnehmer, gerichtet sind und deren Arbeitsbedingungen betreffen. Tarifverträge weisen also insoweit eine Doppelnatur auf. Dadurch, dass sich die

---

4   LAG Hamburg Beschluss vom 21.03.2012, Az.: 3 TaBV 7/11, ArbuR 2012, 229

5   BAG, Urteil vom 07.07.2010, Az.: 4 AZR 549/08, NZA 2010, 1068

Regelungen des Tarifvertrags an unterschiedliche Adressaten richten, gliedert man die Tarifnormen üblicherweise in zwei Teile. Hierbei handelt es sich zum einen um den sogenannten schuldrechtlichen Teil, der das Verhältnis der Tarifvertragsparteien untereinander regelt, und zum anderen um den normativen Teil, der die eigentlichen Arbeitsbedingungen beinhaltet. Der normative Teil stellt das eigentliche Kernstück des Tarifvertrags dar. In ihm nutzen die Tarifvertragsparteien die vom Gesetzgeber eingeräumte Möglichkeit, für ihre Mitglieder Rechtsnormen aufzustellen. Diese Tarifnormen sollen die einzelnen Arbeitsbedingungen in den Einrichtungen/Unternehmen näher ausgestalten.

1.2.2. Betriebs-/Dienstvereinbarung

Eine Betriebs-/Dienstvereinbarung entsteht durch übereinstimmende Erklärung der Betriebspartner (Arbeitgeber und Betriebsrat/Personalrat/Mitarbeitervertretung). Vergleichbar dem Tarifvertrag wirkt sie normativ, d.h. sie entfaltet wie ein Gesetz unmittelbare und zwingende Wirkung für alle Arbeitnehmer des Betriebs.[6]

Inhaltlich betreffen Betriebs-/Dienstvereinbarungen alle Fragen, die zum Aufgabenbereich des Betriebsrats/Personalrats oder der Mitarbeitervertretung gehören, insbesondere soziale Angelegenheiten gemäß § 87 I Nr. 1–13 Betriebsverfassungsgesetz (BetrVG).

Neben den Betriebs- und Dienstvereinbarungen ist das zwar gesetzlich ungeregelte, aber allgemein anerkannte Instrument der Betriebs- oder Dienstabsprache zu nennen. Diese formlosen Regelungsabreden entfalten jedoch keine normative Wirkung auf die Arbeitsverhältnisse. Stattdessen enthalten sie eine schuldrechtliche Verpflichtung zwischen Arbeitgeber und Betriebs-/Personalrat/Mitarbeitervertretung, eine getroffene Regelung individualrechtlich durch Weisung oder Vertragsänderung umzusetzen.[7]

Für die Krankenhäuser erlangt das Instrument der Betriebs- bzw. Dienstvereinbarung besondere Bedeutung, wenn es um die Verlängerung der Arbeitszeiten geht.[8]

1.3. Der Arbeitsvertrag

Obwohl der Arbeitsvertrag in der Normenhierarchie unter dem Gesetz und den Kollektivvereinbarungen steht, bleibt er die maßgebliche Rechtsquelle im Arbeitsrecht. Er bestimmt den individuellen Inhalt des jeweiligen Arbeitsverhältnisses, d.h. die Rechte und Pflichten von Arbeitnehmer und Arbeitgeber.[9]

---

[6]   Vgl. § 77 Abs. 4 S. 1 Betriebsverfassungsgesetz (BetrVG)

[7]   Vgl. Kuner, Arbeitsrecht und TVöD/TV-L, S. 27 f.

[8]   Vgl. Boemke/München, in: KH 6/2006, S. 552 ff.; Siehe hierzu unten VI.5.

[9]   Vgl. Kuner, Arbeitsrecht und TVöD/TV-L, S. 29

1.3.1. Formulararbeitsverträge und Individualvereinbarungen

Der Abschluss eines Arbeitsvertrags kann als sogenannter Formulararbeitsvertrag oder als individuell ausgehandelte Vereinbarung erfolgen. Aufgrund der dichten und oftmals schwierigen Regelungslage sowie seiner vereinheitlichenden Funktion, gerade bei einer Vielzahl abzuschließender Verträge, entscheiden sich mittlerweile die überwiegende Anzahl der Arbeitgeber für vorformulierte Arbeitsverträge.

Für Musterformulierungen gilt es jedoch unbedingt zu bedenken, dass diese seit der Schuldrechtsreform von 2002 der sogenannten AGB-Kontrolle unterliegen, d.h. die verwendeten Klauseln müssen im Ernstfall vor Gericht einer Anwendungs-/Einbeziehungs- und Inhaltskontrolle standhalten.[10]

1.3.2. Arbeitsvertragsfreiheit und Grenzen

Trotz der Vielzahl von Regelungen im Arbeitsrecht handelt es sich beim Arbeitsvertrag um einen besonderen Fall des Dienstvertrags nach § 611 BGB und damit um einen „normalen" zivilrechtlichen Vertrag, für dessen Zustandekommen die Vorschriften der §§ 145 ff. BGB gelten. Der Arbeitsvertrag legt die Haupt- und Nebenpflichten der Vertragspartner fest. Gemäß § 105 Gewerbeordnung (GewO) können die Arbeitsvertragsparteien den Arbeitsvertrag im Grundsatz frei gestalten, d.h. sie sind frei hinsichtlich des Abschlusses, der Form und des Vertragsinhalts.[11]

1.3.2.1. Abschlussfreiheit

Für den Abschluss von Arbeitsverträgen gilt der vom Grundgesetz durch Art. 12 GG geschützte Grundsatz der Vertragsfreiheit. Die Parteien sind frei darüber zu bestimmen, ob und mit wem sie Arbeitsverträge abschließen. Einschränkungen des Grundsatzes der Abschlussfreiheit hat der Gesetzgeber für bestimmte schutzwürdige Personengruppen (z.B. Schwerbehinderte) in Form von besonderen Abschlussge- und Abschlussverboten aufgestellt.

 Die Abschlussfreiheit im Arbeitsrecht ist auch durch das AGG eingeschränkt. An dieser Stelle soll jedoch darauf hingewiesen werden, dass ein Verstoß gegen ein Diskriminierungsverbot nach dem AGG keinen Anspruch auf Einstellung, sondern nur auf Entschädigung begründet.[12]

---

[10] Siehe hierzu unten III.

[11] Vgl. Hromadka/Schmitt-Rolfes, Der unbefristete Arbeitsvertrag, S. 7 ff.; Kuner, Arbeitsrecht und TVöD/TV-L, S. 121 ff.

[12] Vgl. zum AGG Boemke/Danko, AGG im Arbeitsrecht

1.3.2.2. Formfreiheit

Für den Arbeitsvertrag besteht von Gesetzes wegen im Grundsatz Formfreiheit. Das bedeutet insbesondere, dass kein allgemeines gesetzliches Schriftformerfordernis i.S.d. § 126 BGB existiert.

Zwar verlangen z.B. die Tarifverträge für den öffentlichen Dienst einen schriftlichen Abschluss des Arbeitsvertrags.[13] Dadurch wird jedoch kein konstitutives Schriftformerfordernis begründet[14], d.h. das Arbeitsverhältnis kommt auch ohne Wahrung der Schriftform zustande.

Ebenso begründet das Nachweisgesetz (NachwG) kein konstitutives Schriftformerfordernis, sondern dient lediglich der Dokumentation des Vertragsinhalts.[15] Nach § 2 Abs. 1 NachwG sollen dem Arbeitnehmer spätestens einen Monat nach dem vereinbarten Beginn des Arbeitsverhältnisses die wesentlichen Vertragsbedingungen schriftlich und vom Arbeitgeber unterzeichnet ausgehändigt werden.

Zu den wesentlichen Vertragsbedingungen zählen laut § 2 Abs. 1 S. 1 NachwG:

1. Name und Anschrift der Vertragsparteien,
2. Zeitpunkt des Beginns des Arbeitsverhältnisses,
3. die vorhersehbare Dauer des Arbeitsverhältnisses,
4. Arbeitsort oder, falls der Arbeitnehmer nicht nur an einem bestimmten Arbeitsort tätig sein soll, ein Hinweis darauf, dass der Arbeitnehmer an verschiedenen Orten beschäftigt werden kann,
5. eine kurze Charakterisierung oder Beschreibung der vom Arbeitnehmer zu leistenden Tätigkeit,
6. die Zusammensetzung und die Höhe des Arbeitsentgelts einschließlich der Zuschläge, der Zulagen, Prämien und Sonderzahlungen sowie anderer Bestandteile des Arbeitsentgelts und deren Fälligkeit,
7. die vereinbarte Arbeitszeit,
8. die Dauer des jährlichen Erholungsurlaubs,
9. die Fristen für die Kündigung des Arbeitsverhältnisses,
10. ein in allgemeiner Form gehaltener Hinweis auf die Tarifverträge, Betriebs- oder Dienstvereinbarungen, die auf das Arbeitsverhältnis anzuwenden sind.

---

[13]   Vgl. z.B. § 2 Abs. 1 TVöD; siehe näher dazu VI.25.1.

[14]   Vgl. BAG, Urteil vom 26.08.1997, Az.: 9 AZR 761/95, NZA 1998, 548, 548 f.; Wern in: Weth/Thomae/Reichhold, Arbeitsrecht im Krankenhaus, S. 144

[15]   Hromadka/Maschmann, Arbeitsrecht Bd. 1, § 5 Rn. 78 f.

Obwohl, wie dargelegt, kein Schriftformerfordernis besteht, empfiehlt es sich, sowohl für die Arbeitgeber- als auch für die Arbeitnehmerseite schon zum Zwecke der Beweissicherung den Arbeitsvertrag schriftlich abzuschließen. Unklarheiten oder Lücken im schriftlichen Nachweis gehen immer zu Lasten des Arbeitgebers.

Wird dem Arbeitnehmer ein schriftlicher Arbeitsvertrag, der die o.g. Angaben nach dem Nachweisgesetz bereits enthält, ausgehändigt, entfällt zudem die Verpflichtung zur Übergabe einer gesonderten Niederschrift, § 2 Abs. 4 NachwG. Außerdem können teilweise die Angaben durch Verweisungen auf tarifliche Regelungen ersetzt werden, § 2 Abs. 3 NachwG.

1.3.2.3. Inhaltsfreiheit

Die Vertragspartner sind im Grundsatz auch frei, den Inhalt des Arbeitsverhältnisses eigenverantwortlich zu bestimmen. Die Inhaltsfreiheit unterliegt im Vergleich zur Abschluss- und Formfreiheit jedoch den stärksten Beschränkungen. Neben den zwingenden gesetzlichen Vorgaben ist vor allem die Inhaltskontrolle Allgemeiner Geschäftsbedingungen (AGB) durch die Rechtsprechung anhand der §§ 305 ff. BGB zu beachten.[16]

2. Verhältnis zwischen Arbeitsvertrag und anderen arbeitsrechtlichen Rechtsquellen

Die Vertragsfreiheit erfährt regelmäßig Einschränkungen durch die übrigen Rechtsquellen, insbesondere durch Gesetze, Tarifverträge sowie Betriebs- und Dienstvereinbarungen, die bestimmte Inhalte zwingend vorschreiben. Als Grundlage der arbeitsvertraglichen Gestaltung soll an dieser Stelle die Frage geklärt werden, in welchem Verhältnis die einzelnen Rechtsquellen zueinander stehen.[17]

2.1. Verhältnis zwischen Arbeitsvertrag und gesetzlichen Regelungen

Gesetze stehen als ranghöhere Rechtsquelle über dem Arbeitsvertrag und enthalten entweder zwingendes oder dispositives Recht.

Sie gehen grundsätzlich als ranghöhere Rechtsquelle der rangniedrigeren Rechtsquelle als Regelung vor, sog. Rangprinzip. Beispielsweise verdrängt eine gesetzliche Regelung grundsätzlich eine abweichende arbeitsvertragliche Regelung.

---

[16]   Siehe hierzu unten III.

[17]   Vgl. Kuner, Arbeitsrecht und TVöD/TV-L, S. 29 ff.

2.1.1.   Absolut zwingende Gesetze

Absolut zwingende Arbeitsgesetze dienen primär dem Schutz der Arbeitnehmer und können von den Vertragsparteien nicht abgedungen werden; weder zu Lasten noch zu Gunsten eines Vertragspartners. Eine arbeitsvertragliche Bestimmung, die gegen eine absolut zwingende gesetzliche Regelung verstößt, ist gemäß § 134 BGB unwirksam. Ein Beispiel für absolut zwingendes Arbeitsrecht ist § 626 BGB, das Recht zur außerordentlichen Kündigung, das weder durch Arbeits- noch durch Tarifvertrag ausgeschlossen werden kann.[18]

2.1.2.   Einseitig zwingende Gesetze

Es gibt jedoch auch zwingende Gesetze, die eine Abweichung nur zu Lasten des Arbeitnehmers verbieten, eine Besserstellung des Beschäftigten ist hingegen zulässig (sogenannte einseitig zwingende Gesetze). In jenen Fällen gilt das Günstigkeitsprinzip, wonach eine an sich rangniedere Rechtsquelle (z.b. die Bestimmung im Arbeitsvertrag) der ranghöheren Rechtsquelle (z.b. gesetzliche Regelung) vorgeht, wenn sie für den Arbeitnehmer günstiger ist. So bestimmt beispielsweise § 3 Bundesurlaubsgesetz (BUrlG) nur einen gesetzlichen Mindesturlaubsanspruch, ein höherer arbeits- oder tarifvertraglich gewährter Urlaubsanspruch ist zulässig.

2.1.3.   Tarifdispositive Gesetze

Zum Teil beschränken sich zwingende Gesetze auf die Unzulässigkeit von Abweichungen im Arbeitsvertrag und in Betriebs-/Dienstvereinbarungen. Sie erlauben hingegen ein Abweichen im Rahmen von Tarifverträgen (sogenannte tarifdispositive Gesetze). Die Abweichungen durch Tarifverträge können wiederum sowohl zu Gunsten, als auch zu Ungunsten des Arbeitnehmers wirken. Die Grenzen des Arbeitszeitgesetzes können z.b. in tariflichen Regelungen ausgedehnt werden. Ohne tarifliche Regelung ist dies jedoch weder in einer Betriebs-/Dienstvereinbarung noch im Arbeitsvertrag möglich.

2.1.4.   Dispositive Gesetze

Dispositives Recht kann hingegen von den Arbeitsvertragsparteien im Rahmen ihrer Vertragsfreiheit eingeschränkt werden. Hierzu zählt u.a. die Regelung des § 5 Abs. 1 Entgeltfortzahlungsgesetz (EFZG), wonach der Arbeitgeber die Vorlage der Arbeitsunfähigkeitsbescheinigung vor Ablauf von drei Kalendertagen verlangen kann. Auch § 615 BGB (Annahmeverzugslohn) und § 616 BGB (Leistungspflicht des Arbeitgebers bei vorübergehender Verhinderung des Arbeitnehmers) können grundsätzlich in Arbeitsverträgen abgedungen werden. Handelt es sich bei dem Arbeitsvertrag um eine AGB, so sind hierbei jedoch Besonderheiten zu beachten, da der Arbeitnehmer z.B. nicht unangemessen benachteiligt werden darf, § 307 Abs. 1 BGB.

---

[18]   Vgl. Hromadka/Maschmann, Arbeitsrecht Bd. 1, § 10 Rn. 103

2.2. Verhältnis zwischen Arbeitsvertrag und Tarifvertrag

Der Tarifvertrag ist im Vergleich zum Arbeitsvertrag die ranghöhere Rechtsquelle. Nach § 4 Abs. 1 S. 1 Tarifvertragsgesetz (TVG) entfaltet er normative, d.h. unmittelbare und zwingende Wirkung für Tarifgebundene, die unter den Geltungsbereich des Tarifvertrags fallen. Entscheidend für die arbeitsrechtliche Praxis ist daher die Frage nach der Tarifbindung. Diese muss sowohl auf Arbeitgeberseite als auch auf Arbeitnehmerseite vorliegen, damit der jeweilige Tarifvertrag unmittelbar und zwingend Wirkung hat.

2.2.1. Normative Wirkung des Tarifvertrags

Tarifgebunden sind gemäß § 3 Abs. 1 TVG die Mitglieder der Tarifvertragsparteien (Gewerkschaften und Arbeitgeberverband, § 2 Abs. 1 TVG) und der Arbeitgeber, der selbst Partei des Tarifvertrags ist (im Falle eines Haus- oder Firmentarifvertrags). Aufgrund der normativen, d.h. gesetzesgleichen Wirkung des Tarifvertrags unterliegen mit dessen Abschluss die Arbeitsrechtsverhältnisse bei beiderseitiger Tarifgebundenheit den Normen des Tarifvertrags.

2.2.1.1. Einzelvertragliche Gestaltungsspielräume im Bereich fehlender oder ungenügender tariflicher Regelungen

Findet ein Tarifvertrag aufgrund von beiderseitiger Tarifbindung auf das Arbeitsverhältnis Anwendung, kann er jedoch nur insoweit das Arbeitsverhältnis normativ gestalten, als er auch dazu tatsächlich eine Regelung trifft. Regelt ein Tarifvertrag einen bestimmten Gegenstand nicht, dann kann im Arbeitsvertrag innerhalb des gesetzlichen Rahmens eine Vereinbarung zu diesem fehlenden Inhalt getroffen werden.

Außerdem kann, selbst wenn eine tarifliche Regelung zu einem bestimmten Inhalt besteht, unter bestimmten Umständen dennoch eine abweichende Regelung getroffen werden.[19] Nach § 4 Abs. 3 Alt. 1 TVG ist eine abweichende Vereinbarung nämlich dann zulässig, wenn die Tarifregelung gerade eine Abweichung zulässt (sogenannte Öffnungsklausel). Anhand einer solchen Öffnungsklausel verzichten die Tarifvertragsparteien auf die zwingende Wirkung der Tarifregelungen. Demzufolge kann der Arbeitgeber auch zu Ungunsten der Arbeitnehmer vom Tarifvertrag in Bezug auf diesen von der Öffnungsklausel umfassten Gegenstand abweichen.

2.2.1.2. Einzelvertragliche Gestaltungsspielräume aufgrund Günstigkeitsvergleichs

In Arbeitsverhältnissen, in denen der Tarifvertrag aufgrund beiderseitiger Tarifbindung Anwendung findet, ist eine vertragliche Abrede auch dann zulässig, wenn sie eine Änderung zu Gunsten des Arbeitnehmers enthält, vgl. § 4 Abs. 3 Alt. 2 TVG. Demnach steht es dem Arbeitgeber stets frei, Vereinbarungen im Arbeitsvertrag auf-

---

[19]   Vgl. LAG Düsseldorf, Urteil vom 09.11.2009, Az.: 16 Sa 582/09

zunehmen, die für den Arbeitnehmer günstiger als die tarifvertraglichen Bestimmungen sind. Ob eine vertragliche Abrede günstiger ist, wird aus Sicht eines objektiven, vernünftig abwägenden Beschäftigten beurteilt.[20] In den Günstigkeitsvergleich sind nur die Regelungen einzubeziehen, die in einem sachlichen Zusammenhang stehen.[21]

2.2.2. Arbeitsvertragliche Bezugnahme auf den Tarifvertrag

2.2.2.1. Allgemeines

Die unmittelbare und zwingende Wirkung des Tarifvertrags bezieht sich jedoch nur auf diejenigen Arbeitsverhältnisse, bei denen der Arbeitnehmer der tarifvertragsschließenden Gewerkschaft angehört und der Arbeitgeber dem tarifvertragsschließenden Arbeitgeberverband angehört bzw. selbst Tarifvertragspartei ist, §§ 4 Abs. 1, 3 Abs. 1 TVG. Die Anwendbarkeit der Tarifbestimmungen auf die nicht tarifgebundenen Arbeitsvertragsparteien lässt sich hingegen über eine Bezugnahme im Arbeitsvertrag auf den Tarifvertrag erreichen. Jene gängige Praxis führt dazu, dass der Inhalt des Tarifvertrags zum Inhalt des Arbeitsvertrags wird.

2.2.2.2. Mögliche Motive für eine Bezugnahme

Diese Maßnahme ist in mehrfacher Hinsicht sinnvoll:

– Die Bezugnahme auf einen Tarifvertrag schafft in erster Linie einheitliche Bedingungen für vergleichbare Arbeitnehmergruppen im Unternehmen. Dies vereinfacht einerseits die Handhabung für den Arbeitgeber und vermindert damit den organisatorischen Aufwand im Personalwesen. Andererseits schafft es zufriedene Mitarbeiter, was für die Mitarbeitermotivation regelmäßig von Vorteil ist.

– Da Arbeitgeber im Fragerecht nach der Gewerkschaftszugehörigkeit eingeschränkt sind, bestehen bei der Ausgestaltung der konkreten Regelungen im Arbeitsvertrag regelmäßig Probleme, würde nach der Gewerkschaftszugehörigkeit unterschieden werden wollen.

– Beim Abschluss der Arbeitsverträge müssen nicht sämtliche Regelungspunkte einzeln aufgenommen werden. Neben der Verweisung auf den Tarifvertrag sind lediglich die individuell unterschiedlichen Aspekte zu ergänzen, z.B. die Zuordnung des Beschäftigten zu einer bestimmten Entgeltgruppe.

– Die in Bezug genommene tarifvertragliche Regelung unterliegt im Gegensatz zu einer formularmäßigen Klausel im Arbeitsvertrag grundsätzlich nicht der AGB-Kontrolle.

– Außerdem würde sich ein bisheriges Nichtmitglied nur zum Gewerkschaftsbeitritt veranlasst sehen, um auf diesem Weg in das tarifvertragliche Leistungsge-

---

[20]   ErfK/Franzen, TVG, § 4 Rn. 39; Löwisch/Rieble, TVG, § 4 Rn. 310

[21]   ErfK/Franzen, TVG, § 4 Rn. 36 ff.; Löwisch/Rieble, TVG, § 4 Rn. 299

füge einbezogen zu werden, wenn keine Gleichstellung mit den tarifgebundenen Beschäftigten erfolgt.

– Für den Arbeitnehmer wiederum lohnt sich die Bezugnahme auf den Tarifvertrag, weil er damit vom Verhandlungsergebnis der Gewerkschaft profitiert, ohne selbst Mitglied der Gewerkschaft zu sein.

2.2.2.3. Wirkung der Bezugnahme

Mit der Bezugnahme wird der Geltungsanspruch der tariflichen Regelung auch für die nicht tarifgebundenen Arbeitnehmer begründet. Die Bezugnahme wirkt daher konstitutiv. Sie dient nicht lediglich der Wiedergabe der Rechtslage und damit als Information (sog. deklaratorische Regelung).[22]

Die einzelvertragliche Bezugnahme erzeugt aber keine normative Tarifbindung, sondern stellt nur eine schuldrechtliche Verpflichtung zwischen den Parteien des Arbeitsvertrags dar, so dass eine individualvertragliche, einvernehmliche Änderung grundsätzlich jederzeit (sowohl zu Lasten als auch zu Gunsten des Arbeitnehmers) möglich ist.[23] Insoweit besteht ein entscheidender Unterschied zur normativen Geltung eines Tarifvertrags.

2.3. Verhältnis zwischen Arbeitsvertrag und Betriebs-/Dienstvereinbarung

Betriebs- bzw. Dienstvereinbarungen wirken unmittelbar und zwingend auf das Arbeitsverhältnis ein und entsprechen damit in ihrer Wirkung der des Tarifvertrags. Individualvertragliche Abweichungen sind jedoch wiederum in zweierlei Hinsicht möglich. Zum einen kann die Betriebs-/Dienstvereinbarung selbst eine abweichende Regelung durch die Arbeitsvertragsparteien gestatten, zum anderen sind für den Arbeitnehmer günstigere individualvertragliche Bestimmungen zulässig.[24]

2.4. Verhältnis zwischen Tarifvertrag und Betriebs-/Dienstvereinbarung

Der Tarifvertrag geht nach dem Rangprinzip als ranghöhere Rechtsquelle der Betriebs-/Dienstvereinbarung grundsätzlich vor. Dies gilt aufgrund der gesetzlichen Sperrwirkung der § 77 Abs. 3 BetrVG bzw. § 75 Abs. 5 Bundespersonalvertretungsgesetz (BPersVG) hinsichtlich des Arbeitsentgelts und sonstiger Arbeitsbedingungen sogar dann, wenn die betriebliche Regelung für den Arbeitnehmer günstiger ist. Vor dem Hintergrund des Art. 9 Abs. 3 GG räumen jene Sperrklauseln damit den Tarifpartnern einen Kompetenzvorrang vor den Betriebspartnern ein.[25] Dies bedeu-

---

22 Vgl. Hromadka/Maschmann, Arbeitsrecht Bd. 1, § 4 Rn. 54 f.

23 Siehe hierzu unten IV.1.

24 Kuner, Arbeitsrecht und TVöD/TV-L, S. 30

25 Kuner, Arbeitsrecht und TVöD/TV-L, S. 30 f.

tet, es ist den Betriebspartnern verwehrt, Betriebs-/Dienstvereinbarungen abzuschließen, die Regelungen betreffen, die in Tarifverträgen geregelt sind oder üblicherweise geregelt werden.

Der Tarifvorrang kann jedoch durch eine sogenannte Öffnungsklausel im Tarifvertrag durchbrochen werden. So haben die Tarifpartner z.B. in § 6 Abs. 4 TVöD eine Öffnungsklausel für die Arbeitszeit aufgenommen.

2.5. Zusammenfassendes Beispiel

Folgendes Beispiel soll das Verhältnis der kollektiven und individualrechtlichen Rechtsquellen zusammenfassen:

Eine Krankenschwester ist an fünf Tagen in der Woche in einem kommunalen Krankenhaus beschäftigt. Der Arbeitsvertrag der tarifgebundenen Arbeitnehmerin sieht 34 Arbeitstage Erholungsurlaub im Jahr vor. Die Regelung in § 26 Abs. 1 S. 2 TVöD spricht hingegen von 30 Arbeitstagen, die im Krankenhaus abgeschlossene Dienstvereinbarung von 32 Arbeitstagen.

Wie viele Urlaubstage stehen der Beschäftigten zu?

– Mindesturlaubsanspruch nach Bundesurlaubsgesetz: 20 Werktage
– Urlaubsanspruch nach § 26 Abs. 1 S. 2 TVöD: 30 Arbeitstage
– Dienstvereinbarung: 32 Arbeitstage
– Arbeitsvertrag: 34 Arbeitstage

Das Bundesurlaubsgesetz als in unserem Fall ranghöchste Rechtsquelle sieht in § 3 Abs. 1 einen Mindesturlaub von 24 Werktagen bei einer 6-Tage-Woche vor. Dieser Mindestanspruch darf keinesfalls unterschritten werden. Dies hat aber auch keine der hier angesprochenen Regelungen getan.

Da der TVöD für den Erholungsurlaub keine Öffnungsklausel enthält, ist die Regelung per Dienstvereinbarung aufgrund der Sperrklausel der § 77 Abs. 3 BetrVG bzw. § 75 Abs. 5 BPersVG nichtig, auch wenn sie für die Beschäftigte günstiger wäre (32 Arbeitstage gegenüber 30 Arbeitstagen).

Im Verhältnis vom Arbeitsvertrag zum Tarifvertrag gilt hingegen uneingeschränkt das Günstigkeitsprinzip, § 4 Abs. 3 TVG.

► **Die Beschäftigte hat daher einen Anspruch auf Erholungsurlaub in Höhe von 34 Arbeitstagen.**

3. Zusammenfassende Übersicht: Arbeitsrechtliche Normenpyramide

Europarecht
Art. 39, 141 EGV sowie zahlreiche Verordnungen und Richtlinien, z.B. RL 77/187 EWG – Betriebsübergang

Grundgesetz
Art. 9 Abs. 3 GG (direkt) und Art. 1 Abs. 1; Art. 2 Abs. 1; Art. 3 Abs. 2 und 3; Art. 12; Art. 14 GG

Bundes- und Landesgesetze
z.B. §§ 611 ff. BGB, BetrVG, TVG, ArbZG, EntFZG, KSchG, SGB IX, MuSchG, TzBfG

Tarifvertrag (TV)
Schuldrechtlicher Teil (enthält die Rechte und Pflichten, die zwischen den TV-Parteien bestehen – insbesondere die Durchführungs- und die Friedenspflicht)

Normativer Teil (enthält Rechtsnormen, die unmittelbar und zwingend, d.h. wie ein Gesetz, auf die einzelnen Arbeitsverhältnisse wirken. Diese normative Wirkung tritt bei betrieblichen und betriebsverfassungsrechtlichen Normen schon bei alleiniger Tarifgebundenheit des Arbeitgebers ein, § 3 Abs. 2 TVG. Bei Rechtsnormen, die den Inhalt, den Abschluss oder die Beendigung von Arbeitsverhältnissen ordnen, besteht die normative Wirkung gemäß § 4 Abs. 1 S. 1 TVG nur bei beiderseitiger Tarifgebundenheit.)

Betriebs-/Dienstvereinbarung (BV/DV)
Die Normen einer BV wirken gem. § 77 Abs. 4 S. 1 BetrVG unmittelbar und zwingend für die Arbeitsverhältnisse, die bei oder nach Abschluss der BV/DV bestanden bzw. begründet wurden.

Arbeitsvertrag
Betriebliche Übung: Der Inhalt eines Arbeitsvertrages kann durch die regelmäßige (dreimalige) Wiederholung bestimmter Verhaltensweisen des Arbeitgeber über einen längeren Zeitraum (drei Jahre) geändert werden, wenn der Arbeitnehmer aus diesem Verhalten schließen durfte, dass ihm eine Leistung oder Vergünstigung auf Dauer gewährt werden soll (z.B. dreimalige vorbehaltlose Zahlung eines Weihnachtsgeldes).

Gleichbehandlungsgrundsatz: Der Arbeitgeber darf bei Maßnahmen einzelne Arbeitnehmer nicht gegenüber vergleichbaren Arbeitnehmern ohne sachlichen Grund schlechter behandeln – ansonsten erhält der schlechter behandelte Arbeitnehmer einen Anspruch, ebenso behandelt zu werden.

Direktionsrecht des Arbeitgebers
Zum Inhalt eines jeden Arbeitsvertrags gehört des Recht des Arbeitgebers, dem Arbeitnehmer hinsichtlich der Art, der Zeit und des Ortes der zu leistenden Arbeit Weisungen zu erteilen.

III. AGB-Kontrolle von Arbeitsvertragsklauseln

1. Allgemeines

Zum überwiegenden Teil werden heute Arbeitsverträge als sogenannte Formulararbeitsverträge abgeschlossen, d.h. es werden Musterformulierungen – z.B. von Seiten der Arbeitgeberverbände herausgegebene oder für eine Einrichtung konkret entworfene Musterarbeitsverträge – dem Arbeitsvertrag zugrunde gelegt. Damit ersparen sich die Vertragspartner ein individuelles Aushandeln der einzelnen Vertragsbestimmungen bei jedem einzelnen Arbeitnehmer. Es muss jedoch bedacht werden, dass bei der Verwendung vorformulierter Vertragsklauseln im Zivilrecht allgemein die Regelungen der §§ 305 ff. BGB zur AGB-Kontrolle gelten. Demnach unterliegen diese Klauseln einem besonderen Kontrollmaßstab.

Mit der Verwendung Allgemeiner Geschäftsbedingungen (AEB) nimmt eine Vertragspartei für sich in Anspruch, den Inhalt des Vertrags unter Ausschluss des anderen Vertragsteils zu bestimmen, da sie ihre Formularbedingungen dem Vertrag einseitig zugrunde legt. Der Sinn und Zweck der AGB-Kontrolle besteht daher in der Verhinderung einer unangemessenen Benachteiligung des Vertragspartners (d.h. des Arbeitnehmers) durch das einseitige Zugrundelegen der Formularbedingungen.

2. Geltung der AGB-Kontrolle für Neu- und Altverträge

Während vor der Schuldrechtsmodernisierung Arbeitsverträge vom Anwendungsbereich der AGB-Kontrolle ausgeschlossen waren, unterliegen seit dem 01.01.2002 neu abgeschlossene Formulararbeitsverträge der Kontrolle nach den Vorschriften über die Allgemeinen Geschäftsbedingungen. Diese Einbeziehung der Arbeitsverträge wird vom Gesetzgeber ausdrücklich in § 310 Abs. 4 S. 2 BGB zum Ausdruck gebracht.

Altverträge, d.h. Arbeitsverträge, die vor dem 01.01.2002 abgeschlossen wurden, unterliegen seit dem 01.01.2003 gleichfalls den Regelungen zur AGB-Kontrolle nach § 305 ff. BGB.[26]

3. Anwendungsbereich

Der Anwendungsbereich der AGB-Kontrolle bezieht sich nur auf Allgemeine Geschäftsbedingungen, nicht jedoch auf individuell ausgehandelte Verträge sowie andere Vertragstypen (Betriebs-/Dienstvereinbarungen und Tarifverträge).

---

[26] Vgl. Art. 229 § 5 Einführungsgesetz zum Bürgerlichen Gesetzbuch (EGBGB)

3.1. Was sind Allgemeine Geschäftsbedingungen

Voraussetzung für die Anwendung der §§ 305 bis 310 BGB ist, dass dem Arbeitsvertrag insgesamt oder in Teilen Allgemeine Geschäftsbedingungen zugrunde liegen. Unter Allgemeinen Geschäftsbedingungen versteht man

- für eine Vielzahl von Verträgen
- vorformulierte Vertragsbedingungen,
- die eine Partei (Verwender) der anderen Vertragspartei bei Abschluss des Vertrags stellt.[27]
- Zudem liegen keine AGB vor, soweit die Vertragsbedingungen zwischen den Vertragsparteien im Einzelnen ausgehandelt sind.[28]

Es spielt für die Einordnung als AGB keine Rolle, ob die Bestimmungen einen äußerlich gesonderten Bestandteil des Vertrags bilden oder in die Vertragsurkunde selbst aufgenommen werden, welchen Umfang sie haben, in welcher Schriftart sie verfasst sind und welche Form der Vertrag hat.[29]

3.1.1. „Vorformulierte Vertragsbedingungen"

Eine Vertragsbedingung ist vorformuliert, wenn sie zeitlich vor dem Vertragsschluss fertig formuliert vorlag, um in künftige Verträge einbezogen zu werden.[30] Dazu zählen in jedem Fall in schriftlicher Form vorbereitete Vertragsmuster.

Eine schriftliche Aufzeichnung ist hierbei jedoch nicht zwingend. Es reicht bereits aus, dass der Verwender den Klauselinhalt in seinem Kopf zum Zweck einer zukünftigen Verwendung „gespeichert"[31] hat oder als Textbaustein auf einem Datenträger bereithält.

Ebenfalls nicht erforderlich ist, dass der Verwender der Klausel (z.B. der Arbeitgeber) diese selbst formuliert hat. Die Vertragsbedingungen sind auch dann vorformuliert, wenn sie von einem Dritten, z.B. Arbeitgeberverband oder Rechtsanwaltskanzlei, stammen.

3.1.2. „Für eine Vielzahl von Verträgen"

Eine arbeitsvertragliche Klausel wird dann als AGB angesehen, wenn sie für eine Vielzahl von Verträgen vorformuliert wurde.

---

[27]   § 305 Abs. 1 Satz 1 BGB

[28]   § 305 Abs. 1 Satz 3 BGB

[29]   § 305 Abs. 1 Satz 2 BGB

[30]   Lakies, Vertragsgestaltung und AGB im Arbeitsrecht, S. 12 Rn. 51

[31]   Vgl. BGH, Urteil vom 19.05.2005, Az.: III ZR 437/04, NJW 2005, 2543

Dabei kommt es nicht auf die bisherige, tatsächliche Anzahl von Verwendungen an, sondern auf die bei Vertragsschluss vorliegende Absicht, die Klausel auch künftig zu verwenden. Eine dreimalige Verwendungsabsicht genügt[32], so dass die Bedingungen auch schon im ersten Verwendungsfall als AGB gelten.

In diesem Zusammenhang ist zu beachten, dass es sich bei Arbeitsverträgen nach heute überwiegender Meinung im Schrifttum und der Rechtsprechung des Bundesarbeitsgerichts um Verbraucherverträge handelt.[33] Im Rahmen der AGB-Kontrolle gelten für Verbraucherverträge gemäß § 310 Abs. 3 Nr. 1–3 BGB besondere, den Schutz des Vertragspartners des Verwenders nochmals erweiternde Regelungen. So findet eine AGB-Kontrolle auch auf vorformulierte Vertragsbedingungen Anwendung, wenn diese nur zur einmaligen Verwendung bestimmt sind, soweit der Verbraucher aufgrund der Vorformulierung auf ihren Inhalt keinen Einfluss nehmen konnte.[34]

 Damit genügt bei Arbeitsverträgen bereits die einmalige Verwendungsabsicht.

3.1.3. „Vom Verwender gestellt"

Gestellt werden Vertragsbedingungen von derjenigen Vertragspartei, die sie fertig in die Vertragsverhandlungen mit der anderen Partei einbringt, um sie ihr einseitig aufzuerlegen.[35]

Aufgrund der Verbrauchereigenschaft des Arbeitnehmers wird vermutet, dass die Allgemeinen Geschäftsbedingungen vom Unternehmer (Arbeitgeber) gestellt worden sind, vgl. § 310 Abs. 3 Nr. 1 BGB.

3.1.4. „Nicht im Einzelnen ausgehandelt"

Wurden die Vertragsbestimmungen nicht vom Arbeitgeber vorformuliert, sondern einzeln ausgehandelt, unterliegen sie nicht der AGB-Kontrolle. In diesem Fall bedarf es keines erhöhten Schutzes für den Arbeitnehmer, da die Vertragsklausel nicht einseitig von seinem Gegenüber dem Vertragsschluss zugrunde gelegt wurde.

Für die Frage, wann ein „Aushandeln" vorliegt, gilt der Leitsatz: „Aushandeln bedeutet mehr als verhandeln".[36] Daher ist erst dann ein im Einzelnen gegebenes Aus-

---

32 Vgl. BGH, Urteil vom 11.12.2003, Az.: VII ZR 31/03, NJW 2004, 1454; BAG, Urteil vom 06.09.2007, Az.: 2 AZR 722/06

33 Vgl. zum Verbraucher- und Unternehmerbegriff §§ 13, 14 BGB; BAG, Urteil vom 25.05.2005, Az.: 5 AZR 572/04, NZA 2005, 1111

34 § 310 Abs. 3 Nr. 2 BGB

35 Vgl. BAG, Urteil vom 28.09.2005, Az.: 5 AZR 52/05, NZA 2006, 149, 151; BAG, Urteil vom 25.05.2005, Az.: 5 AZR 572/04, NZA 2005, 1111, 1116

handeln anzunehmen, wenn der Arbeitgeber seine Vertragsbestimmungen inhaltlich ernsthaft zur Disposition stellt und dem Arbeitnehmer Gestaltungsfreiheit zur Wahrung eigener Interessen einräumt, mit zumindest der realen Möglichkeit, die inhaltliche Ausgestaltung der Vertragsbedingungen zu beeinflussen.[37]

Es ist auch möglich, dass nur einzelne Vertragsbedingungen ausgehandelt werden. Für die anderen, nicht einzeln ausgehandelten Vertragsbedingungen bleibt es dann bei der AGB-Kontrolle.

3.2. Der Grundsatz des Vorrangs der Individualabrede

Eng verbunden mit der Regelung, dass einzeln ausgehandelte Vertragsbedingungen nicht der AGB-Kontrolle unterliegen, ist der Grundsatz des Vorrangs der Individualabrede.

Diesem Grundsatz gemäß haben individuelle Vertragsabreden Vorrang vor Allgemeinen Geschäftsbedingungen, vgl. § 305b BGB. Die Bestimmung bezieht sich vor allem auf Vereinbarungen, die zeitlich nach Abschluss des Arbeitsvertrags zustande gekommen sind. Die spätere Individualabrede verdrängt die ursprüngliche Allgemeine Geschäftsbedingung, da die Vereinbarung der Vertragsparteien im Einzelfall vorrangig ist gegenüber der vorformulierten Vertragsbedingung.[38]

3.3. Keine AGB-Kontrolle von Betriebs-/Dienstvereinbarungen und Tarifverträgen

Obwohl auch die Betriebs- und Sozialpartner bei der Gestaltung von Betriebs-/Dienstvereinbarungen und Tarifverträgen auf Musterformulierungen zurückgreifen, sind diese kollektivrechtlichen Regelungen dem Anwendungsbereich der AGB-Kontrolle verschlossen. In § 310 Abs. 4 S. 1 BGB hat der Gesetzgeber ausdrücklich geregelt, dass für sie die Bestimmungen über Allgemeine Geschäftsbestimmungen nicht anzuwenden sind. Hintergrund für diese Ausnahme ist die Überlegung, dass zwischen den Betriebs- und Tarifvertragsparteien ein Verhandlungsgleichgewicht besteht.

Die Ausnahme der Tarifverträge vom Anwendungsbereich der AGB-Kontrolle erlangt für das Individualarbeitsverhältnis Bedeutung bei der einzelvertraglichen Bezugnahme auf den Tarifvertrag in den Arbeitsvertrag, da die grundsätzlich nicht kontrollfähigen Tarifklauseln auf diesem Weg Bestandteil des Einzelarbeitsverhältnisses werden.[39]

---

[36]   BGH, Urteil vom 19.05.2005, Az.: III ZR 437/04, NJW 2005, 2543; LG Düsseldorf, Urteil vom 17.02.2010 – 12 O 578/08

[37]   Lakies, Vertragsgestaltung und AGB im Arbeitsrecht, S. 17 Rn. 77

[38]   Palandt/Grüneberg, BGB, § 305b Rn. 1 ff.

[39]   Siehe hierzu unten VI.1.

Besonders hinzuweisen sei jedoch auf die Richtlinien für Arbeitsverträge (AVR) in kirchlichen Einrichtungen. Diese sind keine Tarifverträge und unterliegen damit der gesamten AGB-Kontrolle.[40] Insoweit besteht ein erheblicher Unterschied zu den Tarifverträgen, auch bei der Gestaltungsfreiheit einzelner Regelungen.

3.4. Zusammenfassung: Anwendungsbereich

Der Anwendungsbereich für die AGB-Kontrolle ist daher eröffnet, wenn

- es sich um Allgemeine Geschäftsbedingungen, d.h. um für eine Vielzahl von Verträgen vorformulierte Vertragsbedingungen handelt, die eine Partei (Verwender) der anderen Vertragspartei bei Abschluss des Vertrags stellt und diese Vertragsbedingungen zwischen den Vertragsparteien nicht im Einzelnen ausgehandelt sind,
- keine vorrangige Individualabrede besteht und
- es sich um einen Arbeitsvertrag und nicht um eine kollektivrechtliche Regelung wie einen Tarifvertrag handelt.

4. AGB-Kontrolle im Einzelnen

4.1 Überblick

Ist man im ersten Schritt einer AGB-Prüfung zu dem Ergebnis gekommen, dass es sich bei dem Arbeitsvertrag oder der einzelnen arbeitsvertraglichen Regelung um eine AGB handelt, findet im zweiten Schritt die eigentliche AGB-Kontrolle statt. Diese beinhaltet im Einzelnen

- die Einbeziehungskontrolle,
- das Verbot überraschender Klauseln,
- die Inhaltskontrolle:
  - besondere Klauselverbote nach §§ 308, 309 BGB,
  - allgemeine Angemessenheitskontrolle nach § 307 BGB.

Bei der eigentlichen AGB-Kontrolle wird sodann die jeweilige einzelne Regelung überprüft und nicht der Arbeitsvertrag als Ganzes. Wird eine arbeitsvertragliche Regelung der AGB-Kontrolle unterzogen, ist zunächst zu ermitteln, was die Vertragsparteien mit der Regelung bezwecken wollten. Es findet, wie bei allen Vertragstypen, auch eine Auslegung der einzelnen Regelung statt. Hierbei muss beachtet werden, dass nach der Unklarheitenregel des § 305c Abs. 2 BGB Zweifel bei der Auslegung Allgemeiner Geschäftsbedingungen immer zu Lasten des Verwenders und damit des Arbeitgebers gehen. Es ist nach Ansicht des Bundesarbeitsgerichts

---

[40]   BAG, Urteil v. 17.11.2005, Az.: 6 AZR 160/05, NZA 2006, 872; BAG, Urteil vom 22.07.2010, Az.: 6 AZR 847/07, NZA 2011, 634

Aufgabe des Arbeitgebers, sich bei der Formulierung der einzelnen Klausel klar und unmissverständlich auszudrücken.[41]

4.2. Einbeziehungskontrolle

Hinter dem Stichwort der Einbeziehungskontrolle verbirgt sich die Frage, unter welchen Voraussetzungen formularmäßige Klauseln überhaupt Bestandteil eines Arbeitsvertrags werden.

4.2.1 Keine Einbeziehungsvoraussetzungen nach § 305 Abs. 2 BGB – Sonderregelung für den Bereich des Arbeitsrechts

Auch hier gelten im Arbeitsrecht Besonderheiten im Vergleich zum sonstigen Zivilrecht. Während § 305 Abs. 2 BGB für die Einbeziehung Allgemeiner Geschäftsbedingungen erhöhte Anforderungen verlangt, indem

- der Verwender den Vertragspartner ausdrücklich oder zumindest durch deutlich sichtbaren Aushang am Ort des Vertragsschlusses auf die AGB hinweisen muss sowie
- der Verwender seinen Vertragspartner in die Lage versetzen muss, vom Inhalt der AGB Kenntnis zu nehmen und der Vertragspartner mit der Geltung einverstanden sein muss,

ordnet § 310 Abs. 4 S. 2 Hs. 2 BGB an, dass diese Bestimmungen für Arbeitsverträge nicht gelten. Hintergrund dieser Bereichsausnahme ist die Überlegung, dass dem Arbeitnehmer entsprechend den Bestimmungen des Nachweisgesetzes die wesentlichen Vertragsbedingungen ausgehändigt werden müssen.

Der Arbeitgeber muss daher zur Wirksamkeit der Formulararbeitsverträge weder erkennbar auf diesen hinweisen, noch dem Arbeitnehmer Kenntnis verschaffen. Die Einbeziehung von Formularklauseln in den Arbeitsvertrag richtet sich nach allgemeinen zivilrechtlichen Grundsätzen. Somit ist auch eine konkludente Einbeziehung von Arbeitsvertragsbedingungen möglich.

4.2.2. Verbot überraschender Klauseln

Anwendbar auf Arbeitsverträge ist hingegen das Verbot überraschender Klauseln nach § 305c Abs. 1 BGB. Dieser negativen Einbeziehungsvoraussetzung zufolge werden überraschende Klauseln überhaupt erst gar kein Vertragsbestandteil. Sie scheitern bereits an der Einbeziehung in den Vertrag, nicht erst an einer etwaigen Unangemessenheit im Rahmen der Inhaltskontrolle.

---

[41]   BAG, Urteil vom 26.01.2005, Az.: 10 AZR 215/04, NZA 2005, 655

Hier spielt besonders das äußere Erscheinungsbild eines Arbeitsvertrags eine entscheidende Rolle. Überraschend ist eine Vertragsklausel, wenn sie objektiv so ungewöhnlich ist, dass der Vertragspartner des Verwenders subjektiv nicht mit ihr zu rechnen braucht. Dies kann durch den Standort der Klausel im Arbeitsvertrag, drucktechnisches Hervorheben oder Ähnliches der Fall sein.[42]

4.2.2.1. Objektive Ungewöhnlichkeit

Die objektive Ungewöhnlichkeit einer Klausel kann sich aus dem Inhalt der Bestimmung oder aus der Stellung bzw. Gestaltung im Vertragstext ergeben.

Inhaltlich überraschend sind Klauseln, die nach der maßgeblichen Anschauung der beteiligten Verkehrskreise normalerweise nicht in einem Arbeitsvertrag anzutreffen sind.

Formell überraschend können beispielsweise Klauseln sein, die an versteckter Stelle oder unter einer missverständlichen Überschrift im Vertrag stehen. Daher ist bei der Vertragsgestaltung auch auf die Struktur des Arbeitsvertrags zu achten. Es gilt: klare Untergliederungen und nur die Angelegenheiten in einem Paragrafen o.a. zusammen regeln, die zusammengehören. Beispielsweise gehört eine Regelung über die Kündigungsmöglichkeit nicht in die Regelung der Dauer des Arbeitsverhältnisses.

4.2.2.2. Subjektives Moment

Eine objektiv ungewöhnliche Klausel wird aber nur dann nicht Vertragsbestandteil, wenn der Arbeitnehmer als Vertragspartner mit ihrer Verwendung vernünftigerweise nicht rechnen musste. Der Klausel muss ein „Überrumpelungs- oder Übertölplungseffekt" innewohnen.[43] Das Überraschungsmoment ist umso eher anzunehmen, je belastender die Regelung für den Arbeitnehmer ist. Es kann in einem solchen Fall nur verneint werden, wenn die Klausel drucktechnisch hervorgehoben oder der Verwender auf die Bestimmung eindeutig hingewiesen hat.

4.3. Inhaltskontrolle

Nach der Einordnung der verwendeten Klausel als Allgemeine Geschäftsbedingung und der zu beachtenden Einbeziehung der Bestimmung in den Vertrag kommt im Rahmen der AGB-Kontrolle der Frage nach der inhaltlichen Wirksamkeit die größte Bedeutung zu. Sie umfasst die Bewertung, inwieweit eine Vertragsbedingung den Arbeitnehmer als Vertragspartner des Verwenders unangemessen benachteiligt.

---

[42] Vgl. BAG, Urteil vom 16.04.2008, Az.: 7 AZR 132/07

[43] Vgl. BAG, Urteil vom 27.07.2005, Az.: 7 AZR 443/04, NZA 2006, 37, 37 ff.; Thüsing, AGB-Kontrolle im Arbeitsrecht, S. 34

4.3.1. Schranken der Inhaltskontrolle

Nicht jede Bestimmung in Allgemeinen Geschäftsbedingungen ist kontrollfähig. In § 307 Abs. 3 Hs. 1 BGB werden der Inhaltskontrolle Schranken gesetzt. Der Norm zufolge gelten die Regelungen zur Inhaltskontrolle nur für Bestimmungen, die von Rechtsvorschriften abweichen oder diese ergänzen. Hingegen unterliegen Klauseln, die lediglich den Gesetzestext wiederholen, als sogenannte deklaratorische Klauseln keiner Inhaltskontrolle.

Zu den Rechtsvorschriften in diesem Sinn zählen nicht nur die Gesetze, sondern auch ungeschriebene Rechtsgrundsätze und Richterrecht.[44]

Neben diesen deklaratorischen Klauseln sind auch Leistungsbeschreibungen, die Art, Umfang und Güte von Leistung und Gegenleistung festlegen, von der Inhaltskontrolle ausgeschlossen. Derartige Regelungen legen die Hauptleistungen zwischen Arbeitgeber und Arbeitnehmer unmittelbar fest und weichen insoweit nicht von bestehenden Rechtsvorschriften ab.

Das hat zur Folge, dass insbesondere die Höhe der Arbeitsvergütung keiner Angemessenheitskontrolle nach den AGB-Regeln unterliegt.

4.3.2. Systematik der Inhaltskontrolle

Die Systematik des Bürgerlichen Gesetzbuchs zur Inhaltskontrolle kennt im Grundsatz drei verschiedene Ebenen der AGB-Kontrolle:

- Klauselverbote ohne Wertungsmöglichkeit, § 309 BGB
- Klauselverbote mit Wertungsmöglichkeit, § 308 BGB
- Allgemeine Angemessenheitskontrolle von Klauseln, § 307 BGB

Dem § 307 BGB liegt wiederum eine eigene Systematik zugrunde, nach der sich folgende Unangemessenheitstatbestände ergeben:

- Unvereinbarkeit der Klausel mit wesentlichen Grundgedanken der gesetzlichen Bestimmung, § 307 Abs. 2 Nr. 1 BGB
- Gefährdung des Vertragszwecks durch Einschränkung wesentlicher Rechte oder Pflichten, § 307 Abs. 2 Nr. 2 BGB
- Fehlende Transparenz einer Klausel, § 307 Abs. 1 S. 2 BGB
- Unangemessene Benachteiligung nach § 307 Abs. 1 S. 1 BGB

In dieser Reihenfolge sollte man auch vorgehen, um eine gewählte Klausel auf ihre Wirksamkeit hin zu überprüfen.

---

[44]   Vgl. ErfK/Preis, BGB, §§ 305–310 Rn. 35

4.3.3. Besondere Klauselverbote

Die §§ 308, 309 BGB enthalten sogenannte Klauselverbote. Hierbei enthält § 308 BGB Klauselverbote mit Wertungsmöglichkeiten (z.B. Unzulässigkeit eines Widerrufsvorbehalts gem. § 308 Nr. 4 BGB) und § 309 BGB Klauselverbote ohne Wertungsmöglichkeiten (z.B. Unzulässigkeit von Vertragsstrafen gem. § 309 Nr. 6 BGB). Nach diesen Spezialtatbeständen sind Regelungen in Allgemeinen Geschäftsbedingungen unwirksam, wenn sie gegen eines der Klauselverbote verstoßen und unzulässigerweise eine entsprechende Regelung enthalten. Die Klauselverbote der §§ 308 und 309 BGB gehen dem allgemeinen Tatbestand des § 307 BGB vor.

Die überwiegende Zahl der speziellen Klauselverbote ist jedoch nicht auf Arbeitsverträge zugeschnitten. Praktische Relevanz entfaltet hingegen eine Klausel, die für den Fall vertragswidrigen Verhaltens, insbesondere der nicht oder nicht rechtzeitigen Aufnahme des Arbeitsverhältnisses, eine Vertragsstrafe anordnet. Diese würde in AGB grundsätzlich gegen das Klauselverbot des § 309 Nr. 6 BGB verstoßen. Die Rechtsprechung des Bundesarbeitsgerichts hat jedoch anerkannt, dass in diesem Fall die arbeitsrechtlichen Besonderheiten dazu führen, dass Vertragsstrafenklauseln im Grundsatz zulässig sind.[45] Hintergrund dafür ist, dass der Arbeitgeber seinen Anspruch auf die Arbeitsleistung nicht vollstrecken kann.[46]

4.3.4. Allgemeine Angemessenheitskontrolle nach § 307 BGB

Besteht kein spezielles Klauselverbot oder ist es nicht anwendbar, muss die Klausel einer Überprüfung anhand der Generalklausel des § 307 BGB standhalten. Hierbei wird die Klausel, da sie eine allgemeine Regelung auf Seiten des Verwenders ist, einer generalisierenden Wertung unterworfen. Bei einer Überprüfung nach § 307 BGB sind solche Bestimmungen in Allgemeinen Geschäftsbedingungen unwirksam, die den Vertragspartner des Verwenders entgegen den Geboten von Treu und Glauben unangemessen benachteiligen. Eine unangemessene Benachteiligung des Arbeitnehmers ist anzunehmen, wenn die Klausel eine der in § 307 Abs. 2 BGB genannten Kriterien erfüllt oder gegen das Transparenzgebot des § 307 Abs. 1 S. 2 BGB verstößt.

4.3.4.1. Abweichung von gesetzlichen Grundgedanken, § 307 Abs. 2 Nr. 1 BGB

§ 307 Abs. 2 BGB konkretisiert die Fälle einer unangemessenen Benachteiligung. Zum einen ist die Unangemessenheit anzunehmen, wenn die Bestimmung mit den wesentlichen Grundgedanken der gesetzlichen Regelung, von der abgewichen wird, nicht zu vereinbaren ist.[47] Das ist der Fall, wenn die gesetzliche Bewertung des Interesses des Vertragspartners erheblich missachtet wird und die Abweichung weder

---

[45] BAG, Urteil vom 04.03.2004, Az.: 8 AZR 196/03, NZA 2004, 727, 727 ff.; BAG, Urteil vom 23.09.2010, Az.: 8 AZR 897/08; siehe hierzu VI.19.

[46] Vgl. Hromadka/Schmitt-Rolfes, Der unbefristete Arbeitsvertrag, S. 166

[47] § 307 Abs. 2 Nr. 1 BGB

kompensiert, noch durch ein überwiegendes Interesse des Verwenders gerechtfertigt wird.[48]

4.3.4.2. Vertragszweckgefährdung, § 307 Abs. 2 Nr. 2 BGB

Zum anderen liegt eine unangemessene Benachteiligung vor, wenn die Bestimmung wesentliche Rechte oder Pflichten, die sich aus der Natur des Vertrags ergeben, so einschränkt, dass die Erreichung des Vertragszwecks gefährdet ist.[49] Dies ist anzunehmen, wenn die wesentlichen Leistungs- und Schutzpflichten mit der Folge ausgehöhlt werden, dass der angestrebte wirtschaftliche Erfolg verfehlt zu werden droht.[50]

4.3.4.3. Transparenzgebot, § 307 Abs. 1 S. 2 BGB

Eine unangemessene Benachteiligung kann sich auch aus einer Verletzung des sogenannten Transparenzgebotes ergeben. Gemäß § 307 Abs. 1 S. 2 BGB muss eine Bestimmung klar und verständlich formuliert sein, d.h. sie muss so gestaltet sein, dass der rechtsunkundige Durchschnittsarbeitnehmer die benachteiligende Wirkung ohne Einholung von Rechtsrat erkennen kann. Abzustellen ist auf den aufmerksamen und sorgfältigen Vertragspartner.[51]

Hervorzuheben ist, dass das Transparenzgebot auch für deklaratorische und leistungsbeschreibende Klauseln gilt, § 307 Abs. 3 S. 2 BGB. Aus diesem Grunde müssen sich beispielsweise Bezugnahmeklauseln auf Tarifverträge, die selbst wegen § 310 Abs. 4 S. 1 BGB nicht der AGB-Kontrolle unterfallen, auf ihre Verständlichkeit hin überprüfen lassen.

4.3.4.4. Unangemessene Benachteiligung, § 307 Abs. 1 S. 1 BGB

Hält eine Klausel den Anforderungen dieser speziellen Regelungen innerhalb des § 307 BGB stand, muss ihre Wirksamkeit auf letzter Stufe anhand des allgemeinen Angemessenheitsmaßstabs des § 307 Abs. 1 S. 1 BGB überprüft werden. Unangemessen ist eine Klausel demnach, wenn sie ein rechtlich anerkanntes Interesse des Arbeitnehmers beeinträchtigt, ohne dass dies durch begründete und billigenswerte Interessen des Arbeitgebers gerechtfertigt ist oder durch gleichwertige Vorteile ausgeglichen wird.[52]

Bei der Inhaltskontrolle geht es damit letztlich um eine Abwägung der Interessen der beiden Vertragspartner. Eine von der gesetzlichen Regelung abweichende Bestimmung in Allgemeinen Geschäftsbedingungen muss in einem angemessenen Ver-

---

[48] Vgl. Hromadka/Schmitt-Rolfes, Der unbefristete Arbeitsvertrag, S. 167

[49] § 307 Abs. 2 Nr. 2 BGB

[50] Vgl. Hromadka/Schmitt-Rolfes, Der unbefristete Arbeitsvertrag, S. 167

[51] Vgl. BAG, Urteil vom 31.08.2005, Az.: 5 AZR 545/04, NZA 2006, 324, 324 ff.

[52] Vgl. Hromadka/Schmitt-Rolfes, Der unbefristete Arbeitsvertrag, S. 167

hältnis zu den Interessen des Arbeitgebers stehen. Je stärker die Bestimmung von der gesetzlichen Regelung abweicht, desto höher sind die Anforderungen an ihre Rechtfertigung.[53]

Die in den letzten Jahren seitens des Bundesarbeitsgerichts für unwirksam beurteilten Regelungen scheiterten regelmäßig an § 307 Abs. 1 BGB. Insbesondere die Angemessenheitskontrolle ist daher bei der Formulierung einer Regelung zu beachten und wird auch in den kommenden Jahren Konfliktstoff in sich bergen.

5. Rechtsfolgen nicht einbezogener oder unwirksamer Vertragsbestimmungen

Für den Fall, dass eine Klausel den Anforderungen der Einbeziehungs- und Inhaltskontrolle nicht gerecht wird, gilt es, die gesetzlichen Rechtsfolgen zu beachten.

5.1. Wirksamkeit des Vertrags

Ist eine Allgemeine Geschäftsbedingung nicht wirksam in den Vertrag einbezogen oder unwirksam, bleibt der Vertrag im Übrigen wirksam.[54]

5.2. Verbot der geltungserhaltenden Reduktion

Für die unwirksame Klausel gilt das Verbot der geltungserhaltenden Reduktion. Das bedeutet, dass die unwirksame Bestimmung nicht insoweit aufrecht erhalten wird, wie ihr Inhalt noch angemessen wäre, sondern sie ist insgesamt unwirksam.[55]

Sinn und Zweck dieses Grundsatzes ist es, dass in vorformulierten Vertragsbedingungen nur angemessene, die Interessen beider Vertragspartner berücksichtigende Klauseln verwendet werden sollen. Dem widerspräche es, wenn der Verwender der Klauseln ohne Befürchtung einer Sanktion auch unangemessene Vertragsklauseln verwenden könnte und das Gericht im Falle eines Rechtsstreits den unangemessenen Inhalt auf das gerade noch angemessene Maß reduzieren würde.

Das Verbot der geltungserhaltenden Reduktion lässt sich auch nicht im Wege einer sogenannten salvatorischen Klausel vertraglich ausschließen. Derartige Formulierungen im Arbeitsvertrag, nach denen an die Stelle einer eventuell unwirksamen Klausel eine Bestimmung treten soll, die dem Inhalt der unwirksamen Klausel möglichst nahe kommt, verstoßen gegen das Umgehungsverbot aus § 306a BGB und sind deshalb unwirksam.[56]

---

[53] Vgl. Hromadka/Schmitt-Rolfes, Der unbefristete Arbeitsvertrag, S. 168

[54] § 306 Abs. 1 BGB

[55] Lakies, Vertragsgestaltung und AGB im Arbeitsrecht, S. 89 Rn. 396

[56] Lakies, Vertragsgestaltung und AGB im Arbeitsrecht, S. 89 Rn. 398

Der Grundsatz des Verbots der geltungserhaltenden Reduktion hat auch im Arbeitsrecht uneingeschränkte Geltung. Eine Einschränkung aufgrund etwaiger Besonderheiten des Arbeitsrechts i.S.d. § 310 Abs. 4 S. 2 BGB findet nicht statt.[57]

5.3. Teilbare Klauseln

Das Verbot der geltungserhaltenden Reduktion hat gleichsam zur Folge, dass eine
im Ganzen betrachtet unwirksame Vertragsbestimmung insgesamt unwirksam ist.
Eine teilweise Aufrechterhaltung findet nicht statt.

Anders ist die Rechtsfolge hingegen bei teilbaren Klauseln, d.h. bei Klauseln, die
sich sinnvoll in einen zulässigen und einen unzulässigen Teil trennen lassen. Von
einer sprachlich abtrennbaren Bestimmung ist auszugehen, wenn der unwirksame
Teil der Vertragsbestimmung gestrichen werden kann, ohne dass der Sinn der rest-
lichen Klausel darunter leidet (sogenannter „blue-pencil-test").

Hierzu folgendes Beispiel einer Vertragsstrafenklausel:[58]

Satz 1:	*„Löst der Arbeitnehmer das Arbeitsverhältnis unter Vertragsbruch nach Ende der Probezeit vorzeitig, hat er an den Arbeitgeber eine Vertragsstrafe in Höhe von einem Bruttomonatsgehalt zu zahlen."*
Satz 2:	*„Die gleiche Verpflichtung trifft ihn, wenn er das Arbeitsverhältnis unter Vertragsbruch während der Probezeit löst."*

Diese Vertragsklausel ist teilbar. Der erste Satz bildet eine in sich geschlossene
wirksame Regelung. Die Vertragsstrafe während der Probezeit ist hingegen unwirksam. Als selbständiger Teil kann sie jedoch gestrichen werden.

Auch an dieser Stelle wird nochmals deutlich, dass für einen gelungenen Arbeitsvertrag auch seine Struktur maßgeblich ist.

5.4. Ergänzende Vertragsauslegung

Für unwirksame oder nicht Vertragsbestandteil gewordene Klauseln ordnet § 306b
Abs. 2 BGB an, dass sich der Inhalt nach den gesetzlichen Vorschriften richtet. Fehlt
es an einer solchen Vorschrift, entfällt die unwirksame Klausel ersatzlos.[59]

---

[57] BAG, Urteil vom 04.03.2004, Az.: 8 AZR 196/03, NZA 2004, 727, 727 ff.

[58] Vgl. Lakies, Vertragsgestaltung und AGB im Arbeitsrecht, S. 92 Rn. 406

[59] Lakies, Vertragsgestaltung und AGB im Arbeitsrecht, S. 92 Rn. 409; Palandt/Grüneberg, BGB, § 306 Rn. 6 ff.

In engen Grenzen kann in diesen Fällen vom Gericht eine ergänzende Vertragsauslegung vorgenommen werden, um die entstandene Lücke auszufüllen. Dies kommt aber nur in Betracht, wenn eine ersatzlose Streichung der Klausel zu keiner angemessenen Lösung führen würde. Dann ist zu fragen, welche Regelung die Parteien vereinbart hätten, wenn ihnen die Unwirksamkeit der Klausel bekannt gewesen wäre. In dem Zusammenhang müssen sich jedoch Anhaltspunkte für eine mögliche Regelung der Parteien finden lassen.[60]

5.5. Zusammenfassung: Rechtsfolgen nicht einbezogener oder unwirksamer Vertragsbestimmungen

Für den Fall einer unwirksamen Klausel gilt zusammenfassend, dass

- der Vertrag im Übrigen wirksam bleibt,
- anstelle der unwirksamen Klausel die gesetzliche Regelung tritt,
- außer bei teilbaren Klauseln keine Reduzierung einer unangemessenen Klausel auf ihren gerade noch zulässigen Inhalt stattfindet,
- beim Fehlen einer gesetzlichen Regelung eine Lösung im Wege der ergänzenden Vertragsauslegung in engen Grenzen möglich ist.

---

[60]   Lakies, Vertragsgestaltung und AGB im Arbeitsrecht, S. 93 Rn. 411

IV. Verschiedene Arten von Arbeitsverhältnissen

1. Das unbefristete Arbeitsverhältnis

Der „Normaltyp" des Arbeitsvertrags ist der unbefristete Vollzeitarbeitsvertrag. Daneben spielen in der Praxis besondere Arbeitsverhältnisse eine wichtige Rolle. Hierzu zählen insbesondere die befristeten Arbeitsverträge.

2. Das befristete Arbeitsverhältnis

2.1. Rechtsgrundlagen

§ 620 Abs. 3 BGB verweist für die Zulässigkeit von Befristungen auf das Teilzeit- und Befristungsgesetz (TzBfG), das zwei Grundtypen von Befristungen unterscheidet:

- Der Regelfall ist die Befristung mit Sachgrund. Nach § 14 Abs. 1 TzBfG ist die Befristung eines Arbeitsverhältnisses nur zulässig, wenn sie durch einen sachlichen Grund gerechtfertigt ist.
- Ausnahmen von dieser Notwendigkeit eines Sachgrunds bestehen nach
  - § 14 Abs. 2 TzBfG bei der sachgrundlosen Befristung innerhalb der ersten zwei Jahre eines Arbeitsverhältnisses,
  - § 14 Abs. 2a TzBfG bei der sachgrundlosen Befristung innerhalb der ersten vier Jahre eines Arbeitsverhältnisses in einem neu gegründeten Unternehmen,
  - § 14 Abs. 3 TzBfG bei der Beschäftigung von älteren Arbeitnehmern.

Der Gesetzgeber hat weitere Regelungen für Befristungen u.a. im

- Wissenschaftszeitvertragsgesetz (WissZeitVG),
- Bundeselterngeld- und Elternzeitgesetz (§ 21 BEEG) und
- Berufsbildungsgesetz (§ 21 BBiG) vorgesehen.
- Für Ärzte in der Weiterbildung gilt ein eigenständiges Gesetz über befristete Arbeitsverträge: das ÄArbVtrG.

2.2. Die Zulässigkeit von Befristungen nach dem TzBfG

2.2.1. Zeit- und Zweckbefristungen

Eine Befristung des Arbeitsverhältnisses bedeutet, dass das Arbeitsverhältnis nur für eine bestimmte Zeit geschlossen wird, § 3 Abs. 1 S. 1 TzBfG. Dies kann in Gestalt einer kalendermäßigen Befristung geschehen oder die Laufzeit ergibt sich aus

Art, Zweck oder Beschaffenheit der Arbeitsleistung (Zweckbefristung), § 3 Abs. 1 S. 2 TzBfG.

Muss z.B. ein Arbeitgeber den zeitweiligen Ausfall einer Stammkraft (z.B. wegen Krankheit) kompensieren, besteht für ihn die Möglichkeit, einen anderen Arbeitnehmer befristet als Vertretung einzustellen. Dabei wird vom ihm grundsätzlich nicht verlangt, Angaben zur vertretenen Person oder zum Vertretungsgrund zu machen. Vielmehr genügt es für eine sog. Zeitbefristung, wenn in einer schriftlichen Vereinbarung lediglich angegeben wird, bis zu welchem Zeitpunkt das Arbeitsverhältnis bestehen soll.

Formulierungsvorschlag

Das Arbeitsverhältnis ist befristet für die Dauer von ... bis ...

Ist allerdings noch ungewiss, wie lange der Stammarbeitnehmer ausfallen wird, ist es schwierig, ein verbindliches Enddatum festzulegen. In diesen Fällen bietet es sich an, auf eine sogenannte Zweckbefristung zurückzugreifen. Hierbei wird die Befristung nicht an ein bestimmtes Datum, sondern stattdessen an den Befristungsgrund, vorliegend der Vertretung, gekoppelt. Das Arbeitsverhältnis endet dann automatisch, wenn der Grund für die Vertretung wegfällt und der Arbeitnehmer rechtzeitig (zwei Wochen vor dem Ende) hierüber informiert wurde. Eine Zweckbefristung setzt allerdings zwingend voraus, dass der Zweck der Befristung genau angegeben und auch der Vertretungsgrund und die zu vertretende Person (bzw. die Stellenplannummer o.ä.) benannt wird. Hinsichtlich der Angaben in einer Befristungsabrede ist also unbedingt zwischen Zeit- und Zweckbefristung zu unterscheiden.

Formulierungsvorschlag

Das Arbeitsverhältnis ist befristet. Der Arbeitnehmer wird zur Vertretung des erkrankten Mitarbeiters mit der Stellennummer ..., bis zu dessen Rückkehr eingestellt.

Zeit- und Zweckbefristung können miteinander kombiniert werden.[61] In diesem Fall spricht man auch von einer sog. Doppelbefristung. Das Arbeitsverhältnis endet in diesen Fällen spätestens mit Ablauf der Zeitbefristung, unabhängig davon, ob der Zweck der Befristung in diesem Zeitraum tatsächlich erreicht wurde.

---

[61] BAG, Urteil vom 04.05.2011, Az.: 7 AZR 252/10, NZA 2011, 1178; BAG, Urteil vom 15.08.2001, Az.: 7 AZR 263/00, NZA 2002, 85

Formulierungsvorschlag

Der Arbeitnehmer wird mit Wirkung vom ... für die Dauer der Erkrankung des Mitarbeiters mit der Stellennummer ..., längstens jedoch bis zum ... befristet eingestellt.

2.2.2. Bedingung

Darüber hinaus sind Vereinbarungen im Arbeitsvertrag mit einer auflösenden Bedingung nach § 21 TzBfG zulässig. Auflösend bedeutet, dass die Wirkung des Rechtsgeschäfts mit dem Eintritt der Bedingung endigt, vgl. § 158 Abs. 2 BGB. Der Arbeitsvertrag ist demnach mit Bedingungseintritt beendet, ohne dass es einer Kündigung bedarf. Ein Arbeitsvertrag ist bedingt, wenn seine Beendigung von einem ungewissen künftigen Ereignis abhängt, das nicht rechtliche Voraussetzung für den Eintritt der Bedingung (sog. Rechtsbedingung) ist.[62] In der Praxis sind solche Vereinbarungen, die beinhalten, dass die Vertragslaufzeit durch eine auflösende Bedingung begrenzt sein soll (z.b. durch die Rückkehr eines Arbeitnehmers), zwar seltener, aber durchaus möglich.

Auflösende Bedingungen in Arbeitsverträgen bedürfen allerdings zum Schutz des Arbeitnehmers eines Sachgrundes, da sonst der Kündigungsschutz umgangen würde. § 21 TzBfG stellt insoweit klar, dass § 14 Abs. 1 und 4 TzBfG entsprechend anwendbar sind.

Auch eine auflösende Bedingung kann mit einer Zeitbefristung kombiniert werden. Dann bleibt das Arbeitsverhältnis befristet, auch wenn es nach Eintritt der auflösenden Bedingung widerspruchslos fortgesetzt wurde. Das ist zwar im TzBfG nicht klar geregelt, doch hat das Bundesarbeitsgericht diese Frage in einer aktuellen Entscheidung geklärt.[63]

2.2.3. Befristung mit Sachgrund

Ob ein Arbeitgeber sich für eine Zeit- oder Zweckbefristung bzw. für eine auflösende Bedingung bei einem befristeten Arbeitsverhältnis entscheidet, sagt noch nichts über den Grund der Befristung und damit ihrer Wirksamkeit aus. Die Vereinbarung einer Zeit-, Zweckbefristung oder auflösenden Bedingung ist lediglich eine Form der Ausgestaltung einer Befristung. Um überhaupt ein befristetes Arbeitsverhältnis abschließen zu dürfen, müssen aber ein Befristungsgrund vorliegen oder die Voraussetzungen für eine sachgrundlose Befristung gegeben sein.

---

[62]   Hromadka/Maschmann, Arbeitsrecht Band 1, § 4 Rn. 8

[63]   BAG, Urteil vom 29.06.2011, Az.: 7 AZR 6/10

Nach § 14 Abs. 1 S. 1 TzBfG ist die Befristung eines Arbeitsverhältnisses nur zulässig, wenn sie durch einen sachlichen Grund gerechtfertigt ist. In § 14 Abs. 2 Nr. 1–8 TzBfG werden acht Voraussetzungen aufgezählt, deren Vorliegen die Annahme eines sachlichen Grunds rechtfertigt. Da die Aufzählung in § 14 Abs. 1 S. 1 TzBfG nicht abschließend ist, können darüber hinaus auch weitere Gründe herangezogen werden.

Für das Vorliegen des Sachgrunds ist auf die Zustände zum Zeitpunkt des Vertragsschlusses abzustellen. Notwendig ist demnach eine nachvollziehbare Prognoseentscheidung, d.h. der Arbeitgeber muss mit an Sicherheit grenzender Wahrscheinlichkeit annehmen können, dass die zukünftigen Verhältnisse eintreten werden. Auf diese Weise soll garantiert werden, dass mittels Befristungen der Kündigungsschutz nicht umgangen wird. Da die Prognose zum Zeitpunkt des Vertragsschlusses vorliegen muss, bleibt das Arbeitsverhältnis auch dann rechtswirksam befristet, wenn der zunächst gegebene Sachgrund später wegfällt.

Im Einzelnen sieht § 14 Abs. 1 S. 2 Nr. 1–8 TzBfG folgende Sachgründe für eine Befristung vor:

1.   Der betriebliche Bedarf an der Arbeitsleistung besteht nur vorübergehend: Dies setzt voraus, dass für eine Beschäftigung des Arbeitnehmers über das vorgesehene Vertragsende hinaus kein Bedarf mehr besteht (z.b. aufgrund eines konkreten Projektes).

2.   Die Befristung erfolgt im Anschluss an eine Ausbildung oder ein Studium, um den Übergang des Arbeitnehmers in eine Anschlussbeschäftigung zu erleichtern.

3.   Die befristete Anstellung wird zur Vertretung eines anderen Arbeitnehmers vorgenommen (z.B. wegen Krankheit oder Elternzeit). Die Befristung soll hier den zeitweiligen Ausfall des Vertretenen, durch den ein vorübergehender Beschäftigungsbedarf erforderlich wird, ausgleichen.

4.   Die Befristung erfolgt aufgrund der Eigenart der Arbeitsleistung. Hierunter fallen typischerweise Anstellungen von Medienmitarbeitern oder Künstlern.

5.   Die Befristung dient der Erprobung des Beschäftigten. Die Befristung des Arbeitsverhältnisses auf einen Zeitraum zur Probe (Probezeitbefristung) ist eine Möglichkeit, um zunächst eine Probezeit von normalerweise sechs Monaten zu vereinbaren.[64] Das Arbeitsverhältnis endet in diesem Fall mit dem Ablauf der vereinbarten Befristungsdauer automatisch. Für Führungspositionen (= ab

---

[64]   Die andere Möglichkeit besteht im Abschluss eines unbefristeten Arbeitsverhältnisses unter Vereinbarung einer erleichterten Kündigungsmöglichkeit während einer Probezeitphase von maximal 6 Monaten. Siehe hierzu unten VI.4.

Entgeltgruppe 10 auszuübende Tätigkeiten mit Weisungsbefugnis) sieht z.B. § 31 TVöD/TV-L eine Befristung zur Erprobung bis zu einer Gesamtdauer von 2 Jahren vor.

6. Die Befristung erfolgt aufgrund personenbedingter Befristungsgründe, d.h. in der Person des Arbeitnehmers liegen Gründe, die eine Befristung rechtfertigen (z.B. wenn der Arbeitnehmer nur einen begrenzten Zeitraum zur Verfügung steht, z.b. weil er Ausländer ist und nur eine befristete Aufenthaltsgenehmigung hat oder er nach einem Jahr der Beschäftigung ins Ausland gehen möchte).

7. Eine Befristung ist aus haushaltsrechtlichen Gründen sachlich gerechtfertigt. Dies ist dann der Fall, wenn der Arbeitgeber bei Vertragsschluss davon ausgehen musste, dass die Haushaltsmittel zur Beschäftigung des Arbeitnehmers nur zeitlich begrenzt zur Verfügung stehen werden. Maßgeblich ist dabei letztlich die Zweckbindung der Haushaltsmittel im Haushaltsplan.

8. Die Befristung beruht auf einem gerichtlichen Vergleich.

Diese Aufzählung ist jedoch keinesfalls abschließend, so dass auch sonstige weitere Sachgründe eine Befristung rechtfertigen können. Mangels gesetzlicher Definition wird man wohl auf die Sachgrundrechtsprechung zurückzugreifen haben.[65] Insbesondere hat das Bundesarbeitsgericht bereits eine tarifliche Altersgrenze von 65 Jahren als sachlichen Grund für eine Befristung anerkannt.[66]

2.2.4. Sachgrundlose Befristung, § 14 Abs. 2, Abs. 2a, Abs. 3 TzBfG

Neben dem Regelfall der Sachgrundbefristungen kennt das Befristungsrecht auch die Befristungen ohne Sachgrund.

So sieht § 14 Abs. 2 TzBfG für Neueinstellungen eine kalendermäßige Befristung von bis zu zwei Jahren Gesamtdauer vor. Bis zu dieser Gesamtdauer von zwei Jahren ist die höchstens dreimalige Verlängerung eines kalendermäßig befristeten Arbeitsvertrags zulässig. Die Anzahl der Verlängerungen bzw. die Höchstdauer der Befristung kann auch abweichend vom Gesetz tarifvertraglich festgelegt werden.

Voraussetzung für eine sachgrundlose Befristung ist, dass vorher mit demselben Arbeitgeber noch kein anderweitiges Arbeitsverhältnis bestanden hat (Vorbeschäftigung). Dieses Anschlussverbot wurde vom Bundesarbeitsgericht teleologisch dahingehend reduziert, dass nur solche Vorbeschäftigungen schädlich seien, die we-

---

[65] Hromadka/Maschmann, Arbeitsrecht Band 1, § 4 Rn. 12a

[66] BAG, Urteil vom 18.06.2008, Az.: 7 AZR 116/07; BAG, Urteil vom 21.09.2011, Az.: 7 AZR 134/10

niger als drei Jahre zurücklägen, da nur dann die Gefahr von „Kettenbefristungen" bestehe.[67] Unter dem Begriff der Vorbeschäftigung fällt jedoch jedes Arbeitsverhältnis, welches in den zurückliegenden drei Jahren vor der sachgrundlosen Befristung zu dem Arbeitgeber bestanden hat. Daher ist es gerade nicht möglich, wie oft in der Praxis beobachtet, nach einer Befristung mit Sachgrund eine sachgrundlose Befristung anzuschließen. Lediglich an die sachgrundlose Befristung kann sich eine Befristung mit Sachgrund anschließen, jedoch nicht umgekehrt.

Eine sachgrundlose Befristung darf maximal zwei Jahre dauern. Dieser maximale zeitliche Rahmen muss jedoch nicht ausgeschöpft werden. Hingegen darf auch mit der maximal zulässigen dreimaligen Verlängerung die Gesamtdauer von maximal zwei Jahren nicht überschritten werden. Die dreimalige Verlängerung darf nur innerhalb des Zwei-Jahres-Zeitraums vorgenommen werden.

Unter dem Wort der Verlängerung wird die einvernehmliche Abänderung des ursprünglich vereinbarten Endtermins der Befristung auf einen neuen Endtermin verstanden. Daher schließt das Bundesarbeitsgericht aus dem Wort „Verlängerung", dass die Vereinbarung noch während der Laufzeit des zu verlängernden Vertrags zu treffen ist und dass lediglich die Dauer des Vertrags geändert werden darf.[68] Dies bedeutet, dass bei der Verlängerung eines befristeten Arbeitsvertrags keine Arbeitsbedingungen verändert werden dürfen.[69] Werden Arbeitsbedingungen geändert (auch wenn diese zugunsten des Arbeitnehmers ausfallen)[70], kommt nach der Rechtsprechung ein neuer befristeter Arbeitsvertrag zustande. Dieser wäre lediglich bei Vorliegen eines Befristungsgrundes gemäß § 14 Abs. 1 TzBfG wirksam. Liegt kein Befristungsgrund vor, kommt ein unbefristetes Arbeitsverhältnis zustande, § 16 TzBfG.

Von diesem Grundsatz hat das Bundesarbeitsgericht folgende Ausnahmefälle einer Veränderung der Arbeitsbedingungen in dem Verlängerungsvertrag zugelassen:[71]

---

[67] BAG, Urteil vom 06.04.2011, Az.: 7 AZR 716/09; vgl. auch Hromadka/Maschmann, Arbeitsrecht Bd. 1, § 4 Rn. 14a

[68] BAG, Urteil vom 16.01.2008, Az.: 7 AZR 603/06, NZA 2008, 701

[69] BAG, Urteil vom 16.01.2008, Az.: 7 AZR 603/06

[70] Vgl. BAG, Urteil vom 20.02.2008, Az.: 7 AZR 786/06

[71] BAG, Urteil vom 23.08.2006, Az.: 7 AZR 12/06

1. a) Veränderte Vertragsbedingungen (z.b. Lohnerhöhung) sind bereits vor Abschluss der Befristungsverlängerung (mündlich) vereinbart worden oder

    b) der Arbeitnehmer hat nach dem betrieblichen Gleichbehandlungsgrundsatz einen Anspruch auf die Leistung, etwa weil der Arbeitgeber allen Mitarbeitern die Lohnerhöhung oder Gratifikationszahlung zugesagt hat,

und

2. diese Änderungen wurden nur anlässlich des Verlängerungsvertrags schriftlich niedergelegt.

Um jedoch nicht Gefahr zu laufen, unbefristete Arbeitsverhältnisse zu schließen, sollten auch weiterhin Inhaltsänderungen bei der Verlängerung von befristeten Verträgen vermieden werden und stattdessen die Arbeitsbedingungen von befristet eingestellten Arbeitnehmern während der Laufzeit der Befristung geändert werden.

Neben der sachgrundlosen Befristung sieht § 14 Abs. 2a TzBfG eine Privilegierung „junger Unternehmen" vor. Danach können in neu gegründeten Unternehmen in den ersten vier Jahren die Arbeitsverträge sogar bis zur Dauer von vier Jahren sachgrundlos befristet werden. Bis zu dieser Gesamtdauer ist auch die mehrfache Verlängerung des befristeten Arbeitsvertrags zulässig. Dies gilt jedoch nicht für Neugründungen im Zusammenhang mit rechtlichen Umstrukturierungen, so dass z.B. bei der Privatisierung eines kommunalen Klinikums in eine GmbH diese Privilegierung nicht zur Anwendung kommt.

Daneben regelt § 14 Abs. 3 TzBfG die sachgrundlose Befristung von älteren Arbeitnehmern. Der Arbeitsvertrag eines Arbeitnehmers, der das 52. Lebensjahr vollendet hat und unmittelbar vor Beginn des befristeten Arbeitsverhältnisses mindestens vier Monate beschäftigungslos gewesen ist, Transferkurzarbeitergeld bezogen oder an einer öffentlich geförderten Beschäftigungsmaßnahme teilgenommen hat, kann ohne sachlichen Grund bis zu einer Dauer von fünf Jahren befristet werden. Bis zu der Gesamtdauer ist eine mehrfache Verlängerung des Arbeitsvertrags zulässig. Laut dieser ab 01.05.2007 geltenden Fassung ist nun nicht mehr nur das Lebensalter des Arbeitnehmers relevant, sondern auch die vorausgehende Beschäftigungssituation. Der Europäische Gerichtshof hatte nämlich im Jahr 2005 in der Rechtssache Mangold entschieden, dass die alte Regelung des § 14 Abs. 3 TzBfG gegen die Gleichbehandlungsrahmenrichtlinie 2000/78/EG verstieß und eine unzulässige Altersdiskriminierung bedeutete.[72] Ob die neue Fassung des § 14 Abs. 3 TzBfG den unionsrechtlichen Anforderungen entspricht, bleibt abzuwarten.

---

[72] EuGH, Urteil vom 22.05.2005, Az.: C-144/04, Slg. 2005, I – 9981

2.2.5. Schriftformerfordernis

Gemäß § 14 Abs. 4 TzBfG bedarf die Befristung des Arbeitsverhältnisses zu ihrer Wirksamkeit der Schriftform. Hervorzuheben ist, dass dieses Schriftformerfordernis nur die Befristungsabrede, nicht jedoch den der Befristung zugrundeliegenden Sachgrund erfasst.[73] Das Schriftformerfordernis wirkt konstitutiv, so dass ein Fehlen der Schriftform nach § 125 BGB zur Unwirksamkeit der Befristungsabrede und damit zu einem unbefristeten Arbeitsverhältnis führt, § 16 TzBfG. Folgerichtig ist eine mündliche und konkludente Einigung über eine befristete Fortsetzung des Arbeitsverhältnisses nicht geeignet, die Rechtsfolgen des § 15 Abs. 5 TzBfG auszuschließen.[74] Danach gilt ein Arbeitsverhältnis auf unbestimmte Zeit verlängert, wenn es nach Ablauf der Zeit, für die es eingegangen ist, mit Wissen des Arbeitgebers fortgesetzt wird und der Arbeitgeber nicht unverzüglich widerspricht. Der Arbeitnehmer braucht dann lediglich die vertragsgemäßen Dienste nach Ablauf der Vertragslaufzeit tatsächlich ausführen. Die Weiterarbeit muss allerdings mit Wissen des Arbeitgebers selbst oder eines zum Abschluss von Arbeitsverträgen berechtigten Vertreters erfolgen.

Zur Wahrung der nach § 14 Abs. 4 TzBfG erforderlichen Schriftform genügt es aber, wenn die eine Vertragspartei in einem von ihr unterzeichneten, an die andere Vertragspartei gerichteten Schreiben den Abschluss eines befristeten Arbeitsvertrags anbietet und die andere Partei dieses Angebot annimmt, indem sie das Schriftstück ebenfalls unterzeichnet.[75]

Hervorzuheben ist, dass dieses Schriftformerfordernis nur die Befristungsabrede, nicht jedoch den der Befristung zugrundeliegenden Sachgrund erfasst.[76] Die von § 14 Abs. 4 TzBfG bezweckte Klarstellungs-, Beweis- und Warnfunktion bezieht sich allein auf die vereinbarte Befristung, nicht aber auf deren Rechtfertigung und den übrigen Inhalt des Arbeitsvertrags.[77] Dies gilt sowohl für die Rechtfertigung der Befristung durch einen sachlichen Grund als auch für die Befristung ohne Sachgrund nach § 14 Abs. 2 TzBfG.[78]

---

[73] BAG, Urteil vom 23.06.2004, Az.: 7 AZR 636/03, NZA 2004, 1333, 1333 ff.; BAG, 21.12.2005, Az.: 7 AZR 541/04

[74] LAG Düsseldorf, Urteil vom 14.05.2009, Az.: 5 Sa 108/09

[75] BAG, Urteil vom 26.07.2006, Az.: 7 AZR 514/05

[76] BAG, Urteil vom 23.06.2004, Az.: 7 AZR 636/03,NZA 2004, 1333, 1333 ff.; BAG, 21.12.2005, Az.: 7 AZR 541/04; BAG, Urteil vom 29.06.2011, Az.: 7 AZR 774/09, Rn.15

[77] BAG, Urteil vom 29.06.2011, Az.: 7 AZR 774/09, Rn.15

[78] Vgl. BAG, Urteil vom 26.07.2006, Az.: 7 AZR 515/05, Rn.10; BAG, Urteil vom 29.06.2011, Az.: 7 AZR 774/09, Rn. 15

In der Regel ist es ratsam, keinen ausdrücklichen Befristungsgrund im Arbeitsvertrag anzugeben (außer bei Befristungen nach dem ÄArbVtrG und WissZeitVG). Laut Ansicht des Bundesarbeitsgerichts steht zwar einer auf § 14 Abs. 2 TzBfG gestützten Befristung weder die Angabe eines Sachgrundes im Arbeitsvertrag noch das Transparenzgebot entgegen.[79] Dessen ungeachtet können die Arbeitsvertragsparteien die Möglichkeit zur sachgrundlosen Befristung vertraglich ausschließen. Die Benennung eines Sachgrundes im Arbeitsvertrag allein reicht nach Ansicht des Bundesarbeitsgerichts regelmäßig nicht aus, um anzunehmen, dass eine entsprechende Vereinbarung vorliegt. Allerdings bildet sie bereits ein wesentliches Indiz.[80] Daher wird von der unnötigen Angabe eines Sachgrundes in einem befristeten Arbeitsvertrag generell abgeraten. In diesen Fällen können Arbeitgeber auch bei später entstehenden Streitigkeiten mit dem Arbeitnehmer über die Wirksamkeit der Befristung alle möglichen Befristungsgründe anführen.

2.2.6. Ende des befristeten Arbeitsvertrags

Ein kalendermäßig befristetes Arbeitsverhältnis endet mit Ablauf der vereinbarten Zeit. Zweckbefristete Arbeitsverhältnisse enden mit Erreichen des Zwecks, frühestens jedoch zwei Wochen nach Zugang der schriftlichen Unterrichtung des Arbeitnehmers durch den Arbeitgeber über den Zeitpunkt der Zweckerreichung, § 15 Abs. 1 und Abs. 2 TzBfG.[81]

Einvernehmlich kann der befristete Arbeitsvertrag durch einen Aufhebungsvertrag jederzeit nach § 623 BGB vorzeitig beendet werden.

Während auch ein befristetes Arbeitsverhältnis stets außerordentlich nach § 626 BGB gekündigt werden kann, müssen die Vertragsparteien das Recht zur ordentlichen Kündigung ausdrücklich einzelvertraglich vereinbaren, § 15 Abs. 3 TzBfG. Wird dies vergessen, kann das befristete Arbeitsverhältnis während der gesamten Dauer nicht ordentlich, sondern nur außerordentlich gekündigt werden. Daher sollte eine Regelung über die ordentliche Kündbarkeit des befristeten Arbeitsverhältnisses in keinem Arbeitsvertrag fehlen. Auf diese formularmäßig einzelvertraglich vereinbarte Kündigungsmöglichkeit findet dann allerdings die AGB-Kontrolle Anwendung. Das vorzeitige Kündigungsrecht muss sich vor allem hinreichend klar aus der Vertragsformulierung ergeben.

Die ordentliche Kündigungsmöglichkeit kann außerdem in einem Tarifvertrag vereinbart sein, dessen Anwendbarkeit sich entweder aus der beiderseitigen Tarifge-

---

[79]   BAG, Urteil vom 29.06.2011, Az.: 7 AZR 774/09, Rn. 14

[80]   BAG, Urteil vom 29.06.2011, Az.: 7 AZR 774/09, Rn. 20

[81]   Lakies, Befristete Arbeitsverträge, Rn. 56 ff.

bundenheit der Arbeitsvertragsparteien oder einer Bezugnahme im Arbeitsvertrag
ergibt.

**2.2.7. Formulierungsvorschlag für die befristete Einstellung eines
Mitarbeiters**

Folgende Befristungsabrede kann als Vorlage für die befristete Einstellung eines
Arbeitnehmers dienen. Die Erhaltung der Möglichkeit der ordentlichen Kündigung
kann natürlich auch unter dem Abschnitt „Kündigung/Beendigung" im Arbeitsvertrag
erfolgen.

Formulierungsvorschlag

1. Das Arbeitsverhältnis ist befristet für die Dauer von … bis …

Alternative:

  Das Arbeitsverhältnis ist befristet bis zum Erreichen folgenden Zwecks/bis zum
  Eintritt des folgenden Ereignisses „…", längstens bis zum …

2. Das Arbeitsverhältnis kann von beiden Parteien unter Einhaltung der tarifli-
chen/gesetzlichen Kündigungsfristen ordentlich gekündigt werden.

2.3. Ärzte in der Weiterbildung nach dem Gesetz über befristete Arbeitsverträge mit Ärzten in der Weiterbildung

Eine für Arbeitsverhältnisse im Krankenhaus wichtige spezialgesetzliche Befristungsregelung ist das Gesetz über befristete Arbeitsverträge mit Ärzten in der Weiterbildung (ÄArbVtrG).[82]

2.3.1. Anwendungsbereich

Das Gesetz über befristete Arbeitsverträge mit Ärzten in der Weiterbildung findet auf
alle approbierten Ärzte Anwendung, die ihre Weiterbildung außerhalb staatlicher
oder staatlich anerkannter Hochschulen bzw. Forschungseinrichtungen i.S.d. § 5
WissZeitVG absolvieren. Es kommt also insbesondere zur Anwendung, wenn die
Ausbildung in Krankenhäusern kommunaler, kirchlicher oder freier Träger durchgeführt wird.

---

[82] Lakies, Befristete Arbeitsverträge, Rn. 447 ff.

2.3.2. Weiterbildung als sachlicher Grund

Als rechtfertigender sachlicher Grund für die Befristung liegt nach § 1 Abs. 1 ÄArbVtrG die Beschäftigung des Arztes zur Weiterbildung zum Facharzt oder zum Erwerb einer Anerkennung für ein Teilgebiet oder dem Erwerb einer Zusatzbescheinigung vor. Der Arzt muss dabei ganz überwiegend zu seiner Weiterbildung beschäftigt werden. Die Beschäftigung darf diesen Zweck nicht lediglich fördern, sondern muss den wesentlichen Inhalt des Arbeitsverhältnisses ausmachen.

Wie bei Befristungen nach dem Teilzeit- und Befristungsgesetz, auch, ist es nicht zwingend notwendig, den Befristungsgrund im Arbeitsvertrag zu nennen. Ebenso bedarf es nicht der Zitierung der Gesetzesangabe, nach der befristet wird.

Da die Befristungsdauer nach dem ÄArbVtrG erheblich von der nach dem Teilzeit- und Befristungsgesetz abweicht, ist es jedoch zu empfehlen, den Befristungsgrund ausnahmsweise bei Ärzten in der Weiterbildung im Arbeitsvertrag anzugeben.

Die Befristungsabrede selbst muss, wie nach dem Teilzeit- und Befristungsgesetz, schriftlich niedergelegt werden.

2.3.3. Dauer der Befristung

Eine Befristung nach dem ÄArbVtrG darf maximal auf acht Jahre festgelegt werden. Die Befristungsdauer verlängert sich entsprechend bei Teilzeitbeschäftigungen. Wird die Höchstfrist überschritten, ist die Befristungsabrede unwirksam und das Arbeitsverhältnis besteht als ein unbefristetes, § 10 TzBfG.

Das ÄArbVtrG enthält, anders als das Teilzeit- und Befristungsgesetz, eine Mindestbefristungsdauer zumindest für die erste Befristungsabrede. Die Dauer der Befristung darf den Zeitraum nicht unterschreiten, für die der weiterbildende Arzt die Weiterbildungsbefugnis besitzt.[83] Wird diese Mindestfrist nicht beachtet, besteht, unabhängig von der vertraglichen Vereinbarung, das Arbeitsverhältnis über den richtigen Zeitraum.

Unabhängig von der Frage nach der Befristungsdauer ist zwingend eine Zeitbefristung, d.h. eine Befristung, die sich nach dem Kalender bestimmen lassen muss, zu vereinbaren. Eine Zweckbefristung oder eine auflösende Bedingung dergestalt, dass das Arbeitsverhältnis mit dem Erwerb der Qualifikation endet, ist ausgeschlossen. Verstößt der Arbeitgeber hiergegen, gilt ein unbefristetes Arbeitsverhältnis als zustande gekommen, § 16 TzBfG. Wurde hingegen eine Zeitbefristung unzulässigerweise mit einer Zweckbefristung/Bedingung kombiniert, hat dies nach der Rechtsprechung des Bundesarbeitsgerichts kein unbefristetes Arbeitsverhältnis zur Folge. Stattdessen findet allein die wirksam vereinbarte Zeitbefristung Anwendung.[84]

---

[83] BAG, Urteil vom 13.06.2007, Az.: 7 AZR 700/06, NZA 2008, 108

[84] BAG, Urteil vom 13.06.2007, Az.: 7 AZR 700/06, NZA 2008, 108

Eine mögliche Befristungsabrede für Arbeitsverträge mit Ärzten in Weiterbildung nach dem ÄArbVtrG könnte wie folgt ausgestaltet werden:

Formulierungsvorschlag

Der Arbeitsvertrag ist befristet vom ... bis zum ... nach dem Gesetz über befristete Arbeitsverträge mit Ärzten in der Weiterbildung in der jeweiligen Fassung.

Weitere Sonderregelungen sind bei diesen Verträgen nicht notwendig. Der übrige Inhalt der Verträge für Ärzte in Weiterbildung nach dem ÄArbVtrG ist identisch mit den anderen befristeten Arbeitsverträgen.

2.3.4. Verhältnis zu anderen Befristungsregelungen

Neben den Regelungen des ÄArbVtrG finden die Regelungen des TzBfG auf befristete Beschäftigungen mit Ärzten in Weiterbildung Anwendung. Daher gilt auch bei den Befristungen nach dem ÄArbVtrG das Schriftformerfordernis gem. § 14 Abs. 4 TzBfG. Außerdem muss auch bei Ärzten in Weiterbildung ein Recht zur ordentlichen Kündigung gemäß § 15 Abs. 3 TzBfG ausdrücklich vereinbart werden, ansonsten kann das Arbeitsverhältnis nur außerordentlich gekündigt werden.

Die Regelungen des ÄArbVtrG sind zwingend; von ihnen kann weder durch Tarifvertrag noch durch Arbeitsvertrag abgewichen werden.

2.4. Befristungen nach dem Wissenschaftszeitvertragsgesetz

2.4.1. Anwendungsbereich

Das Wissenschaftszeitvertragsgesetz (WissZeitVG) regelt die Befristung von Arbeitsverhältnissen im Hochschulbereich. Es gilt sowohl für Arbeitsverhältnisse, die direkt zwischen einer staatlichen oder staatlich anerkannten Hochschule, § 1 Abs. 1 S. 1 WissZeitVG bzw. § 4 WissZeitVG, oder Forschungseinrichtung, § 5 WissZeitVG, und den erfassten Arbeitnehmern geschlossen wurden, als auch für sog. Privatdienstverträge, die zwischen einem Mitglied einer Hochschule, das Aufgaben seiner Hochschule selbständig wahrnimmt, und den erfassten Arbeitnehmern zustande kommen, § 3 WissZeitVG. Es schafft in § 2 Abs. 1 WissZeitVG eine die allgemeinen Regeln in § 14 Abs. 2 bis 3 TzBfG erweiternde Möglichkeit sachgrundloser Befristungen im Rahmen bestimmter Höchstbefristungsgrenzen. Daneben ist in § 2 Abs. 2 WissZeitVG in Fällen drittmittelfinanzierter Forschungsprojekte ein eigenständiger Befristungstatbestand geschaffen worden, der ähnlich dem § 14 Abs. 1 TzBfG an das Vorliegen eines gesonderten Sachgrunds anknüpft.

2.4.2. Grund der Befristung nach dem Wissenschaftszeitvertragsgesetz

Die Befristungsregelung des § 2 Abs. 1 WissZeitVG enthält Sonderregelungen für die befristete Beschäftigung des wissenschaftlichen und künstlerischen Personals (ohne Hochschullehrerinnen und Hochschullehrer) während der Qualifizierungsphase (sog. 12-Jahresregelung bzw. 15-Jahresregelung in der Medizin). Zum wissenschaftlichen und künstlerischen Personal zählen

- alle hauptberuflich an den Hochschulen Beschäftigten mit einem abgeschlossenen Hochschulstudium, denen wissenschaftliche und künstlerische Dienstleistungen obliegen,
- die wissenschaftlichen und künstlerischen Hilfskräfte, die nur nebenberuflich für die Hochschule tätig werden,
- Personal mit ärztlichen Aufgaben,
- akademische Assistenten.

Die Regelung des § 2 Abs. 1 WissZeitVG verzichtet auf die Festlegung einzelner Sachgründe für eine Befristung und begrenzt den Abschluss befristeter Arbeitsverhältnisse allein dadurch, dass sie die Befristung mit dem erfassten Personal nur innerhalb eines bestimmten Zeitrahmens (Höchstbefristungsdauer) gestattet.[85] Für den erfassten Personenkreis wird unterstellt, dass zum einen ihre Beschäftigung der eigenen Aus-, Fort- und Weiterbildung dient und zum anderen der regelmäßige Austausch des Personals zur Sicherung der Innovation in Forschung und Lehre an den Hochschulen notwendig ist.[86] Aufgrund dieser gesetzlichen Unterstellung ist der Nachweis eines sachlichen Grundes für die Befristung des Arbeitsverhältnisses per se entbehrlich.[87]

Darüber hinaus besteht nach § 2 Abs. 2 WissZeitVG ein eigenständiger Befristungstatbestand für Fälle von Drittmittelfinanzierung.

2.4.3. Dauer der Befristung

Arbeitsverträge mit dem unter § 1 Abs. 1 WissZeitVG fallenden nichtpromovierten Personal können bis zu einer Höchstdauer von sechs Jahren befristet werden, § 2 Abs. 1 S. 1 WissZeitVG. Nach dem gesetzgeberischen Leitbild soll diese erste Qualifizierungsphase der erstmaligen Anfertigung einer Dissertation dienen (Promotionsphase). Hat der betroffene Arbeitnehmer bereits eine Promotion abgeschlossen und strebt eine Zweitpromotion an, richtet sich die Zulässigkeit der Befristung nach § 2 Abs. 1 S. 2 WissZeitVG.[88]

---

[85] KR-Lipke, § 57b HRG Rn. 20

[86] KR-Lipke, § 57b HRG Rn. 19

[87] KR-Lipke, § 57b HRG Rn. 20

[88] KR-Lipke, § 57b HRG Rn. 22; APS/Schmidt, § 57b HRG Rn. 3

Der Abschluss der Promotion innerhalb einer nach § 2 Abs. 1 S. 1 WissZeitVG befristeten Beschäftigung hat grundsätzlich keine Auswirkung auf den abgeschlossenen Arbeitsvertrag. Dieser endet nicht mit der Promotion, sondern mit Ablauf der Befristungsdauer. Umgekehrt endet der Arbeitsvertrag auch dann mit Ablauf der Befristungsdauer, wenn die Promotion zu diesem Zeitpunkt noch nicht abgeschlossen worden ist.

Nach einer abgeschlossenen Promotion gestattet § 2 Abs. 1 S. 2 WissZeitVG eine erneute sachgrundlose Befristung des Arbeitsvertrags mit dem wissenschaftlichen und künstlerischen Personal i.S.d. § 1 Abs. 1 S. 1 WissZeitVG. Die Höchstbefristungsdauer beträgt weitere sechs Jahre, in der Medizin neun Jahre, § 2 Abs. 1 S. 2 WissZeitVG. Die Regelung bezieht sich auf die sog. post-doc-Phase, die dem promovierten Personal nach § 1 Abs. 1 S. 1 WissZeitVG innerhalb von weiteren sechs bzw. neun Jahren die Erbringung weiterer wissenschaftlicher Leistungen und Tätigkeiten in der Lehre ermöglichen soll, um sich für die Übernahme in eine Lebenszeitprofessur zu qualifizieren.[89] Voraussetzung für die Inanspruchnahme der weiteren Befristungsmöglichkeit des § 2 Abs. 1 S. 2 WissZeitVG ist eine abgeschlossene Promotion.

Die Höchstbefristungsdauer der post-doc-Phase kann sich verlängern. Dies geschieht nach § 2 Abs. 1 S. 2 Hs. 2 WissZeitVG in dem Umfang, in dem Zeiten einer befristeten Beschäftigung in der Promotionsphase nach S. 1 und die Promotionszeit ohne befristete Beschäftigung zusammen weniger als sechs Jahre betragen haben. Das heißt, wer innerhalb oder außerhalb eines Beschäftigungsverhältnisses schneller als in sechs Jahren seine Promotion zum Abschluss gebracht hat, kann die eingesparte Zeit der post-doc-Phase anhängen.[90] Die jeweilige Höchstbefristungsdauer in der Promotions- bzw. in der post-doc-Phase (§ 2 Abs. 1 S. 1 bzw. S. 2 WissZeitVG) muss nicht vollständig ausgeschöpft werden. Es ist möglich, befristete Arbeitsverträge mit kürzeren als den höchstzulässigen Fristen abzuschließen.[91] Bis zum Ablauf des befristeten Arbeitsvertrags ist dann eine einmalige oder mehrfache Verlängerung bis zu den gesetzlich höchstzulässigen Zeitvertragsgrenzen erlaubt.[92]

Die zulässige Dauer der Befristung bei einer Befristung in Fällen von Drittmittelfinanzierung gem. § 2 Abs. 2 WissZeitVG ergibt sich, wie generell bei Sachgrundbefristungen, aus dem Befristungsgrund. Sie richtet sich also nach der jeweiligen Laufzeit des Projektes oder der einzelnen Projektabschnitte, d.h. in erster Linie nach der Vereinbarung zwischen Drittmittelgeber und Hochschule bzw. Forschungseinrichtung. Grundsätzlich ist es auch möglich, beliebig viele befristete Beschäftigungen in verschiedenen Drittmittelprojekten hintereinanderzuschalten.

---

[89] KR-Lipke, § 57b HRG Rn. 21; APS/Schmidt, § 57b HRG Rn. 6

[90] KR-Lipke, § 57b HRG Rn. 27

[91] KR-Lipke, § 57b HRG Rn. 34; APS/Schmidt, § 57b HRG Rn. 15

[92] KR-Lipke, § 57b HRG Rn. 34

2.4.4. Form der Befristung

§ 2 Abs. 4 WissZeitVG enthält ein Zitiergebot. Danach ist im Arbeitsvertrag anzugeben, dass die Befristung nach dem Wissenschaftszeitvertragsgesetz erfolgt.

Das Zitiergebot knüpft an die Form an, die für den Vertragsschluss selbst besteht, stellt aber kein eigenes Formerfordernis auf.[93] Ein gesetzliches Schriftformerfordernis für Zeitverträge regelt, wie bei allen anderen Befristungen, § 14 Abs. 4 TzBfG, das aber nicht für den gesamten Vertrag, sondern nur für die Befristungsabrede gilt.[94]

 In die Musterarbeitsverträge muss daher der Hinweis aufgenommen werden, dass die Befristung auf Grundlage des Wissenschaftszeitvertragsgesetzes erfolgt.

Formulierungsvorschlag

Der Arbeitsvertrag ist befristet vom ... bis zum ... nach dem Wissenschaftszeitvertragsgesetz in der jeweiligen Fassung.

Die Befristung ist immer als Zeitbefristung auszugestalten, § 2 Abs. 4 S. 3 WissZeitVG. Zweckbefristungen und auflösende Bedingungen lässt das Wissenschaftszeitvertragsgesetz nicht zu.

2.4.5. Verhältnis zu anderen Befristungsregelungen

Die Hochschule behält das Recht, die Befristung auf andere Gründe, insbesondere das Teilzeit- und Befristungsgesetz, zu stützen. Sinn macht eine Befristung nach dem Teilzeit- und Befristungsgesetz, falls z.B. das Zitiergebot nach § 2 Abs. 4 WissZeitVG nicht beachtet wurde oder wenn die Befristungsmöglichkeiten des Wissenschaftszeitvertragsgesetzes erschöpft sind.[95] Insbesondere wenn die Höchstbefristungsdauer erreicht ist, kann grundsätzlich eine Anschlussbefristung nach dem Teilzeit- und Befristungsgesetz vereinbart werden. Vielfach wird die Anschlussbefristung allerdings eines Sachgrundes bedürfen, da eine sachgrundlose Befristung nach § 14 Abs. 2 TzBfG nur ohne Vorbeschäftigung bei demselben Arbeitgeber in den letzten drei Jahren zulässig ist.[96]

---

[93]   APS/Schmidt, § 57b HRG Rn. 35

[94]   APS/Backhaus, § 14 TzBfG Rn. 465

[95]   KR-Lipke, § 57a HRG Rn. 51

[96]   BAG, Urteil vom 06.04.2011, Az.: 7 AZR 716/09

Die Befristungsgrundsätze der §§ 2, 3 WissZeitVG sind zweiseitig zwingendes Recht, d.h. von ihnen kann grundsätzlich weder durch Arbeitsvertrag noch durch Tarifvertrag zugunsten oder zu Lasten der Arbeitnehmer abgewichen werden, § 1 Abs. 1 S. 2 WissZeitVG.[97]

Für bestimmte Fachrichtungen und Forschungsbereiche kann von den in § 2 Abs. 1 WissZeitVG geregelten Höchstbefristungszeiten durch Tarifvertrag abgewichen und die Anzahl der zulässigen Verlängerungen befristeter Verträge festgelegt werden, § 1 Abs. 1 S. 3 WissZeitVG.

Nach § 1 Abs. 1 S. 5 WissZeitVG sind die arbeitsrechtlichen Vorschriften und Grundsätze über befristete Arbeitsverträge und deren Kündigung anzuwenden, soweit sie den Vorschriften der §§ 2 bis 6 WissZeitVG nicht widersprechen. Damit haben die besonderen Befristungsvorschriften der §§ 2 bis 6 WissZeitVG Vorrang gegenüber den allgemeinen Befristungsvorschriften des Teilzeit- und Befristungsgesetzes, insbesondere gegenüber § 14 TzBfG. Anwendbar bleiben jene Regelungen im Teilzeit- und Befristungsgesetz, die nicht im Widerspruch zu den Sonderregelungen des Wissenschaftszeitvertragsgesetzes stehen. Dazu zählen insbesondere das Diskriminierungsverbot gem. § 4 Abs. 2 TzBfG, das Schriftformerfordernis des § 14 Abs. 4 TzBfG, die vorzeitige Kündigungsbefugnis bei Vereinbarung nach § 15 Abs. 3 TzBfG, die Fortsetzungsverpflichtung bei Fristüberschreitung, § 15 Abs. 5 TzBfG, die Folgen unwirksamer Befristung, § 16 TzBfG, sowie die zu wahrende Klagefrist, § 17 TzBfG.[98]

2.5. Tarifvertragliche krankenhausspezifische Befristungsregelungen

Neben den gesetzlichen Vorgaben regeln teilweise Tarifverträge ergänzend die Rechtsstellung befristet Beschäftigter. Tarifverträge können die Befristungsanforderungen höherrangigen Gesetzesrechts jedoch nicht außer Kraft setzen, so dass auch tarifliche Normen über Befristungen zu ihrer Wirksamkeit eines sachlichen Grunds bedürfen.[99] Andererseits könnte durch einen Tarifvertrag die Zulässigkeit sachgrundloser Befristungen ausgeschlossen werden.

2.5.1. Allgemeine tarifvertragliche Befristungsregelungen

Z.B. die Tarifverträge für den öffentlichen Dienst (TVöD und TV-L) sowie die vom Marburger Bund abgeschlossenen ärztespezifischen Tarifverträge im Bereich der kommunalen Krankenhäuser (TV-Ärzte/VKA) und Universitätskliniken (TV-Ärzte/TdL) verweisen darauf, dass befristete Arbeitsverträge nach Maßgabe des

---

[97]   Kittner/Däubler/Zwanziger-Däubler, § 57a HRG n.F. Rn. 21; KR-Lipke, § 57a HRG Rn. 43; Reich, § 1 WissZeitVG Rn. 3; APS/Schmidt, § 57a HRG Rn. 19

[98]   KR-Lipke, § 57a HRG Rn. 44

[99]   Lakies, Befristete Arbeitsverträge, Rn. 493

Teilzeit- und Befristungsgesetzes sowie anderer gesetzlicher Vorschriften zulässig sind.[100]

Über diesen allgemeinen Verweis auf die Gesetzeslage hinausgehende Regelungen enthält z.b. der TV-Ärzte/TdL ergänzende Vorschriften:

- Es soll eine ausgewogene Abwägung zwischen den dienstlichen Notwendigkeiten einerseits und den berechtigten Interessen der Ärzte andererseits erfolgen, § 30 Abs. 1 S. 1 TV-Ärzte/TdL.

- Das Interesse der Ärzte an einer notwendigen Planungssicherheit ist beim Abschluss befristeter Arbeitsverträge mit besonders kurzen Vertragslaufzeiten zu berücksichtigen, § 30 Abs. 2 S. 1 TV-Ärzte/TdL.

- Bei befristeten Beschäftigungen nach dem Wissenschaftsvertragsgesetz mit dem Zweck der Weiterbildung zur Fachärztin bzw. zum Facharzt soll der erste Vertrag möglichst eine Laufzeit von nicht weniger als zwei Jahren und der weitere Vertrag bis zum Ende der Mindestweiterbildungszeit geschlossen werden, § 30 Abs. 2 S. 2 TV-Ärzte/TdL.

- Sachliche Gründe können aber eine kürzere Vertragslaufzeit erfordern, § 30 Abs. 2 S. 3 TV-Ärzte/TdL.

- In § 30 Abs. 3 macht der TV-Ärzte/TdL von der Erhaltung der Möglichkeit zur ordentlichen Kündigung des befristeten Arbeitsverhältnisses nach § 15 Abs. 3 TzBfG Gebrauch.

2.5.2. Tarifvertragliche Befristungsregelungen für Führungspositionen

Des Weiteren enthalten Tarifverträge teilweise Sonderregelungen über Befristungen mit Beschäftigten in Führungspositionen. Für Führungspositionen können z.B. befristete Arbeitsverhältnisse auf Probe bis zur Gesamtdauer von zwei Jahren und auf Zeit bis zur Dauer von vier Jahren vereinbart werden, §§ 31, 32 TVöD.[101] Der TV-Ärzte/TdL z.B. sieht in § 32 Abs. 1 eine Befristung der Arbeitsverhältnisse von Führungspositionen bis zur Dauer von drei Jahren vor.[102]

---

[100] Vgl. § 30 Abs. 1 S. 1 TVöD; § 31 Abs. 1 S. 1 TV-Ärzte/VKA; § 30 Abs. 1 S. 1 TV-L; § 30 Abs. 1 S. 1 TV-Ärzte/TdL

[101] Nach §§ 31 Abs. 2, 32 Abs. 2 TVöD sind Führungspositionen die ab Entgeltgruppe 10 zugewiesenen Tätigkeiten mit Weisungsbefugnis.

[102] Nach § 32 Abs. 2 TV-Ärzte/TdL sind Führungspositionen die ab Entgeltgruppe Ä 3 auszuübenden Tätigkeiten mit Weisungsbefugnis.

3. Vertragsverhältnisse zu besonderen Personengruppen

Im Krankenhausbereich sind Personengruppen beschäftigt, deren Rechtsverhältnis zum Krankenhausträger sich von dem anderer Arbeitnehmer unterscheiden kann. Für jene Mitarbeiter ist zu fragen, inwieweit die sie betreffenden Regelungen im Vergleich zur arbeitsvertraglichen Gestaltung des „Normalarbeitnehmers" variieren.

3.1. Chefarztdienstverträge

In der Regel werden die Verträge von Chefärzten als Dienstverträge bezeichnet. Trotz dieser gängigen Praxis befindet sich die Mehrheit der Chefärzte tatsächlich in einem abhängigen Beschäftigungsverhältnis.[103]

Unabhängig von der rechtlichen Einordnung des Vertragsverhältnisses mit Chefärzten als Arbeitsverhältnis oder freies Dienstverhältnis sind Chefärzte vom Anwendungsbereich bestimmter gesetzlicher oder tariflicher Regelungen ausgenommen. So gilt z.B. das Arbeitszeitgesetz für sie nicht.[104] Ebenso unterliegen sie nicht dem persönlichen Geltungsbereich der einschlägigen Tarifverträge.[105]

Für die Vertragsgestaltung mit dem Chefarzt kommt es entscheidend darauf an, ob der Vertrag individuell ausgehandelt wird oder (zumindest teilweise) als Formulararbeitsvertrag geschlossen wird. Für letzteren Fall unterliegen auch Klauseln in Chefarztverträgen den allgemeinen Grundsätzen der AGB-Kontrolle.

3.2. Auszubildende

Die Rechtsstellung der Auszubildenden richtet sich allgemein nach dem Berufsbildungsgesetz (BBiG). Die Ausbildung zu den Krankenpflegeberufen z.B. findet sich im Gesetz über die Berufe in der Krankenpflege (KrPflG).[106]

Zwar liegt dem Berufsausbildungsverhältnis zwischen Ausbildenden und Auszubildenden ebenso wie dem Arbeitsverhältnis eine privatrechtliche Vertragsbeziehung zugrunde. Es ist jedoch kein Arbeitsverhältnis, da Vergütung und Arbeitsleistung nicht im Leistungs- und Gegenleistungsverhältnis zueinander stehen, sondern der Ausbildungszweck im Vordergrund steht.[107]

---

[103] Vgl. BAG, Urteil vom 27.07.1961, Az.: 2 AZR 255/60, NJW 1961, 2085; ErfK/Preis, BGB, § 611 Rn. 85; Wenzel/Hörle/Steinmeister, HB des FA MedR, Kapitel 13 Rn. 10

[104] § 18 Abs. 1 Nr. 1 ArbZG

[105] Vgl. § 1 Abs. 2 a) TVöD; § 1 Abs. 2 TV-Ärzte/VKA; § 1 Abs. 2 a) TV-L; § 1 Abs. 3 TV-Ärzte/TdL

[106] Vgl. Opolony, NZA 2004, S. 18 ff.

[107] Lakies/Malottke, BBiG, § 10 Rn. 4

Für die Vertragsgestaltung sind, soweit sich aus dem Wesen und Zweck des Berufsbildungsgesetzes nichts anderes ergibt, die für den Arbeitsvertrag geltenden Rechtsvorschriften und Rechtsgrundsätze anwendbar, § 10 Abs. 2 BBiG. Vorformulierte Ausbildungsverträge unterliegen daher insbesondere der AGB-Kontrolle nach §§ 305–310 BGB.[108]

---

[108]   Lakies/Malottke, BBiG, § 10 Rn. 40

V. Befristung von Arbeitsbedingungen

Neben der Befristung des gesamten Arbeitsverhältnisses[109] können die Arbeitsvertragsparteien innerhalb eines befristeten oder unbefristeten Arbeitsverhältnisses einzelne Arbeitsbedingungen befristen (sogenannte Teilbefristungen).[110] Beispielsweise kann dem Arbeitnehmer vorübergehend eine höherwertige Tätigkeit übertragen, die Arbeitszeit befristet verändert oder die befristete Gewährung einer Zulage vereinbart werden.

Während § 14 Abs. 4 Teilzeit- und Befristungsgesetz (TzBfG) für eine wirksame Befristung des Arbeitsvertrags insgesamt die Schriftform verlangt, besteht ein solches Wirksamkeitserfordernis für die Befristung lediglich einzelner Arbeitsbedingungen nicht.[111] Zum Zwecke der Beweiserleichterung ist aber zu empfehlen, auch einzelne befristete Abreden schriftlich festzuhalten.

Auch im Übrigen ist die Befristung einzelner Arbeitsbedingungen nicht an den Vorschriften des Teilzeit- und Befristungsgesetzes zu messen.[112] Insbesondere bedarf sie keines rechtfertigenden sachlichen Grunds im Sinne der früheren Rechtsprechung des Bundesarbeitsgerichts.[113]

Teilbefristungsklauseln in Formularverträgen unterliegen stattdessen dem Anwendungsbereich der §§ 305 ff. BGB. Im Rahmen der AGB-Kontrolle kommt es aber insbesondere auf die Angemessenheit der Klausel i.S.d. § 307 Abs. 1 S. 1 BGB an, d.h. es muss eine umfassende Interessenabwägung vorgenommen werden. Das Bundesarbeitsgericht hat in diesem Zusammenhang entschieden, dass eine befristete Arbeitszeiterhöhung nicht bereits deshalb gerechtfertigt ist, weil der Arbeitgeber im Ungewissen über den künftigen Arbeitskräftebedarf ist.[114] Die Ungewissheit gehört zum Wirtschaftsrisiko[115] des Arbeitgebers und darf nicht auf den Arbeitnehmer verlagert werden.

---

[109] Siehe hierzu oben IV.2.

[110] Vgl. näher unten VI.7.5.

[111] Vgl. BAG, Urteil vom 03.09.2003, Az.: 7 AZR 106/03, NZA 2004, 255, 255 ff.

[112] Vgl. BAG, Urteil vom 27.07.2005, Az.: 7 AZR 486/04, NZA 2006, 40, 40 ff.; BAG, Urteil vom 14.08.2007, Az.: 9 AZR 58/07

[113] Junker, BB 2007, 1274, 1277

[114] Vgl. BAG, Urteil vom 27.07.2005, Az.: 7 AZR 486/04, NZA 2006, 40, 40 ff.

[115] Vgl. § 615 BGB

VI. Typische Vertragsklauseln

Bereits an anderer Stelle erfolgte der Hinweis, dass es keinen allgemein gültigen Mustervertrag geben kann. Deswegen findet der Leser im Folgenden zahlreiche einzelne Formulierungsvorschläge nebst Erläuterungen hierzu. Diese können variiert werden und in ganz unterschiedlichen Konstellationen zusammengefügt bzw. ergänzt werden. Selbstverständlich gibt es neben den ausgewählten Formulierungsvorschlägen noch zahlreiche weitere Regelungen, die, zugeschnitten auf die individuellen Gegebenheiten und Bedürfnisse des jeweiligen Arbeitgebers, entwickelt werden können. Aus der Beratungstätigkeit der Verfasserin hat sich jedoch folgende Grundstruktur eines Arbeitsvertrags grundsätzlich bewährt:

Struktur eines Arbeitsvertrags

Präambel

Beginn und Dauer des Arbeitsverhältnisses

Probezeit

Verweisung auf einen Tarifvertrag

Tätigkeit

Dauer und Lage der Arbeitszeit

Vergütung

Urlaub

Entgeltfortzahlung

Sonstige Pflichten/Nebenpflichten

Abtretung

Verpfändung

Wettbewerbsverbot

Nebentätigkeit

Beendigung des Arbeitsverhältnisses

Freistellung

Nachvertragliches Wettbewerbsverbot

Vertragsstrafen

Ausschlussfristen

Schlussbestimmungen

1. Einzelvertraglich vereinbarte Geltung von Tarifverträgen

1.1. Allgemeines

Tarifverträge gelten zunächst nur für tarifgebundene Arbeitgeber und Arbeitnehmer. Ihre gesetzesgleiche, normative Wirkung entfalten (Verbands-)Tarifverträge daher für die Arbeitgeber, die dem vertragsschließenden Arbeitgeberverband angehören, und für Arbeitnehmer, die Mitglied der tarifvertragsschließenden Gewerkschaft sind, vgl. § 3 Abs. 1 TVG. Gleichsam besteht eine Tarifbindung für die organisierten Arbeitnehmer, wenn ein Tarifvertrag der Gewerkschaft, der sie angehören, mit dem einzelnen Arbeitgeber als sogenannter Haus- bzw. Firmentarifvertrag abgeschlossen wurde.

Für Arbeitnehmer, die nicht in einer Gewerkschaft organisiert sind, gilt der Tarifvertrag grundsätzlich nicht. Diese Arbeitnehmer können aber in ihren Rechten und Pflichten mit den Gewerkschaftsmitgliedern gleichgestellt werden. Dafür notwendig ist eine Klausel im Arbeitsvertrag, die auf die tarifvertraglichen Regelungen verweist.

Selbstverständlich kann auch ein nicht tarifgebundener Arbeitgeber, d.h. ein Arbeitgeber, der nicht Mitglied im tarifschließenden Arbeitgeberverband ist bzw. der keinen Firmentarifvertrag mit der Gewerkschaft ausgehandelt hat, einen Tarifvertrag in Bezug nehmen. Dann gelten die in Bezug genommenen tarifvertraglichen Regelungen für alle bei ihm beschäftigten Arbeitnehmer kraft der arbeitsvertraglichen Vereinbarung.[116]

Regelungen mit Verweisungen auf Tarifverträge können sehr komplexe Rechtsfragen aufwerfen. Bei der Ausgestaltung einer derartigen Regelung steht der Arbeitgeber vor folgenden Problemen:

– Welcher Tarifvertrag kann und sollte in Bezug genommen werden?
– Wie wird mit Überschneidungen der Anwendung des Tarifvertrags durch Tarifbindung einerseits und Inbezugnahme andererseits umgegangen?
– Inwieweit sollen alle Arbeitnehmer, unabhängig von der Frage der Gewerkschaftszugehörigkeit, gleichgestellt werden?
– Wie wird eine Tarifpluralität akzeptiert und praktiziert?
– Wie weit will sich der Arbeitgeber an eine Dynamik des Tarifvertrags binden?
– Ist die Regelung zukünftiger Entwicklungen gewollt und möglich?

---

[116]   Vgl. Hromadka/Schmitt-Rolfes, Der unbefristete Arbeitsvertrag, S. 147

1.2.   Wirkung der Bezugnahme

Durch die individualvertragliche Bezugnahme werden die Vorschriften des Tarifvertrags Teil der schuldrechtlichen Vereinbarung (= Arbeitsvertrag) zwischen Arbeitgeber und Arbeitnehmer.[117] Hierdurch wird allerdings keineswegs eine Tarifbindung der Arbeitsvertragsparteien erreicht.[118] Die Wirkung der Regelung beschränkt sich auf die Individualebene. Dementsprechend steht eine solche im Rang auch unterhalb von anderweitig normativ anwendbaren Tarifverträgen.

Die Bezugnahme kann deklaratorische oder konstitutive Wirkung haben. Dies bestimmt sich danach, ob der Tarifvertrag bereits kraft beiderseitiger Tarifbindung unmittelbar und zwingend wirkt oder nicht.

1.2.1.   Deklaratorische Bezugnahme

Eine deklaratorische Bezugnahme gibt die ohnehin geltende Rechtslage wieder. Dies ist insbesondere dann der Fall, wenn die Parteien des Arbeitsvertrags tarifgebunden sind, der Inhalt des Tarifvertrags somit gemäß § 4 Abs. 1 TVG unmittelbar und zwingend gilt.

Einer deklaratorischen Bezugnahme kann jedoch für die Situation des Koalitionsaustritts einer Partei und dem Entfallen der Nachbindung des Tarifvertrags eigenständige Bedeutung zukommen.[119] Wenn nämlich ein Arbeitgeber oder Arbeitnehmer aus dem jeweiligen Verband ausgetreten ist und somit keine Tarifbindung nach § 3 Abs. 1 TVG mehr besteht, entfällt die normative tarifliche Wirkung nicht automatisch. Vielmehr bleibt die normative Tarifbindung gemäß § 3 Abs. 3 TVG bestehen, bis der Tarifvertrag endet, d.h. ausläuft, inhaltlich geändert, ergänzt oder verlängert wird (sog. Nachbindung).[120] Mit Ende der Nachbindung würde der Tarifvertrag ohne arbeitsvertragliche Regelung für das betreffende Arbeitsverhältnis keine Wirkung mehr haben. Dies ändert sich allerdings durch eine individualvertragliche Bezugnahmeklausel. Diese erlangt konstitutiven Charakter und führt dazu, dass der Tarifvertrag nunmehr auf schuldrechtlicher Ebene zwischen den Arbeitsvertragsparteien gilt.

---

[117]   Dörring/Kutzki, TVöD Kommentar, § 1 AT, Rn. 23

[118]   Allgemeine Meinung: Kempen/Zachert/Stein, TVG Kommentar, § 3 Rn. 153; Däubler/Lorenz, TVG, § 3 Rn. 223

[119]   Vgl. Schaub, Arbeitsrechts-HB, § 208 Rn. 3

[120]   BAG, Urteil vom 07.11.2001, Az.: 4 AZR 703/00, ZTR 2002, 224; Müller/Preis, Arbeitsrecht im öffentlichen Dienst, Rn. 110

1.2.2. Konstitutive Bezugnahme

Eine konstitutive Bezugnahme liegt vor, wenn ohne die Bezugnahme im Arbeitsvertrag kein Tarifvertrag zur Anwendung gelangen würde. Mangels sinkender Mitgliederzahlen der Gewerkschaften erhält sie zunehmend an Bedeutung, damit Tarifvertragsinhalte trotzdem auf das Arbeitsverhältnis Anwendung finden.

Wegen der lediglich schuldvertraglichen Wirkung der in Bezug genommenen Tarifnormen können diese durch die Parteien des Arbeitsvertrags mittels individualvertraglicher, einvernehmlicher Abreden grundsätzlich jederzeit (sowohl zu Lasten als auch zu Gunsten des Arbeitnehmers) geändert werden.[121] Dadurch unterscheidet sich die Geltung des Tarifvertrags kraft Bezugnahme von der normativen Geltung des Tarifvertrags. Bei beidseitiger normativer Tarifbindung sind nur Abweichungen vom Tarifvertrag zugunsten des Arbeitnehmers zulässig, § 4 Abs. 3 TVG. Werden die in Bezug genommenen tariflichen Regelungen allerdings geändert, unterliegen die abweichenden Regelungen im Arbeitsvertrag uneingeschränkt der individualvertraglichen Inhaltskontrolle nach den §§ 305 ff. BGB.

1.3. Umfang der Bezugnahme

Hinsichtlich des Umfangs der Bezugnahme kann zwischen Global-, Einzel- oder Teilbezugnahme unterschieden werden. Auswirkungen hat die Unterscheidung im Hinblick auf die Anwendung der AGB-Regelungen zur Inhaltskontrolle nach §§ 305 ff. BGB.[122]

1.3.1. Globalverweisung

Eine Globalverweisung liegt vor, wenn auf einen Tarifvertrag in seiner Gesamtheit verwiesen wird. Hauptzweck von Globalverweisungen ist die Gleichbehandlung der Arbeitnehmer. Der nicht tarifgebundene Arbeitnehmer soll in allem so gestellt werden, wie das bei einem tarifgebundenen Arbeitnehmer der Fall ist.

Formulierungsvorschlag

Das Arbeitsverhältnis bestimmt sich für die Dauer der Mitgliedschaft des Arbeitgebers im kommunalen Arbeitgeberverband (VKA) nach dem Tarifvertrag für den öffentlichen Dienst (TVöD) und dem Besonderen Teil Krankenhäuser (BT-K) in seiner Fassung vom 31.03.2012.

---

[121]   Siehe hierzu unten § 6 I.

[122]   Siehe hierzu oben § 3

Wird ein Tarifvertrag in seiner Gesamtheit in einen Arbeitsvertrag einbezogen, so unterliegen die in Bezug genommenen tariflichen Regelungen nicht der Inhaltskontrolle nach den AGB-Regelungen[123] der §§ 305 ff. BGB.[124] Daher kann eine in Bezug genommene tarifvertragliche Regelung wirksam sein, obwohl eine inhaltsgleiche eigenständige Vereinbarung in Formulararbeitsverträgen als unangemessen bewertet werden würde.[125] Hintergrund ist die sog. „Richtigkeitsgewähr" des Tarifvertrags, die diesem aufgrund des vergleichbaren Kräftegleichgewichts zwischen Arbeitgeberverband/Arbeitgeber und Gewerkschaft unterstellt wird. Das von der Koalitionsfreiheit des Art. 9 Abs. 3 GG geschützte Ergebnis der Tarifverhandlungen soll nicht auf dem Weg einer „Tarifzensur" durch die Gerichte aufgehoben werden.

Die Kontrollfreiheit bei einer Globalverweisung gilt unabhängig davon, ob der Arbeitnehmer normativ an den Tarifvertrag gebunden ist.[126] Die Angemessenheitsvermutung besteht unabhängig davon, ob der Arbeitnehmer Mitglied der Gewerkschaft ist. Entscheidend ist allein die Einschlägigkeit des Tarifvertrags. Ansonsten käme es mittelbar doch zur Tarifzensur, die der Gesetzgeber vermeiden wollte.[127]

Von der Kontrollfreiheit des in Bezug genommenen Tarifvertrags ist hingegen die Verweisungsklausel im Arbeitsvertrag selbst zu unterscheiden. Als vorformulierte Vertragsbedingung unterliegt sie der AGB-Kontrolle.[128]

1.3.2. Teilverweisung

Eine Teilverweisung liegt vor, wenn statt der Inbezugnahme des ganzen Tarifvertrags nur die Anwendung bestimmter Normkomplexe vereinbart wird.

Formulierungsvorschlag

Der Urlaub richtet sich nach den einschlägigen tariflichen Regelungen.

---

[123] Siehe hierzu oben § 3

[124] BAG, Urteil vom 27.06.2006, Az.: 3 AZR 255/05, NZA 2006, 1285, 1288; NomosKo/Boemke/ Ulrici, BGB, § 310 Rn. 25; Däubler/Dorndorf, § 310 Rdnr. 44; Thüsing, AGB-Kontrolle im Arbeitsrecht, Rn. 189

[125] So z.B. bei den Grenzen von Ausschlussklauseln

[126] Thüsing, AGB-Kontrolle im Arbeitsrecht, Rn. 190

[127] Thüsing, AGB-Kontrolle im Arbeitsrecht, Rn. 190

[128] Siehe dazu unten VI.1.5.1.

Zu beachten ist, dass eine Verweisung auf einen gesamten Regelungskomplex dazu führen kann, dass ungewollt bestimmte Regelungen mit in Bezug genommen werden. So hat das Bundesarbeitsgericht die obige Verweisung auf die tariflichen Urlaubsregelungen so weit ausgelegt, dass sie nicht nur die Regelungen zur Urlaubsdauer, sondern auch die Regelungen zum Urlaubsgeld erfasst.[129] Der Arbeitgeber läuft insoweit Gefahr, durch die Teilverweisung auf den Regelungskomplex Urlaub ungewollt auch das entsprechende tarifliche Urlaubsgeld zahlen zu müssen.

Zudem gilt bei Teilbezugnahmen auch die „Richtigkeitsgewähr" nicht mehr, so dass sich eine Inhaltskontrolle der arbeitsrechtlichen Regelung auch auf diesen Komplex erstreckt.[130] Zwar ist die Frage, ob Teilverweisungen auf ganze Regelungskomplexe (z.B. Vergütungs- oder Urlaubsregelungen) eines Tarifvertrags der Inhaltskontrolle unterliegen oder nicht, höchstrichterlich noch nicht endgültig entschieden. Allerdings ist eine dahin gehende Rechtsprechung zu erwarten. Unterinstanzlich ist eine Kontrollpflicht bereits bejaht worden.[131] In der Literatur wird eine Kontrollfreiheit im Falle der Teilinbezugnahme zwar dann bejaht, wenn ein ausgewogener und zusammenhängender Regelungskomplex in Bezug genommen wird.[132] Diese Ansicht ist allerdings abzulehnen, da sie verkennt, dass allein die Tarifvertragsparteien mit Abschluss des Tarifvertrags darüber entscheiden, was insgesamt ausgewogen ist.[133]

1.3.3. Einzelverweisung

Durch Einzelverweisungen werden statt ganzer Teilbereiche nur spezielle tarifliche Regelungen in den Einzelarbeitsvertrag einbezogen.

Formulierungsvorschlag

Folgende Bestimmungen des Tarifvertrags für den öffentlichen Dienst (TVöD) und dem Besonderen Teil Krankenhäuser (BT-K) in seiner Fassung vom 31.03.2012 finden auf dieses Arbeitsverhältnis Anwendung:

§ 37 TVöD-AT Ausschlussfrist

§ 45 TVöD-BT-K Bereitschaftsdienst und Rufbereitschaft

§ 46 TVöD-BT-K Bereitschaftsdienstentgelt

---

[129] BAG, Urteil vom 17.01.2006, Az.: 9 AZR 41/05, BB 2006, S. 2532 ff.

[130] Däubler/Lorenz, TVG, § 3 Rn. 237

[131] ArbG Kaiserslautern, Urteil vom 20.12.2007, Az.: 7 Ca 1424/07; ArbuR 2008, 117

[132] Däubler/Dorndorf, § 310 Rn. 49 (58); Lakies, AR-Blattei SD 35 Rn. 101 ff.

[133] NomosKo/Boemke/Ulrici , BGB, § 310 Rn. 25

Bei Verweisungen auf lediglich einzelne Tarifklauseln findet immer eine volle In-haltskontrolle nach §§ 305 ff. BGB statt. Dies gilt ebenso bei Verweisungen auf branchenfremde Tarifverträge. Dabei ist es unerheblich, ob die entsprechende tarif-liche Einzelregelung in dem Arbeitsvertrag „abgeschrieben" ist oder darauf lediglich verwiesen wird. In beiden Fällen ist besondere Vorsicht geboten, weil die verwende-ten Tarifregelungen außerhalb des tarifvertraglichen Gefüges von den Arbeitsgerich-ten einer Angemessenheitskontrolle unterzogen werden. Insbesondere ist der Ar-beitgeber dadurch gehindert, eine Art Rosinen-Theorie zu praktizieren und auf ledig-lich für ihn vorteilhafte Regelungen zu verweisen.[134]

1.4. Gegenstand der Bezugnahme

1.4.1. Mögliche Tarifverträge

Die Arbeitsvertragsparteien sind bei ihrer Bezugnahme nicht darauf beschränkt, auf einen einschlägigen Tarifvertrag zu verweisen. Vielmehr haben sie auch die Mög-lichkeit, einen branchenfremden oder abgelaufenen Tarifvertrag zum Inhalt des Ar-beitsverhältnisses zu machen.[135]

Bei der Inbezugnahme derartiger Tarifverträge, kann es aber zu Auslegungsproble-men kommen[136], weil die Regelungsinhalte des Tarifvertrags nicht mit der gelebten Praxis übereinstimmen.[137] Zudem gilt auch in diesen Fällen die Richtigkeitsgewähr nicht, so dass hier ebenfalls eine Inhaltskontrolle erfolgt.[138]

Falls durch die in Bezug genommenen tariflichen Regelungen von gesetzlichen Re-gelungen abgewichen werden soll, sind besondere Anforderungen an den Tarifver-trag zu stellen. Zahlreiche Gesetzesbestimmungen erlauben es den Tarifvertrags-parteien, von den gesetzlichen Mindestnormen auch zu Ungunsten der Arbeitneh-mer abzuweichen. Dies ist z.B. im Rahmen des § 7 Arbeitszeitgesetz (ArbZG) bei den Höchstarbeitszeitgrenzen der Fall. Für diese Bezugnahme muss jedoch zwin-gend der Tarifvertrag noch gültig sein. Darüber hinaus müssen sowohl der Arbeitge-ber als auch der Arbeitnehmer räumlich, fachlich und persönlich in den Geltungsbe-reich des Tarifvertrags fallen. Es können daher nur solche Tarifverträge bei Abwei-chungen von gesetzlichen Regelungen in Bezug genommen werden, die durch ei-nen Verbandsbeitritt auch zwingend ihre Wirkung entfalten könnten. Maßgeblich ist

---

[134] NomosKo/Boemke/Ulrici, BGB, § 308 Rn. 38

[135] Vgl. BAG, Urteil vom 25.10.2000, Az.: 4 AZR 506/99, NZA 2002, 100, 103; BAG, Urteil vom 07.12.1977, Az.: 4 AZR 474/76 (AP Nr. 9 TVG § 4 Nachwirkung)

[136] Kasseler Handbuch/Dörner, Kapitel 8.1 Rn. 127

[137] Insbesondere dürften sich Probleme bei der Vergütung ergeben, wenn die in Bezug genom-menen Vergütungssysteme und -gruppen nicht zur Branche passen, in der sie angewandt wer-den sollen.

[138] Thüsing/Lambrich, NZA 2002, 1361, 1363; Thüsing, AGB-Kontrolle im Arbeitsrecht, Rn. 185

daher, ob der Arbeitgeber und der Arbeitnehmer in den tarifvertragsschließenden Verband bzw. die Gewerkschaft eintreten könnten. Dieses Recht ergibt sich regelmäßig aus der Satzung des Verbands bzw. der Gewerkschaft. Daher können z.B. private Krankenhäuser nicht den TVöD in Bezug nehmen, um damit von den Regelungen des Arbeitszeitgesetzes abzuweichen.

1.4.2. Arten von Bezugnahmeklauseln

Gegenstand einer Verweisungsklausel ist der Tarifvertrag. Bezugnahmeklauseln variieren jedoch in der Konkretisierung, auf welche Fassung des Tarifvertrags verwiesen werden soll. Es wird zwischen statischen sowie kleinen und großen dynamischen Klauseln unterschieden. Jede dieser Arten von Bezugnahmeklauseln hat ihre Vorteile. Gleichzeitig bergen alle Formen auch gewisse Probleme und Risiken. Es ist daher für künftige Vertragsschlüsse erforderlich, die jeweiligen Vor- und Nachteile miteinander abzuwägen und die für die eigenen Interessen günstigste Variante auszuwählen.

Nachfolgend sollen die einzelnen Verweisungsgruppen anhand von Beispielen dargestellt und kurz bewertet werden.

1.4.2.1. Statische Bezugnahme

Unter einer statischen Verweisung versteht man die Bezugnahme eines bestimmten Tarifvertrags in einer bestimmten Fassung.[139] Hierunter fasst man sowohl solche Klauseln, die auf einen Tarifvertrag in der zum Abschluss der Bezugnahme geltenden Fassung verweisen, als auch solche, die einen in der Vergangenheit liegenden Stand der Fassung eines Tarifvertrags in Bezug nehmen.

Formulierungsvorschlag

Für das Arbeitsverhältnis gilt der Tarifvertrag XY in seiner zum Zeitpunkt des Vertragsschlusses geltenden Fassung.

Alternativ:

Auf das Arbeitsverhältnis findet der Tarifvertrag AB in der am 31.03.2012 geltenden Fassung Anwendung.

---

[139]   ErfK/Franzen, TVG § 3 Rn. 36

Eine derartige statische Bezugnahme kann auch erreicht werden, indem die einzelnen normativ wirkenden Regelungen des Tarifvertrags der gewünschten Fassung entlehnt und in den Arbeitsvertrag aufgenommen werden. Eine derartige Wiederholung der Tarifnormen ist jedoch nur bei Teilbezugnahmen zu empfehlen.[140]

Bei statischen Bezugnahmeklauseln sind die Folgen überschaubar, weil Änderungen des in Bezug genommenen Tarifvertrags bedeutungslos bleiben.[141] Auch ein Austritt des Arbeitgebers aus dem Arbeitgeberverband oder ein Verbandswechsel hat keine Auswirkungen auf den ihn Bezug genommenen Tarifvertrag. Die statische Bezugnahmeklausel und damit die Geltung des statisch einbezogenen Tarifvertrags bleiben erhalten.

Beispiel: Austritt aus dem Arbeitgeberverband

Arbeitgeber V betreibt ein Krankenhaus und beschäftigt in diesem unter anderem den Arbeitnehmer X als Arzt. V ist Mitglied des kommunalen Arbeitgeberverbands Sachsen e.V. (KAV Sachsen e.V.) und über dessen Mitgliedschaft in der Vereinigung der kommunalen Arbeitgeberverbände (VKA) an den TV-Ärzte/VKA gebunden. X ist jedoch in keiner Gewerkschaft organisiert. Aus diesem Grunde haben X und V im Arbeitsvertrag auf den TV-Ärzte/VKA in der Fassung vom 09.06.2010 statisch Bezug genommen.

Mit Wirkung zum 31.12.2010 tritt V aus dem KAV Sachsen e.V. aus. Im Tarifabschluss 2011 wird zwischen dem Marburger Bund und der VKA eine Anhebung der Vergütung in drei Stufen festgesetzt, nämlich für die Vergütungsgruppe des X ab dem 01.10.2011 um 2,4% sowie ab dem 01.01.2012 und ab dem 01.05.2012 um je ein weiteres Prozent. X fordert nunmehr, die entsprechende Vergütungserhöhung gezahlt zu bekommen. V meint aufgrund des Austritts aus dem KAV Sachsen e.V. zur Zahlung der Vergütungserhöhung nicht verpflichtet zu sein.

V muss die Vergütungserhöhung nicht zahlen. Aufgrund der statischen Inbezugnahme des TV-Ärzte/VKA gilt dieser in der Fassung vom 09.06.2010 auch nach dem Austritt des V aus dem KAV Sachsen weiter.

Gleiches gilt im Fall des Betriebsübergangs. Hier gilt der in Bezug genommene Tarifvertrag in der festgeschriebenen Fassung weiter.

---

[140]   Tschöpe/Wieland, Anwalts-HB, Teil 4 C Rn. 254

[141]   Dörring/Kutzki, TVöD Kommentar, § 1 AT, Rn. 26; Henssler/Willemsen/Kalb, TVG § 3 Rn. 17

Beispiel: Betriebsübergang

Arbeitgeber V betreibt ein Krankenhaus und beschäftigt in diesem u.a. den Arbeitnehmer X als Arzt. V ist über einen Haustarifvertrag an den Tarifvertrag für den öffentlichen Dienst (TVöD) und dem Besonderen Teil Krankenhäuser (BT-K) in seiner Fassung vom 31.03.2012 gebunden. X ist jedoch in keiner Gewerkschaft organisiert. Aus diesem Grunde haben X und V im Arbeitsvertrag auf den TVöD-K in der Fassung vom 31.03.2012 Bezug genommen.

Das Krankenhaus des V geht nunmehr im Wege des Betriebsübergangs auf den Erwerber E über. E ist nicht tarifgebunden. X bleibt weiterhin tariflich nicht gebunden.

In diesem Fall ist auf das Arbeitsverhältnis des X der Tarifvertrag für den öffentlichen Dienst (TVöD) und dem Besonderen Teil Krankenhäuser (BT-K) vom 31.03.2012 anzuwenden. Dabei ist völlig gleichgültig, ob der Erwerber an diesen oder auch einen anderen Tarifvertrag gebunden ist.

Allerdings kann die mit der Bezugnahme gewollte Gleichstellung zwischen tarifgebundenen und nicht tarifgebundenen Arbeitnehmern verpuffen, da der statisch in Bezug genommene Tarifvertrag schnell „veraltet". Sobald der in Bezug genommene Tarifvertrag geändert wird, wirkt diese Änderung nur für die tarifgebundenen Arbeitnehmer, nicht jedoch für die nichtorganisierten Arbeitnehmer. Auf Letztere sind dann wieder andere Arbeitsbedingungen anzuwenden.

1.4.2.2. Dynamische Klauseln

Die drohende „Veraltung" des in Bezug genommenen Tarifvertrags kann durch Verwendung dynamischer Bezugnahmeklauseln vermieden werden. Zu unterscheiden ist zwischen kleinen und großen dynamischen Klauseln.

Eine kleine dynamische Klausel gestaltet die Bezugnahme in zeitlicher Hinsicht dynamisch. Sie nimmt den Tarifvertrag einer bestimmten Branche in seiner jeweils gültigen Fassung in Bezug.[142] Sie wird vereinbart, damit sich zukünftige Änderungen des bei Vertragsschluss bestehenden Tarifvertrags im Arbeitsverhältnis niederschlagen. Eine kleine dynamische Klausel lautet z.B.:

---

[142] Beispielhaft BAG, Urteil vom 09.06.2010, Az.: 5 AZR 637/09

Formulierungsvorschlag (Kleine dynamische Inbezugnahme)

Auf das Arbeitsverhältnis finden die Bestimmungen des XY-Tarifvertrags in seiner jeweils gültigen Fassung Anwendung.

Große dynamische Klauseln nehmen auf den jeweils beim Arbeitgeber geltenden Tarifvertrag in seiner jeweils geltenden Fassung Bezug. Im Unterschied zur kleinen Verweisungsklausel ist sie nicht nur in zeitlicher, sondern auch in fachlicher Hinsicht dynamisch gestaltet. Sie erfasst auch neue Tarifverträge mit einem anderen Geltungsbereich.

Formulierungsvorschlag (Große dynamische Inbezugnahme)

Auf das Arbeitsverhältnis findet der jeweils für den Arbeitgeber geltende Tarifvertrag in seiner jeweils geltenden Fassung Anwendung. Dies ist zurzeit der mit der Gewerkschaft VW und dem Arbeitgeberverband AB geschlossene Tarifvertrag XY.

Alternativ:

Für das Arbeitsverhältnis gelten die jeweils einschlägigen Tarifverträge in ihrer jeweils gültigen Fassung. Zurzeit sind dies die zwischen mit der UV-Gewerkschaft und dem EF-Arbeitgeberverband für die JK-Branche geschlossenen XZ-Tarifverträge.

Gegenüber statischen Bezugnahmeklauseln haben dynamische Klauseln den Vorteil, dass sie sich der tariflichen Entwicklung anpassen (sog. Tarifwechsel-Klausel) und somit eine Gleichstellung zwischen tarifgebundenen und nicht tarifgebundenen Arbeitnehmern auch nach Änderung des Tarifvertrags möglich ist.

Nachteile der dynamischen Bezugnahmeklauseln ergeben sich allerdings für tarifgebundene Arbeitgeber in den Fällen eines Verbandsaustritts oder -wechsels beziehungsweise im Falle eines Betriebsübergangs. Nach der geänderten Rechtsprechung des Bundesarbeitsgerichts verlieren dynamische Bezugnahmeklauseln weder im Falle des Verbandsaustritts noch im Falle eines Betriebsübergangs ihre Dynamik.

Gegenteiliges galt noch nach der alten Rechtsprechung des Bundesarbeitsgerichts zur sog. Gleichstellungsabrede.[143] Das Bundesarbeitsgericht hatte in Bezug auf Verweisungsklauseln eine Auslegungsregel erstellt. Immer dann, wenn ein tarifgebundener Arbeitgeber in all seinen Arbeitsverträgen auch eine dynamische Bezug-

---

[143] BAG, Urteil vom 01.12.2004, Az.: 4 AZR 50/04, NZA 2005, 478; BAG, Urteil vom 19.03.2003, Az.: 4 AZR 331/02, NZA 2003, 1207; BAG, Urteil vom 26.09.2001, Az.: 4 AZR 544/00, NZA 2002, 634

nahme auf den kraft Tarifbindung anzuwendenden Tarifvertrag vornahm, sollte davon auszugehen sein, dass der Arbeitgeber hierdurch (nur) die nichttarifgebundenen mit den tarifgebundenen Arbeitnehmern gleichstellen wolle.[144] Konsequenz dieser Auslegung war, dass die arbeitsvertragliche Regelung das Schicksal der tarifvertraglichen teilte. Wenn demnach die Bindung des Arbeitgebers an die dynamische Entwicklung des Tarifvertrags endete (z.b. wegen Austritts aus dem Arbeitgeberverband, Herausfallen des Betriebs aus dem Geltungsbereich des Tarifvertrags oder Betriebs-/Betriebsteilübergangs auf einen nicht tarifgebundenen Arbeitgeber), passte sich auch der Arbeitsvertrag nicht mehr jener Tarifentwicklung an. Aus der dynamischen Klausel wurde eine statische.[145]

Mit den Neuerungen der Regeln zur AGB-Kontrolle im Rahmen der Schuldrechtsmodernisierung hat das Bundesarbeitsgericht für die Bewertung dynamischer Klauseln jedoch mittlerweile neue Maßstäbe aufgestellt:

Für Neuverträge, d.h. Arbeitsverträge, die seit dem 01.01.2002 abgeschlossen wurden, gilt wegen der Unklarheitenregelung in § 305c Abs. 2 BGB[146], dass ein Arbeitgeber, der im Arbeitsvertrag auf den einschlägigen Tarifvertrag in der jeweils geltenden Fassung verweist, auch nach dem Austritt aus dem Arbeitgeberverband an ändernde Tarifverträge gebunden bleibt.[147] Es ist somit nicht mehr automatisch davon auszugehen, dass der Arbeitgeber durch die Bezugnahme (nur) die nicht Tarifgebundenen mit den Tarifgebundenen gleichstellen wolle. Vielmehr gehen Unklarheiten zu Lasten des Arbeitgebers. Er ist ohne zeitliche Begrenzung verpflichtet, tarifliche Lohnerhöhungen genauso weiterzugeben, wie wenn er nicht aus dem Verband ausgetreten wäre.

Beispiel: Austritt aus dem Arbeitgeberverband

Arbeitgeber V ist wie im Beispiel des Austritts aus dem Arbeitgeberverband bei statischer Bezugnahme[148] Mitglied des kommunalen Arbeitgeberverbands Sachsen e.V. (KAV Sachsen e.V.) und über dessen Mitgliedschaft in der Vereinigung der kommunalen Arbeitgeberverbände (VKA) an den TV-Ärzte/VKA gebunden. Da X in keiner Gewerkschaft organisiert ist, haben X und V im Arbeitsvertrag auf den TV-Ärzte/VKA dynamisch in der jeweils gültigen Fassung Bezug genommen.

---

[144] Vgl. ErfK/Franzen, TVG § 3 Rn. 37; Bohle, KH 2006, 565, 567

[145] Vgl. Schmitt-Rolfes, AuA 2007, 455 ff.

[146] Siehe hierzu oben III.1.2.

[147] BAG, Urteil vom 22.10.2008, Az.: 4 AZR 793/07, n.v.; BAG, Urteil vom 18.04.2007, BB 2007, 2125 ff. mit Anmerkungen Simon/Weninger; BAG, Urteil vom 14.12.2005, Az.: 4 AZR 536/04, NZA 2006, 607 ff.

[148] Siehe oben VI.1.4.2.1.

Mit Wirkung zum 31.12.2010 tritt V aus dem KAV Sachsen e.V. aus. Beim Tarifab-schluss 2011 wird zwischen dem Marburger Bund und der VKA eine Anhebung der Vergütung in drei Stufen festgesetzt, nämlich für die Vergütungsgruppe des X ab dem 01.10.2011 um 2,4% sowie ab dem 01.01.2012 und ab dem 01.05.2012 um je ein weiteres Prozent. X fordert nunmehr, die entsprechende Vergütungserhöhung gezahlt zu bekommen. V meint aufgrund des Austritts aus dem KAV Sachsen e.V. zur Zahlung der Vergütungserhöhung nicht verpflichtet zu sein.

Nach der früheren Rechtsprechung des Bundesarbeitsgerichts hätte X keinen An-spruch auf Zahlung der Vergütungserhöhung gehabt, weil bei Tarifbindung des Ar-beitgebers die Verweisungsklausel als sog. Gleichstellungsabrede auszulegen war. Mit Austritt des Arbeitgebers aus dem Arbeitgeberverband verlor die Verweisungs-klausel ihre Dynamik und wurde zu einer statischen Inbezugnahme.

Nach der neueren Rechtsprechung des Bundesarbeitsgerichts hingegen besteht der Anspruch auf die Tariflohnerhöhung, obwohl V zuvor aus dem Arbeitgeberverband ausgeschieden war. Die dynamische Verweisung auf den TV-Ärzte/VKA ist unab-hängig von der Mitgliedschaft des Arbeitgebers im Arbeitgeberverband zu verste-hen. V ist ohne zeitliche Begrenzung verpflichtet, tarifliche Lohnerhöhungen zu be-dienen, wie wenn er nicht aus dem Verband ausgetreten wäre.

Für Altarbeitsverträge, die vor dem 01.02.2002 abgeschlossen wurden, bleibt es jedoch wegen des Grundsatzes des Vertrauensschutzes bei der bisherigen Ausle-gung als Gleichstellungsabrede. Bei diesen Verträgen muss der Arbeitgeber jedoch versuchen, eine Änderung herbeizuführen. Dies ist auf jeden Fall bei dem Abschluss eines Änderungsvertrags zum Arbeitsvertrag aus anderen Gründen (z.B. Änderung der Arbeitszeit) zu versuchen. Unterlässt der Arbeitgeber diesen Versuch, kann u.U. vollumfänglich auch für den Altvertrag die neue Auslegung des Bundesarbeitsge-richts gelten. Er wäre dann nicht mehr in seinem Vertrauen auf die Richtigkeit der alten Regelung schutzwürdig.

Ähnliche Rechtsfolgen weist das Bundesarbeitsgericht der dynamischen Bezug-nahmeklausel auch im Fall des Betriebsübergangs zu. Bei pauschalen Verweisen auf den „jeweils gültigen Tarifvertrag" nimmt das Bundesarbeitsgericht inzwischen das Vorliegen einer sog. Tarifwechselklausel an.[149] Das bedeutet, dass das Gericht davon ausgeht, dass von den Arbeitsvertragsparteien gewollt war, dass bei einem Betriebsinhaberwechsel auch ein Wechsel des anzuwendenden Tarifvertrags statt-finden soll. Folglich ist bei einer derartigen Bezugnahmeklausel gegebenenfalls ein bei dem neuen Arbeitgeber geltender Tarifvertrag anzuwenden.

---

[149]   BAG, Urteil vom 16.10.2002, Az.: 4 AZR 467/01, NZA 2003, 390, 391

Beispiel:

Wiederum ist V an den TV-Ärzte/VKA gebunden und beschäftigt den nicht tarifgebundenen Arbeitnehmer X als Arzt. Im Arbeitsvertrag vereinbaren V und X, dass der „jeweils gültige Tarifvertrag" Anwendung finden soll.

Das Krankenhaus des V geht im Wege des Betriebsübergangs auf den E über, der nicht an den TV-Ärzte/VKA, wohl aber an einen Haustarifvertrag gebunden ist.

Legt man die Bezugnahmeklausel in der oben beschriebenen Form aus, ergibt sich, dass nach dem Betriebsübergang auf das Arbeitsverhältnis des X nicht mehr der TV-Ärzte/VKA, sondern zumindest der Haustarifvertrag anzuwenden ist.

1.5. Konsequenzen für die Vertragsgestaltung

1.5.1. AGB-rechtliche Anforderungen an die Bezugnahmeklausel

Da die Bezugnahmeklausel als vorformulierte Vertragsklausel der AGB-Kontrolle unterliegt, ergeben sich besondere Anforderungen, die bei der Vertragsgestaltung zu beachten sind.

1.5.1.1. Unklarheiten gehen zu Lasten des Arbeitgebers

Grundsätzlich gilt, falls die in der Bezugnahmeklausel verwendete Formulierung unklar ist oder mehrere Möglichkeiten zulässt, so geht dies zu Lasten des Arbeitgebers, § 305c Abs. 2 BGB.

Um dies zu vermeiden, muss der einbezogene Tarifvertrag möglichst genau bestimmt werden. Ebenso ist klar festzulegen, wie weit die Verweisung inhaltlich auf diesen Tarifvertrag reichen soll (Globalverweisung, Teilverweisung, Einzelverweisung). Weiterhin muss sich unmissverständlich ergeben, ob die Bezugnahme in zeitlicher Hinsicht statisch oder dynamisch erfolgen soll.[150] Bei diesbezüglichen Zweifeln wird eine Klausel immer im arbeitnehmergünstigsten Sinne, d.h. als dynamische Klausel ausgelegt werden.[151]

1.5.1.2. Keine überraschenden Verweisungen

Besondere Vorsicht ist bei einem Verweis auf einen branchen- oder ortsfremden Tarifvertrag geboten. Grundsätzlich kann ein Arbeitnehmer, der ein Vertragsangebot mit einem Verweis auf Tarifnormen erhält, im Regelfall davon ausgehen, dass auf einen für den Betrieb einschlägigen Tarifvertrag Bezug genommen wird. Der Ver-

---

[150]   Thüsing, AGB-Kontrolle im Arbeitsrecht, Rn. 198

[151]   BAG, Urteil vom 17.01.2006, Az.: 9 AZR 41/05, NZA 2006, 923

weis auf einen branchen- oder ortsfremden Tarifvertrag ist in diesem Fall grundsätzlich als überraschende Klausel gemäß § 305c Abs. 1 BGB anzusehen.[152] Um eine
Unwirksamkeit zu vermeiden, muss auf die Inbezugnahme des branchen- oder ortsfremden Tarifvertrags explizit, insbesondere durch deutliche textliche Hervorhebung,
hingewiesen werden.

1.5.1.3. Klare und verständliche Klauseln

Das Transparenzgebot des § 307 Abs. 1 S. 2 BGB verlangt eine klare und verständ-
liche Formulierung der Vertragsklausel.[153] Der Inhalt der tarifvertraglichen Regelung
muss sich dabei nicht unmittelbar aus dem Text der Bezugnahmeklausel ergeben.
Der bloße Verweis auf die tariflichen Regelungen gehört insofern zur Natur der Bezugnahmeklausel.

1.5.2. Wahl der Art der Bezugnahmeklausel

Für welche Variante der Bezugnahmeklausel sich eine Einrichtung entscheiden soll,
kann nicht pauschal beurteilt werden. Bei einer statischen Verweisung weiß der Arbeitgeber, was auf ihn zukommt, jedoch wird er irgendwann ein altes Tarifwerk an-
wenden müssen. Bei einer dynamischen Verweisung hat der Arbeitgeber keinen
Einfluss auf die zukünftigen Entwicklungen. Um aber gutes Personal an eine Einrichtung zu binden, kann es u.U. notwendig sein, veränderte günstigere Bedingungen für die Arbeitnehmer anzuwenden.

In der Praxis empfiehlt sich m.A. die Verwendung einer statischen Bezugnahmeklausel, die durch ergänzende Regelungen in einem gewissen Maß dynamisiert
werden kann.

Alternativ kann auch mit einer kleinen dynamischen Bezugnahmeklausel agiert werden. Allerdings empfiehlt es sich auch hierbei, ergänzende Regelungen beizufügen.

Abzuraten ist m.A. von der Verwendung großer dynamischer Bezugnahmeklauseln.
Ein erheblicher Nachteil der großen Bezugnahmeklauseln ist, dass sich im Vorfeld
nicht abschätzen lässt, welche neuen Arbeitsbedingungen nach einem Tarifneuab-
schluss auf den Arbeitgeber zukommen.

---

[152] NomosKo/Boemke/Ulrici, BGB, § 305c Rn. 11; Thüsing, AGB-Kontrolle im Arbeitsrecht, Rn.
194

[153] Thüsing, AGB-Kontrolle im Arbeitsrecht, Rn. 194

Beispiel:

In einem Arbeitsvertrag ist folgende große dynamische Bezugnahmeklausel enthalten:

„*...Das Arbeitsverhältnis bestimmt sich nach dem Tarifvertrag für den öffentlichen Dienst (TVöD) und dem Besonderen Teil Krankenhäuser (BT-K) und den diesen ergänzenden, ändernden oder ersetzenden Tarifverträgen in der für den Bereich der Vereinigung der kommunalen Arbeitgeberverbände (VKA) jeweils geltenden Fassung. Außerdem finden die im Bereich des Arbeitgebers jeweils geltenden sonstigen einschlägigen Tarifverträge Anwendung...*"

Der Arbeitgeber bindet sich hier an sämtliche Änderungstarifverträge zum TVöD in der jeweils geltenden Fassung sowie an sämtliche, im Bereich des Arbeitgebers sonstige geltende Tarifverträge. Er geht dabei ein hohes Risiko ein, da er das Ausmaß der Änderungen des TVöD sowie den Inhalt der sonstigen geltenden Tarifverträge nicht kennt und diese damit für ihn nicht sicher kalkulierbar sind.

Außerdem bergen große dynamische Verweisungen die Schwierigkeit, dass sie in Zeiten mehrerer, in einem Betrieb gleichzeitig nebeneinander geltender Tarifverträge (Tarifpluralität) zu starken Auslegungsproblemen führen können.

Beispiel:

Im Arbeitsvertrag des Arbeitnehmers A heißt es: „Auf das Arbeitsverhältnis finden die jeweils für den Arbeitgeber geltenden Tarifverträge in ihrer jeweiligen Fassung Anwendung."

Der Arbeitgeber des A ist jedoch sowohl an den TVöD als auch an den TV-Ärzte/VKA gebunden. Fraglich ist somit, welcher Tarifvertrag in diesem Fall in Bezug genommen werden soll.

Die Auslegung der Klausel lässt grundlegend beide Varianten zu. Nach der neuen Rechtsprechung des Bundesarbeitsgerichts würde eine insoweit unklare Regelung dazu führen, dass gemäß § 305c Abs. 2 BGB die für den Arbeitnehmer günstigere Auslegungsvariante zur Anwendung kommt.

1.5.3. Unterscheidung zwischen tarifgebundenen und nicht tarifgebundenen Arbeitgebern

Bezugnahmeklauseln dienen bei tarifgebundenen Arbeitgebern vorrangig dazu, die Arbeitnehmer, die Mitglied der tarifschließenden Gewerkschaft sind, jenen gleichzustellen, die tarifungebunden sind.

Darüber hinaus kann die Bezugnahmeklausel bei tarifungebundenen Arbeitgebern die beiderseitige Mitgliedschaft ersetzen. Außerhalb des fachlichen oder räumlichen (oder gar zeitlichen) Geltungsbereichs können durch die Bezugnahme Tarifverträge dort zur Geltung gebracht werden, wo sie tarifrechtlich nicht gelten würden. Praktisch wird das etwa in Unternehmen mit Standorten in verschiedenen Tarifgebieten: Hier lässt sich mit einer Bezugnahme auf „ortsfremde" Tarifverträge eine Vereinheitlichung der Arbeitsbedingungen anstreben.[154]

Allerdings besteht zwischen Bezugnahmeklauseln des tarifgebundenen Arbeitgebers und derjenigen des nicht tarifgebundenen Arbeitgebers ein erheblicher Unterschied: Während der tarifgebundene Arbeitgeber die Dynamik der Bezugnahme dadurch beenden kann, dass er seine eigene Tarifbindung beendet, steht diese Möglichkeit dem nicht tarifgebundenen Arbeitgeber nicht offen. Wird beim nichtorganisierten Arbeitgeber auf den Tarifvertrag Bezug genommen, so ersetzt die Bezugnahmeklausel auch seine Mitgliedschaft. Dadurch steht dem nichtorganisierten Arbeitgeber keine Möglichkeit zum Austritt oder zur Tarifflucht offen. Auch der Betriebsübergang hilft grundsätzlich nicht weiter, weil die Klausel nach § 613a Abs. 1 S. 1 BGB mit übergeht. Konsequenz dessen ist, dass auch die Rechtsprechung des Bundesarbeitsgerichts zur Gleichstellungsabrede auf ihn keine Anwendung findet. Gleichstellungsabreden kann nur ein tarifgebundener Arbeitgeber vereinbaren. Vielmehr müssen bei der Vertragsgestaltung „Entdynamisierungsregelungen" eingefügt werden, die eine ewige dynamische Tarifbindung des nicht tarifgebundenen Arbeitgebers ohne Verbandsmitgliedschaft ausschließen.

---

[154] Löwisch/Rieble, TVG, § 3 Rn. 224

1.6. Formulierungsvorschläge bei Tarifbindung des Arbeitgebers

1.6.1. Statische Bezugnahmeklausel mit Ergänzungen

Formulierungsvorschlag

1. Der Inhalt des Arbeitsverhältnisses bestimmt sich für die Dauer der Mitgliedschaft des Arbeitgebers im kommunalen Arbeitgeberverband (VKA) nach dem Tarifvertrag für Ärztinnen und Ärzte an kommunalen Krankenhäusern (TV-Ärzte/VKA) in seiner Fassung vom 18.01.2012.

2. Tarifverträge, die den TV-Ärzte/VKA in seiner Fassung vom 18.01.2012 ändern, ergänzen oder ersetzen, finden Anwendung, wenn der Arbeitgeber diesen zustimmt. Die Zustimmung gilt als erteilt, wenn der Arbeitgeber innerhalb eines Monats nach deren Inkrafttreten nicht schriftlich widerspricht. Ob der Arbeitgeber dieses Widerspruchsrecht ausübt, entscheidet er nach billigem Ermessen.

3. Schließt der Arbeitgeber einen Firmentarifvertrag ab, so bestimmt sich der Inhalt des Arbeitsverhältnisses nach dem Firmentarifvertrag.

Allgemeines

Für die statische Verweisungsklausel ist zu beachten, dass der in Bezug genommene Tarifvertrag hinreichend konkretisiert wird. Mit der Formulierung muss deutlich zum Ausdruck kommen, dass tatsächlich nur eine Bindung an den einen bestimmten Tarifvertrag gemeint sein soll. Dem wird man am besten durch die Angabe des Datums des Tarifvertrags gerecht.

Fehlt hingegen der Hinweis auf eine bestimmte Fassung bzw. ein Datum des Inkrafttretens, legt das Bundesarbeitsgericht die Klausel aufgrund der Zukunftsgerichtetheit des Arbeitsverhältnisses als dynamische Bezugnahme aus.[155]

Erläuterungen zu Abs. 1

Die Regelung in Abs. 1 enthält eine Beschränkung der Geltung der statischen Bezugnahmeklausel für die Dauer der Mitgliedschaft im kommunalen Arbeitgeberverband. Dies dient der Gleichstellung von tarifgebundenen und nicht tarifgebundenen Arbeitnehmern, jedoch nur für die Dauer der Mitgliedschaft des Arbeitgebers im kommunalen Arbeitgeberverband.

---

[155] Vgl. BAG, Urteil vom 26.09.2001, Az.: 4 AZR 544/00, NZA 2002, 634 ff.

Für die tarifgebundenen Arbeitnehmer führt ein Austritt des Arbeitgebers aus dem kommunalen Arbeitgeberverband zur Aufhebung der normativen Tarifbindung nach § 3 Abs. 1 TVG. An den Austritt schließt sich zwar gemäß § 3 Abs. 3 TVG eine Nachbindungsphase an, während der der Tarifvertrag weiterhin unmittelbar und zwingend gilt. Diese Nachbindung endet jedoch, wenn der Tarifvertrag ausläuft oder geändert wird. Letztlich kann sich der Arbeitgeber daher gegenüber den tarifgebundenen Arbeitnehmern durch Austritt aus dem Arbeitgeberverband von der normativen Tarifbindung nach Ablauf der Nachbindungsphase befreien. Die Beschränkung der Geltung der statischen Bezugnahmeklausel für die Dauer der Mitgliedschaft im kommunalen Arbeitgeberverband ist allerdings auch bei tarifgebundenen Arbeitnehmern nicht völlig bedeutungslos. Die zunächst nur deklaratorische Klausel wird nämlich nach Austritt des Arbeitgebers aus dem Arbeitgeberverband und dem Ende der Nachwirkungsphase zu einer konstitutiven Klausel.[156] Da der Arbeitnehmer somit trotz der weggefallenen normativen Geltung des betreffenden Tarifvertrags die tariflichen Leistungen kraft individualvertraglicher Inbezugnahme des Tarifvertrags weiterhin geltend machen kann, muss der Geltungsbereich der Bezugnahmeklausel beschränkt werden. Mit Austritt aus dem Arbeitgeberverband wird danach sichergestellt, dass eine Weitergeltung des Tarifvertrags kraft individualvertraglicher Inbezugnahme für die ehemals tarifgebundenen Arbeitnehmer ausscheidet.

Gleiches gilt für die von vornherein nicht tarifgebundenen Arbeitnehmer. Wird ein Tarifvertrag zu Gunsten nicht tarifgebundener Arbeitnehmer statisch in Bezug genommen, hätte ein Austritt des Arbeitgebers aus dem Arbeitgeberverband grundsätzlich keine Auswirkungen auf den in Bezug genommenen Tarifvertrag. Die statische Bezugnahmeklausel und damit die Geltung des statisch in Bezug genommenen Tarifvertrags würden erhalten bleiben. Um dies zu verhindern, wird der Geltungsbereich der Bezugnahmeklausel beschränkt. Es wird damit sichergestellt, dass der statisch in Bezug genommene Tarifvertrag nach Austritt des Arbeitgebers aus dem Arbeitgeberverband nicht mehr weiter gilt.

Erläuterungen zu Abs. 2

Die Regelung in Abs. 2 dient dazu, dem Problem der fortlaufenden „Veraltung" des Tarifvertrags bei Verwendung einer statischen Bezugnahmeklausel zu begegnen. Die Anwendbarkeit geänderter Bestimmungen wird davon abhängig gemacht, dass der Arbeitgeber nicht widerspricht.[157] Hierdurch erhält man eine Klausel, die sich genau auf der Schnittstelle zwischen einer statischen und dynamischen Bezugnahme befindet und in gewisser Weise die jeweiligen Vorteile miteinander kombiniert.

Zwar kann man der Klausel in Abs. 2 entgegenhalten, dass sie eventuell unwirksam ist. Da sie unter Umständen ein einseitiges Leistungsbestimmungsrecht des Arbeitgebers enthält, könnte ein Arbeitsgericht in dieser Regelung eine unangemessene Benachteiligung des Arbeitnehmers gem. § 307 Abs. 1 BGB sehen. Um einer In-

---

[156] Siehe dazu oben unter VI.1.2.1 deklaratorische Bezugnahme

[157] Klebeck, NZA, 2006, 15, 20

haltskontrolle jedoch keine Angriffsfläche zu bieten, wurde die Klausel in Abs. 2 S. 3 insoweit ergänzt, dass das Widerspruchsrecht des Arbeitgebers nach billigem Ermessen zu erfolgen hat.[158]

Außerdem halten sich die Auswirkungen einer etwaigen Unwirksamkeit des Abs. 2 in Grenzen. Trotz Unwirksamkeit des Abs. 2 würde dies nicht zur Unwirksamkeit der gesamten Regelung führen, da die Absätze konkret voneinander getrennte Regelungsbereiche enthalten. Es verbliebe somit nach Abs. 1 bei der vereinbarten statischen Bezugnahme. Diese hätte lediglich den Nachteil, dass die nicht tarifgebundenen Arbeitnehmer an zukünftigen Tarifänderungen nicht teilhaben. Ansonsten müsste alternativ eine dynamische Verweisung vereinbart werden.

Zu beachten ist, dass ein Widerspruch gegen die Anwendung der Tarifänderungen nur gegenüber den nicht gewerkschaftlich organisierten Arbeitnehmern zum Tragen kommt. Gegenüber den gewerkschaftlich organisierten Arbeitnehmern ist der tarifgebundene Arbeitgeber kraft normativer Tarifbindung zur Anwendung aktueller Tarifänderungen (insbesondere Tariflohnerhöhungen) verpflichtet. Bei einer Belegschaft, die sowohl gewerkschaftlich als auch nicht gewerkschaftlich organisiert ist, birgt die Ausübung des Widerspruchs somit immer die Gefahr der Ungleichbehandlung von Gewerkschaftsangehörigen und sonstigen Arbeitnehmern. Hinzu kommt, dass der Arbeitgeber für jeden Arbeitnehmer entsprechend der Gewerkschaftszugehörigkeit verschiedene Lohnabrechnungen praktizieren müsste.

Erläuterungen zu Abs. 3

Nach der Regelung in Abs. 3 soll der Fall einer Konkurrenz zwischen einem individualvertraglich in Bezug genommenen Verbandstarifvertrag und einem neu abgeschlossenen Firmentarifvertrag geregelt werden. Die Regelung ist insbesondere für die nicht tarifgebundenen Arbeitnehmer von Bedeutung.

Während zwischen einem normativ geltenden Verbandstarifvertrag und einem Firmentarifvertrag, der individualvertraglich in Bezug genommen wird, keine Tarifkonkurrenz entstehen kann, gilt dies nicht gleichermaßen, wenn der Verbandstarifvertrag auch lediglich nur individualvertraglich in Bezug genommen wird.

Ein Verbandstarifvertrag, der normativ gilt, d.h. an den sowohl der Arbeitgeber als auch die Arbeitnehmer kraft Mitgliedschaft im Arbeitgeberverband bzw. in der Gewerkschaft gebunden sind, hat stets Vorrang gegenüber einem individualvertraglich in Bezug genommenen Firmentarifvertrag.[159] Die individualvertragliche Bezugnahme erzeugt keine Tarifbindung.[160] Damit erlangen die Regelungen des in Bezug ge-

---

[158] Vgl. § 315 Abs. 1 BGB

[159] Thüsing, NZA 2005, 1280, 1282

[160] So selbst das BAG, Urteil vom 07.12.1977, Az.: 4 AZR 474/76 (AP Nr 9 zu § 4 TVG Nachwirkung); Kempen/Zachert/Stein, TVG Kommentar, § 3 Rn. 153; Däubler/Lorenz, TVG, § 3 Rn. 223

nommenen Tarifvertrags auch nicht den Rang einer Tarifnorm, sondern verbleiben in der Ebene eines Individualvertrags. Folglich steht ein in Bezug genommener Tarifvertrag in der Normenpyramide auch nicht auf der gleichen Stufe wie ein normativ wirkender Tarifvertrag. Eine Tarifkonkurrenz scheidet in derartigen Fällen aus. Gegenüber tariflich gebundenen Arbeitnehmern hätte die Regelung des Abs. 3 daher keine konstitutive Bedeutung.

Etwas anderes gilt hingegen, wenn der Verbandstarifvertrag gegenüber nicht tarifgebundenen Arbeitnehmern lediglich durch die in Abs. 1 enthaltene statische Bezugnahmeklausel gilt. Schließt der Arbeitgeber hier nachträglich einen Firmentarifvertrag ab, der auch lediglich kraft individualvertraglicher Bezugnahme gilt, so konkurrieren die beiden individualvertraglichen Regelungen. Zur Auflösung der Konkurrenz bestimmt Abs. 3, dass der in Bezug genommene Firmentarifvertrag vorrangig gelten soll. Dem Arbeitgeber ist es daher gegenüber nicht tarifgebundenen Arbeitnehmern möglich, trotz statischer Inbezugnahme des Verbandstarifvertrags abweichende Regelungen mit Abschluss eines Firmentarifvertrags einführen zu können. Dass eine derartige Regelung zulässig ist, hat das Bundesarbeitsgericht bereits anerkannt. So kann der Arbeitgeber durch die Verweisungsklausel demjenigen Tarifvertrag den Vorrang einräumen, der dem Betrieb räumlich, betrieblich, fachlich und persönlich am nächsten steht und deshalb den Erfordernissen und Eigenarten des Betriebes und der darin tätigen Arbeitnehmer am besten Rechnung trägt.[161]

1.6.2. Kleine dynamische Bezugnahmeklausel

Formulierungsvorschlag

1. Das Arbeitsverhältnis bestimmt sich für die Dauer der Mitgliedschaft des Arbeitgebers im kommunalen Arbeitgeberverband (VKA) nach dem Tarifvertrag für den öffentlichen Dienst (TVöD) und dem Besonderen Teil Krankenhäuser (BT-K) und den diesen ergänzenden, ändernden oder ersetzenden Tarifverträgen in der für den Bereich der Vereinigung der kommunalen Arbeitgeberverbände (VKA) jeweils geltenden Fassung.

2. Schließt der Arbeitgeber einen Firmentarifvertrag ab, so bestimmt sich der Inhalt des Arbeitsverhältnisses nach dem Firmentarifvertrag.

---

[161] BAG, Urteil vom 14.12.2005, Az.: 10 AZR 296/05, NZA 2006, 744

Erläuterungen zu Abs. 1

Die Wahl der kleinen dynamischen Bezugnahmeklausel in der Musterformulierung führt dazu, dass der TVöD immer in seiner aktuellen Fassung zur Anwendung kommt.

Die Geltung der kleinen dynamischen Bezugnahmeklausel ist, ebenso wie die der statischen Bezugnahmeklausel in der obigen Musterformulierung, ausdrücklich auf die Dauer der Mitgliedschaft im Arbeitgeberverband beschränkt. Dies erfolgt bei der kleinen dynamischen Bezugnahmeklausel ebenfalls, um die nicht tarifgebundenen Arbeitnehmer den tarifgebundenen Arbeitnehmern für die Dauer der Tarifbindung des Arbeitgebers gleichzustellen. Eine derartige explizite Regelung ist für die kleinen dynamischen Bezugnahmeklauseln zudem seit der Rechtsprechungsänderung des Bundesarbeitsgerichts[162] bezüglich der Gleichstellungsabreden erforderlich. Wird die Geltung der kleinen dynamischen Bezugnahmeklausel nicht auf die Dauer der Mitgliedschaft im Arbeitgeberverband beschränkt, so ist der Tarifvertrag trotz Verbandsaustritt in seiner jeweils geltenden Fassung weiter anzuwenden. Ein Arbeitgeber bliebe also, trotz des Verbandsaustritts, auch an die Fortentwicklung des Tarifvertrags gebunden.[163]

Erläuterungen zu Abs. 2

Hinsichtlich des Abs. 2 sei auf die Erläuterungen im Rahmen der statischen Bezugnahmeklausel zu dem gleichlautenden Abs. 3 verwiesen.

Weitere Regelungsmöglichkeiten

Die Verfasserin hat sich bei obigem Formulierungsvorschlag bewusst darauf beschränkt, eine Verweisung des Tarifvertrags nur für die Dauer der Tarifbindung des Arbeitgebers zu regeln. Fällt diese weg, fällt auch die Anwendung des Tarifvertrags bei Anwendung obiger Regelung weg. Selbstverständlich kann diese Regelung dann noch mit einer Regelung kombiniert werden, welche regelt, was gelten soll, wenn die Mitgliedschaft im Arbeitgeberverband und damit die Tarifbindung endet. Z.B. kann für diesen Fall der Arbeitgeber bereits beim Vertragsschluss vereinbaren, dass der in Bezug genommene Tarifvertrag statisch fortgelten soll.

Formulierungsvorschlag

Nach der Beendigung der Mitgliedschaft des Arbeitgebers im kommunalen Arbeitgeberverband (VKA) gilt der Tarifvertrag für den öffentlichen Dienst (TVöD) und dem Besonderen Teil Krankenhäuser (BT-K) statisch in der zuletzt gültigen Fassung fort.

---

[162] BAG, Urteil vom 14.12.2005, Az.: 10 AZR 296/05, NZA 2006, 744

[163] Vgl. Hromadka/Schmitt-Rolfes, Der unbefristete Arbeitsvertrag, S. 152 und Fn. 229

Selbstverständlich können auch noch Regelungen mit einer sogenannten Tarif-wechselklausel und mit einer Regelung, welche die Situation nach einem Betriebs-übergang regelt, aufgenommen werden.

Formulierungsvorschlag

Die Verweisung auf den Tarifvertrag für den öffentlichen Dienst (TVöD) und dem Besonderen Teil Krankenhäuser (BT-K) endet, sobald der Betrieb oder Betriebsteil, in dem der Arbeitnehmer seine Arbeitsleistung erbringt, an eine andere Gesellschaft übertragen wird und infolgedessen das Arbeitsverhältnis gemäß § 613a BGB auf diese Gesellschaft übergeht.

Problematisch an diesen Regelungen ist allgemein, dass der Arbeitgeber für einen nicht vorhersehbaren Zeitraum bereits Aussagen hinsichtlich des anzuwendenden Tarifvertrags machen soll. Außerdem sind viele der hinlänglich empfohlenen Rege-lungen so allgemein, dass sie sicherlich einer AGB-Kontrolle nicht standhalten kön-nen. Insbesondere das Transparenzgebot, § 307 Abs. 1 S. 2 BGB, dürfte problema-tisch sein.

1.7. Formulierungsvorschläge bei fehlender Tarifbindung des Arbeitgebers

1.7.1. Statische Bezugnahmeklausel mit Ergänzungen

Formulierungsvorschlag

1. Der Inhalt des Arbeitsverhältnisses bestimmt sich nach dem Tarifvertrag für Ärztinnen und Ärzte an kommunalen Krankenhäusern (TV-Ärzte/VKA) in seiner Fassung vom 18.01.2012.

2. Tarifverträge, die den TV-Ärzte/VKA in seiner Fassung vom 18.01.2012 än-dern, ergänzen oder ersetzen, finden Anwendung, wenn der Arbeitgeber die-sen zustimmt. Die Zustimmung gilt als erteilt, wenn der Arbeitgeber innerhalb eines Monats nach deren Inkrafttreten nicht schriftlich widerspricht. Ob der Ar-beitgeber dieses Widerspruchsrecht ausübt, entscheidet er nach billigem Er-messen.

3. Schließt der Arbeitgeber einen Firmentarifvertrag ab, so bestimmt sich der In-halt des Arbeitsverhältnisses nach dem Firmentarifvertrag.

Erläuterungen zu Abs. 1

Die Geltung der statischen Bezugnahmeklausel kann mangels Mitgliedschaft des Arbeitgebers im Arbeitgeberverband nicht auf dessen Austritt aus demselben beschränkt werden. Der nicht tarifgebundene Arbeitgeber steht insoweit gegenüber dem tarifgebundenen Arbeitgeber schlechter. Er kann sich nicht durch Austritt aus dem Arbeitgeberverband von der Geltung des in Bezug genommenen Tarifvertrags befreien.

Erläuterungen zu Abs. 2

Grundsätzlich kann die in Abs. 2 enthaltene „Quasi-Dynamisierung" auch bei nicht tarifgebundenen Arbeitgebern vereinbart werden. Bei diesen ist eine solche aber nicht zwingend erforderlich, weil bei ihnen durch die „Veralterung" des Tarifvertrags keine Ungleichbehandlungen auftreten. Allerdings ermöglicht die Klausel dem Arbeitgeber, an für ihn günstigen zukünftigen tariflichen Entwicklungen teilzuhaben.

Erläuterungen zu Abs. 3

Hinsichtlich des Abs. 3 sei auf die Erläuterungen im Rahmen der statischen Bezugnahmeklausel bei tarifgebundenen Arbeitgebern zu dem gleichlautenden Abs. 3 verwiesen.

1.7.2. Kleine dynamische Bezugnahmeklausel

Formulierungsvorschlag

1. Der Inhalt des Arbeitsverhältnisses bestimmt sich nach dem Tarifvertrag für Ärztinnen und Ärzte an kommunalen Krankenhäusern (TV-Ärzte/VKA) in seiner jeweils geltenden Fassung.

2. Schließt der Arbeitgeber einen Firmentarifvertrag ab, so bestimmt sich der Inhalt des Arbeitsverhältnisses nach dem Firmentarifvertrag.

Erläuterungen zu Abs. 1

Bei nicht tarifgebundenen Arbeitgebern scheidet die Vereinbarung einer Gleichstellungsabrede von tarifgebundenen und nicht tarifgebundenen Arbeitnehmern aus. Der nichtorganisierte Arbeitgeber unterliegt bei einer dynamischen Bezugnahmeklausel grundsätzlich einer fortdauernden dynamischen Tarifbindung, die weder durch Verbandsaustritt noch durch Verbandswechsel beseitigt werden kann. Daher sollten sich Arbeitgeber sehr genau überlegen, ob sie diese Dynamik wirklich wollen. Insbesondere bei dem Formulierungsvorschlag einer großen dynamischen Inbezugnahme ist der Arbeitgeber nicht nur an die Dynamik des in Bezug genommenen Tarifvertrags gebunden. Darüber hinausgehend enthält diese Klausel auch die sogenannte Tarifwechselklausel. Der Arbeitgeber ist für die gesamte Dauer des Arbeitsverhältnisses an Tarifverträge mit ihren Änderungen gebunden, die bei Vertragsschluss nicht vorhersehbar sind.

Auch bei Arbeitgebern, die nicht tarifgebunden sind, kann die Inbezugnahmeklausel selbstverständlich mit einer Vereinbarung, welche die Situation nach einem Betriebsübergang regelt, ergänzt werden.[164]

Erläuterungen zu Abs. 2

Hinsichtlich des Abs. 2 sei auf die Erläuterungen im Rahmen der statischen Bezugnahmeklausel bei tarifgebundenen Arbeitgebern zu dem gleichlautenden Abs. 3 verwiesen.

2. Art und Ort der Tätigkeit

2.1. Wechselwirkung zum Direktionsrecht des Arbeitgebers

§ 106 S. 1 GewO regelt das sogenannte Direktionsrecht des Arbeitgebers. Das Direktionsrecht ist das entscheidende Kriterium eines Arbeitsverhältnisses. Danach kann der Arbeitgeber Inhalt, Ort und Zeit der Arbeitsleistung nach billigem Ermessen näher bestimmen, soweit diese Arbeitsbedingungen nicht durch den Arbeitsvertrag festgelegt sind. Mittels des Direktionsrechts konkretisiert der Arbeitgeber folglich einseitig die im Arbeitsvertrag umschriebene Tätigkeit des Arbeitnehmers. Den Rahmen bzw. die Grenze des Direktionsrechts bildet somit der Arbeitsvertrag. In diesem können Arbeitgeber und Arbeitnehmer frei über die Art und den Ort der Tätigkeit verfügen. Aus dem Grundsatz der Arbeitsvertragsfreiheit[165] folgt, dass eine arbeitsvertragliche Klausel über die Art und den Ort der Tätigkeit lediglich der Transparenzkontrolle nach § 307 Abs. 1 S. 2 BGB unterliegt. Eine Angemessenheitsprüfung i.S.d. § 307 Abs. 1 S. 1 BGB findet nicht statt.[166]

Ob und in welchem Umfang der Arbeitgeber ein Direktionsrecht hat, ist eine Frage der arbeitsvertraglichen Regelung, so dass zwischen dem Arbeitsvertrag und dem arbeitgeberseitigen Direktionsrecht eine Wechselwirkung besteht. Entscheidend ist damit, dass der Arbeitgeber nur solche Tätigkeiten zuweisen kann, die von der arbeitsvertraglichen Leistungspflicht des Arbeitnehmers umfasst sind.

Die Wechselwirkung zwischen Arbeitsvertrag und Direktionsrecht zeigt sich deutlich in den unterschiedlichen Formen der Tätigkeitsbeschreibung. Dabei kann eine tätigkeitsbeschreibende Klausel im Arbeitsvertrag weit gefasst sein. Sie kann jedoch auch eng den Tätigkeitsbereich festlegen. Aus der Ausgestaltung der Tätigkeitsbe-

---

[164] Siehe hierzu oben VI.1.6.2.4.

[165] Siehe hierzu oben II.1.3.2.

[166] Vgl. Hromadka/Schmitt-Rolfes, Der unbefristete Arbeitsvertrag, S. 61

schreibung im Arbeitsvertrag heraus folgt sodann auch die Reichweite des Direktionsrechts.

2.2. Weite Tätigkeitsbeschreibung

Einerseits kann die arbeitsvertragliche Klausel hinsichtlich der Tätigkeit weiter gefasst sein, indem wenig konkret das Tätigkeitsfeld festgelegt wird.

Formulierungsvorschlag

Der Arbeitnehmer wird als Arzt eingestellt.

Die Wechselwirkung zwischen Arbeitsvertrag und Direktionsrecht zeigt sich bei einer solchen weiten Tätigkeitsklausel darin, dass das Direktionsrecht des Arbeitgebers entsprechend weit besteht.

2.3. Enge Tätigkeitsbeschreibung

Andererseits kann auch eine engere Tätigkeitsbeschreibung durch eine arbeitsvertragliche Klausel bestimmt sein, so dass Ort und Art der Tätigkeit sehr konkret festgelegt sind.

Formulierungsvorschlag

Herr/Frau ... wird als Facharzt der Gynäkologie in der Klinik für Gynäkologie und Geburtshilfe eingestellt.

Alternativ:

Herr/Frau ... wird als Arzt/Ärztin für folgende Tätigkeiten eingestellt:

- Aufzählung der einzelnen Tätigkeiten.

Ist die arbeitsvertragliche Klausel enger gefasst, ist der Spielraum des Arbeitgebers eingeschränkter als bei einer weiten Klausel, weil der Tätigkeitsbereich bereits konkret durch den Arbeitsvertrag geregelt ist.

2.4. Gestaltungsmöglichkeiten

Weiter gefasste Klauseln lassen sich konkretisieren. Mit dem Verweis auf eine Stellenbeschreibung ist es möglich, die Tätigkeit des Arbeitnehmers näher zu bestimmen.

Soll ein Verweis auf eine Stellenbeschreibung die Tätigkeit näher beschreiben, dann kann eine bestimmte Stellenbeschreibung in den Vertragstext aufgenommen oder eine dem Vertrag beigefügte Stellenbeschreibung in Bezug genommen werden. Bei diesen Formen einer statischen Verweisung (z.B. „Die Tätigkeit ergibt sich aus der anliegenden Stellenbeschreibung.") wird die Stellenbeschreibung Vertragsbestandteil und entfaltet konstitutive Wirkung. Die Stellenbeschreibung als Vertragsbestandteil bestimmt damit den Inhalt und Umfang des Direktionsrechts mit. Ihr Nachteil besteht daher darin, dass sie als Vertragsinhalt nicht mehr einseitig vom Arbeitgeber im Rahmen des Direktionsrechts geändert werden kann. Für einen flexiblen Mitarbeitereinsatz empfiehlt sich daher eine deklaratorische Stellenbeschreibung.

Mit dieser Form der Tätigkeitsbeschreibung in der Stellenbeschreibung kommt der Arbeitgeber zugleich seiner Verpflichtung aus dem Nachweisgesetz nach.[167] Außerdem kann der Arbeitgeber jederzeit durch sein Direktionsrecht einseitig den Inhalt der Tätigkeit ändern.

Formulierungsvorschlag

1. Herr/Frau wird als ... eingestellt.

2. Die Einzelheiten der dem Arbeitnehmer übertragenen Arbeiten bestimmen sich nach der diesem Vertrag beigefügten Stellenbeschreibung. Die Stellenbeschreibung ist nicht Bestandteil des Arbeitsvertrags. Die Änderung und Ergänzung der Stellenbeschreibung behält sich der Arbeitgeber ausdrücklich vor.

---

3.   Dauer des Arbeitsverhältnisses

Bei der Regelung der Dauer des Arbeitsverhältnisses stehen folgende Überlegungen im Vordergrund:

–   Befristung des Arbeitsverhältnisses oder
–   Vereinbarung eines unbefristeten Arbeitsverhältnisses;
–   Beginn der Tätigkeit.

---

[167]   Siehe hierzu oben II.1.3.2.2.

Formulierungsvorschlag

Das Arbeitsverhältnis beginnt am ... und wird auf unbestimmte Zeit geschlossen/ bis zum ... befristet.[168]

Die konkrete Vereinbarung über den Beginn und die Dauer des Arbeitsverhältnisses hängt sehr oft von Zweckmäßigkeitserwägungen ab. Die Ausgestaltung der Klausel wirft hierbei keine Rechtsprobleme auf. Lediglich bei der Vereinbarung einer Befristung sind zahlreiche Besonderheiten zu beachten.[169] Mit der Regelung über den Beginn des Arbeitsverhältnisses gehen Fragen einher zu:

– Probezeit[170],
– Gesundheitsuntersuchung[171],
– Führungszeugnis/Approbation,
– Kündigung vor Arbeitsaufnahme[172],
– Vertragsstrafe für den Fall der Nichtaufnahme der Arbeit.[173]

4.   Probezeit

4.1.   Sinn und Zweck der Probezeit

Besteht ein Arbeitsverhältnis mit einem Mitarbeiter länger als sechs Monate, genießt der Arbeitnehmer bei Vorliegen der sonstigen Voraussetzungen des Kündigungsschutzgesetzes (KSchG) allgemeinen Kündigungsschutz. Eine Kündigung bedarf ab diesem Zeitpunkt der sozialen Rechtfertigung, ansonsten ist sie unwirksam, § 1 Abs. 1 KSchG. Nach Ablauf der sechs Monate wird es somit für den Arbeitgeber schwierig, sich von einem Arbeitnehmer zu trennen, da er entweder die Hürden der sozialen Rechtfertigung überspringen oder mit dem Arbeitnehmer eine einvernehmliche Auflösung (Aufhebungsvertrag) suchen muss.

Umso wichtiger ist es für Arbeitgeber, im Zeitraum vor dem Eintreten des allgemeinen Kündigungsschutzes Aufschluss über die Eignung des Mitarbeiters für den vorgesehenen Arbeitsplatz zu gewinnen. Dies ist im Rahmen einer Probezeit möglich.

---

[168]   Zu Befristungen siehe oben unter IV.2.

[169]   Siehe oben unter IV.2.

[170]   Siehe hierzu unten VI.4.

[171]   Siehe hierzu unten VI.17.

[172]   Siehe hierzu unten VI.18.

[173]   Siehe hierzu unten VI.20.

Diese wird in der Regel für die ersten sechs Monate des Arbeitsverhältnisses vereinbart. In dieser Zeit gilt noch nicht das Kündigungsschutzgesetz. Dies gilt jedoch unabhängig von der konkreten Vereinbarung einer Probezeit aufgrund des § 1 Abs. 1 KSchG, welcher eine 6-monatige Wartefrist statuiert. Durch die konkrete Vereinbarung einer Probezeit verkürzen sich jedoch die Kündigungsfristen, § 622 Abs. 3 KSchG.

4.2. Abgrenzung zum Einfühlungsverhältnis

Abzugrenzen ist die Probezeit vom sog. Einfühlungsverhältnis. Dabei wird potenziellen Mitarbeitern die Möglichkeit von „Schnupper-Tagen" gegeben. Dies dient dazu, die Voraussetzungen für eine Zusammenarbeit und damit für ein potenzielles Arbeitsverhältnis zu klären. Dem künftigen Mitarbeiter soll die Möglichkeit gegeben werden, einige Tage bis maximal zwei Wochen, die betrieblichen Gegebenheiten kennenzulernen.

Beispiel: Ein „Schnupper-Arbeitsverhältnis" zum Kennenlernen

Der Arbeitgeber hat sich mit Renate F. darauf verständigt, dass sie für einige Tage ihren zukünftigen Arbeitsplatz kennenlernen soll. Sie erhält dafür keinen Lohn und muss auch nicht zu vorgegebenen Zeiten erscheinen.

Folge: In diesem Fall liegt noch gar kein Arbeitsverhältnis vor. Das Einfühlungsverhältnis dient lediglich dem Zweck, die betrieblichen Gegebenheiten zu erleben und sich ein Bild davon zu machen. Keinesfalls hat dieses Kennenlernen den Charakter einer Probezeit.

Das Einfühlungsverhältnis ist dabei kein Arbeitsverhältnis und damit auch keine spezielle Form der Probezeit. Der potenzielle Mitarbeiter hat während der Einfühlungsphase keine Arbeitspflicht und unterliegt auch nicht dem Direktionsrecht des Arbeitgebers, sondern untersteht lediglich dem Hausrecht des Betriebsinhabers. Dem Bewerber darf dann aber auch nicht dienstplanmäßig die selbstständige Erledigung von Arbeiten zugewiesen werden. Der Arbeitgeber hat im Gegenzug keine Vergütungspflicht. Auch besteht in keiner Weise Kündigungsschutz.[174]

Sofern zunächst die Vereinbarung eines Einfühlungsverhältnisses zum ersten Kennenlernen der Arbeitsvertragsparteien stattfinden soll, bietet sich folgende Musterformulierung an:

---

[174] Vgl. LAG Rheinland-Pfalz, Urteil vom 24.05.2007, Az.: 2 Sa 87/07, Rn. 33 ff.

Formulierungsvorschlag

1. Herr Max M. erhält vom ... bis ... die Möglichkeit, den zu besetzenden Arbeitsplatz eines ... im Unternehmen kennenzulernen.

2. Herr M. wird hierzu in der Zeit vom ... bis ... unter der Betreuung von ... einzelne Verrichtungen übernehmen, insbesondere ...

3. Die Parteien sind sich darüber einig, dass eine Arbeitspflicht nicht besteht und Herr M. keinen Anspruch auf Vergütung hat.

4. Beide Seiten können das Einfühlungsverhältnis jederzeit durch einseitige Erklärung beenden.

Ort, Datum   Ort, Datum

Betriebsinhaber   Bewerber

4.3. Formen der Probezeit

Eine Probezeit lässt sich in zwei verschiedenen Formen vereinbaren. Möglich ist eine Probephase als Zeitraum innerhalb eines unbefristeten Arbeitsverhältnisses, aber auch im Rahmen eines befristeten Arbeitsverhältnisses oder eine Befristung des Arbeitsverhältnisses zur Erprobung.

4.3.1. Probezeit innerhalb eines unbefristeten Arbeitsverhältnisses

Wird ein unbefristetes Arbeitsverhältnis mit vorgeschalteter Probezeit vereinbart, so wird das Arbeitsverhältnis nach Ablauf der Probezeit ohne weitere Vereinbarung fortgesetzt. Zwar wird oft davon gesprochen, dass ein Mitarbeiter nach Ablauf der Probezeit „übernommen" wird. Dies bedeutet allerdings im rechtlichen Sinne nur, dass das Arbeitsverhältnis ohne ein besonderes Dazutun fortgesetzt wird. Ein „Übernahme-" oder „Festanstellungsakt" ist nicht erforderlich.[175] Im Unterschied zum befristeten Probearbeitsverhältnis bedarf es einer Kündigung, soweit ein Vertragspartner mit dem Ergebnis der Probe unzufrieden und an einer Fortsetzung des Arbeitsverhältnisses nicht mehr interessiert ist.

---

[175] Vgl. Hromadka/Maschmann, Arbeitsrecht Band 1, § 4 Rn. 29

4.3.1.1. Verkürzung der Kündigungsfrist – keine materiellen Kündigungserleichterungen

Allerdings wird die Kündigungsfrist zugunsten des Arbeitgebers verkürzt. Im Unterschied zur Grundkündigungsfrist des § 622 Abs. 1 BGB, nach der das Arbeitsverhältnis mit einer Frist von vier Wochen gekündigt werden kann, gilt von Gesetzes wegen während einer vereinbarten Probezeit, jedoch längstens für die Dauer von sechs Monaten, eine Kündigungsfrist von zwei Wochen, § 622 Abs. 3 BGB. Zudem besteht keine Bindung an einen bestimmten Kündigungstermin (zum 15. oder zum Ende eines Kalendermonats).

Die gesetzliche Kündigungsfrist des § 622 Abs. 3 BGB ist zwingend, allerdings tarifdispositiv. Eine Verkürzung der Kündigungsfrist von zwei Wochen ist nur durch tarifvertragliche Regelung möglich, § 622 Abs. 4 S. 1 BGB.

Unabhängig von der Dauer, die für eine Probezeit vereinbart wurde, setzt der Kündigungsschutz nach sechs Monaten ein, § 1 Abs. 1 KSchG. Dadurch bedarf es beim Ausspruch einer Kündigung nach sechs Monaten eines Kündigungsgrunds. Vorher, d.h. innerhalb der (maximal 6-monatigen) Probezeit, greift weder der allgemeine Kündigungsschutz nach § 1 Kündigungsschutzgesetz (KSchG) noch der Kündigungsschutz für Schwerbehinderte, § 85 Sozialgesetzbuch – Neuntes Buch (SGB IX), ein, weil die erforderliche Wartezeit von sechs Monaten noch nicht zurückgelegt wurde. Soweit der besondere Kündigungsschutz allerdings unabhängig von einer Wartezeit besteht, wie z.B. bei

– Schwangeren, § 9 Abs. 1 Mutterschutzgesetz (MuSchG),
– Arbeitnehmern in Elternzeit, § 18 Bundeselterngeld- und Elternzeitgesetz (BEEG) oder
– Arbeitnehmern in Pflegezeit, § 5 Pflegezeitgesetz (PflegeZeitG) und § 9 Abs. 3 Familienpflegezeitgesetz (FPfZG),

ist eine Kündigung während der Probezeit ausgeschlossen. In diesem Punkt hat das unbefristete Arbeitsverhältnis mit vorgeschalteter Probezeit Nachteile gegenüber dem Abschluss eines befristeten Probearbeitsverhältnisses.

Durch die Vereinbarung einer Probezeit wird allein die gesetzliche Kündigungsfrist auf 14 Kalendertage verkürzt. Materielle Kündigungserleichterungen werden durch die Probezeit nicht geschaffen.

4.3.1.2. Dauer der Probezeit

Eine gesetzliche Mindestdauer für die Probezeit ist nicht vorgesehen. Grundsätzlich muss daher keine Probezeit vereinbart werden. Das Interesse der Arbeitgeber wird allerdings dahin gehen, eine möglichst lange Probezeit zu vereinbaren, um den neuen Mitarbeiter möglichst genau kennenzulernen.

Die gesetzlich zulässige Höchstdauer der Probezeit von sechs Monaten kann unabhängig von der Art des Arbeitsverhältnisses und der Person des Arbeitnehmers in jedem Einzelfall ausgeschöpft werden. Bewegt sich die Probezeit in diesem gesetzlichen Rahmen, findet eine Inhaltskontrolle gemäß § 307 BGB nicht statt.[176]

Beispiel:

Die Facility Management-Tochtergesellschaft eines Klinikums schließt mit der Reinigungshilfe R ab 01.01.2009 einen unbefristeten Arbeitsvertrag mit einer vorgeschalteten Probezeit von 6 Monaten, innerhalb derer das Arbeitsverhältnis von beiden Seiten mit einer Kündigungsfrist von 2 Wochen gekündigt werden kann. Mit Kündigung vom 04.05.2009, die Frau R am selben Tag zugeht, beendet die Arbeitgeberin das Arbeitsverhältnis zum 18.05.2009.

Die Arbeitnehmerin macht daraufhin geltend, das Arbeitsverhältnis sei erst wirksam zum 15.06.2009 beendet worden. Die vereinbarte 6-monatige Probezeit sei für die von ihr zu erbringende relativ einfache Reinigungstätigkeit zu lang bemessen und daher unwirksam. In der Folge würde für sie nicht die kurze zweiwöchige Kündigungsfrist gemäß § 622 Abs. 3 BGB, sondern die 4-wöchige Kündigungsfrist zum Fünfzehnten oder zum Ende eines Kalendermonats gemäß § 622 Abs. 1 BGB gelten.

Lösung: Der Auffassung der Arbeitnehmerin ist nicht zu folgen.[177] Die vereinbarte Probezeit von sechs Monaten hält sich innerhalb der von § 622 Abs. 3 BGB vorgegebenen Höchstgrenze. Von weiteren Voraussetzungen hängt die Wirksamkeit einer Probezeitvereinbarung i.S.v. § 622 Abs. 3 BGB nicht ab. Insbesondere findet keine einzelfallbezogene Bestimmung der angemessenen Probezeitdauer statt. Auch wenn es sich um einfache Tätigkeiten handelt, die nur eine kurze Einarbeitungszeit erfordern, muss die Dauer der Probezeit somit nicht verkürzt werden.

 Der Arbeitgeber kann und sollte stets die volle Dauer der 6-monatigen Probezeit ausnutzen. Er muss nicht unterscheiden, ob es sich um höher- oder geringerwertige Tätigkeiten handelt.

---

[176]   BAG, Urteil vom 24.01.2008, Az.: 6 AZR 519/07, NZA 2008, 521, 523

[177]   BAG, Urteil vom 24.01.2008, Az.: 6 AZR 519/07, NZA 2008, 521

4.3.1.3. Formulierungsvorschlag für eine vorgeschaltete Probezeit im unbefristeten Arbeitsverhältnis

Formulierungsvorschlag

1. Das Arbeitsverhältnis beginnt am ... und wird auf unbestimmte Zeit geschlossen.

2. Die ersten sechs Monate des Arbeitsverhältnisses gelten als Probezeit. Während der Probezeit kann das Arbeitsverhältnis beiderseits mit einer Frist von zwei Wochen gekündigt werden. Das Recht zur fristlosen Kündigung aus wichtigem Grund bleibt unberührt.

4.3.1.4 Verlängerung der Probezeit über sechs Monate hinaus

Eine Verlängerung der Probezeit über die Höchstdauer von sechs Monaten ist grundsätzlich, auch durch einvernehmliche Absprache mit dem Arbeitnehmer, nicht möglich. Dies bedeutet, nach maximal sechs Monaten endet das Privileg der abgekürzten Kündigungsfrist. Außerdem genießen die Arbeitnehmer – sofern die Voraussetzungen des Kündigungsschutzgesetzes vorliegen – sofort Kündigungsschutz.

Allerdings kann der Arbeitgeber durch Abschluss eines Aufhebungsvertrags mit bedingter Wiedereinstellungszusage faktisch eine Verlängerung der Probezeit herbeiführen.[178]

Beispiel: Wenn sechs Monate Probezeit nicht ausreichen

Das Klinikum K hat zum 01.03. Frieda B. als neue Krankenschwester eingestellt. Kurz vor Ende der 6-monatigen Probezeit kommt es zum turnusmäßigen Beurteilungsgespräch. Frieda B. wird vom Leiter der Personalabteilung darauf hingewiesen, dass die Klinikleitung mit ihrer Arbeit nicht zufrieden ist und ihr eigentlich eine Kündigung noch in der Probezeit aussprechen müsste. Frieda B. bittet um eine 2. Chance. Daraufhin wird die Probezeit um weitere 4 Monate verlängert, gleichzeitig aber eine Aufhebungsvereinbarung abgeschlossen, die auf das Enddatum der 4-monatigen Verlängerung, den 31.12. datiert ist. Sollte sich Frieda B. in den drei weiteren Monaten bewähren, wird die getroffene Aufhebungsvereinbarung aufgehoben.

---

[178] BAG, Urteil vom 07.03.2002, Az.: 2 AZR 93/01, BB 2002, 2070

Folge: Die Aufhebungsvereinbarung ist wirksam, da sie lediglich eine nach § 1 KSchG nicht auf ihre Sozialwidrigkeit zu überprüfende Kündigung ersetzt. Das Klinikum K hätte Frieda B. bereits zum 31.08. innerhalb der Probezeit kündigen können, ohne dass diese Kündigung nach § 1 KSchG auf ihre soziale Rechtfertigung hin zu überprüfen gewesen wäre. Demzufolge dient die Aufhebungsvereinbarung nicht der Umgehung zwingender Kündigungsschutzvorschriften.[179] Bewährt sich Frieda B., wird die Aufhebungsvereinbarung aufgehoben und das Arbeitsverhältnis unverändert fortgesetzt. Sollte sie sich nicht bewähren, wird das Arbeitsverhältnis durch die Aufhebungsvereinbarung zum vereinbarten Termin einvernehmlich beendet.

Mit folgender Musterformulierung kann ein Aufhebungsvertrag mit bedingter Wiedereinstellungszusage geschlossen werden:

Formulierungsvorschlag

1. Die Arbeitsvertragsparteien sind sich darüber einig, dass das Arbeitsverhältnis zum 30.06.2012 im gegenseitigen Einvernehmen aufgelöst wird.

2. Sollte ab dem 01.07.2012 eine Weiterbeschäftigung des Arbeitnehmers von Seiten des Arbeitgebers beabsichtigt werden, so hat der Arbeitgeber dies dem Arbeitnehmer bis spätestens zum 30.06.2012 schriftlich mitzuteilen. Mit Zugang des Mitteilungsschreibens wird diese Aufhebungsvereinbarung im beiderseitigen Einvernehmen aufgehoben.

Zusammenfassend ist Folgendes zu beachten:

– Der Aufhebungsvertrag muss vor Ablauf der erstmaligen 6-monatigen Probezeit abgeschlossen werden.
– Der im Aufhebungsvertrag vorgesehene Beendigungszeitpunkt muss mit dem Enddatum der „verlängerten Probezeit" übereinstimmen. Hinsichtlich der „Verlängerungsdauer" sieht das Bundesarbeitsgericht einen Zeitraum von 4 Monaten für zulässig an.[180]
– Bewährt sich der neue Mitarbeiter in diesem verlängerten Zeitraum, können der Aufhebungsvertrag vernichtet und das Arbeitsverhältnis fortgesetzt werden.

---

[179] BAG, Urteil vom 07.03.2002, Az.: 2 AZR 93/01, BB 2002, 2070

[180] BAG, Urteil vom 07.03.2002, Az.: 2 AZR 93/01, BB 2002, 2070

– Bewährt sich der neue Mitarbeiter auch trotz der zweiten Chance durch die Verlängerung des Einsatzes nicht, so kommt der Aufhebungsvertrag zum Tragen. Das Arbeitsverhältnis endet automatisch zu dem im Aufhebungsvertrag vereinbarten Termin.

4.3.2. Erprobung im befristeten Arbeitsverhältnis

Grundsätzlich kann auch jedes befristete Arbeitsverhältnis, unabhängig davon, aufgrund welcher Möglichkeit befristet wurde, mit einer Probezeit von maximal sechs Monaten ausgestaltet werden. Des Weiteren kann auch ein befristetes Arbeitsverhältnis zur Erprobung (= Befristung mit Sachgrund) gem. § 14 Abs. 1 Nr. 5 TzBfG vereinbart werden.

Im Gegensatz zu der Vereinbarung einer Probezeit im Rahmen eines unbefristeten Arbeitsverhältnisses unterliegt das befristete Probearbeitsverhältnis jedoch den Befristungsregeln des Teilzeit- und Befristungsgesetzes (TzBfG). Daher bedarf es zu seiner wirksamen Begründung der Schriftform, § 14 Abs. 4 TzBfG. Um sich während des Befristungszeitraums die Möglichkeit der ordentlichen Kündigung aufrechtzuerhalten, muss diese wegen § 15 Abs. 3 TzBfG im Arbeitsvertrag vereinbart werden. Zudem bedarf die Befristung des Arbeitsverhältnisses grundsätzlich einer Rechtfertigung durch einen sachlichen Grund. Nur ausnahmsweise ist eine sachgrundlose Befristung zulässig.[181]

4.3.2.1. Probezeit bei Befristungen ohne Sachgrund

Bei Ersteinstellungen, d.h. wenn keinerlei Vorbeschäftigung des Arbeitnehmers bei demselben Arbeitgeber bestand, ist eine Befristung ohne sachlichen Grund gem. § 14 Abs. 2 TzBfG bis zur Dauer von zwei Jahren zulässig. Das Arbeitsverhältnis kann auch zunächst kürzer befristet und später dann die Befristung bis zur Gesamtdauer von zwei Jahren höchstens drei Mal verlängert werden.[182]

Zu empfehlen ist, einem zunächst sachgrundlos befristeten Arbeitsverhältnis eine Probezeit wie bei einem unbefristeten Arbeitsverhältnis vorzuschalten. Es kann folgende Musterformulierung verwandt werden:

---

[181]   Siehe hierzu oben IV.2.

[182]   Siehe dazu oben IV.2.

Formulierungsvorschlag

1. Das Arbeitsverhältnis beginnt am ... und ist befristet bis zum ....

2. Die ersten sechs Monate des Arbeitsverhältnisses gelten als Probezeit. Während der Probezeit können beide Parteien das Arbeitsverhältnis mit einer Frist von 14 Tagen kündigen.

3. Das Recht zur fristlosen Kündigung aus wichtigem Grund bleibt unberührt.

In der Musterformulierung werden die Vorteile des befristeten Arbeitsverhältnisses mit denen der Probezeit kombiniert. Das Arbeitsverhältnis kann dann während der Probezeit mit der kurzen Kündigungsfrist von zwei Wochen gekündigt werden und läuft im Übrigen zum Ende der Befristungsdauer aus, ohne dass es einer Kündigung bedarf. Für die Dauer der Probezeit gilt dasselbe wie bei der vorgeschalteten Probezeit im unbefristeten Arbeitsverhältnis. Der Arbeitgeber kann stets die volle 6-monatige Höchstfrist gemäß § 622 Abs. 3 BGB ausnutzen. Ist das Arbeitsverhältnis von vornherein auf sechs Monate oder kürzer befristet, so kann damit für die gesamte Befristungsdauer die verkürzte Kündigungsfrist in der Probezeit in Anspruch genommen werden.

4.3.2.2. Befristung mit Sachgrund der Erprobung

Erprobungszweck als Sachgrund

Bestand eine Vorbeschäftigung bei demselben Arbeitgeber, die noch nicht länger als drei Jahre zurückliegt, so ist die sachgrundlose Befristung ausgeschlossen. Trotzdem bleibt die Möglichkeit der Befristung mit dem Sachgrund der Erprobung gem. § 14 Abs. 1 Nr. 5 TzBfG.[183]

An dem sachlichen Grund der Erprobung fehlt es allerdings dann, wenn der Arbeitnehmer bereits ausreichende Zeit bei dem Arbeitgeber mit den nunmehr von ihm zu erfüllenden Aufgaben beschäftigt war und der Arbeitgeber die Fähigkeiten des Arbeitnehmers deshalb ausreichend beurteilen konnte.[184] Dies ist z.B. der Fall, wenn der Arbeitgeber den Mitarbeiter bereits in früheren Arbeitsverhältnissen mit vergleichbaren Tätigkeiten beschäftigt hatte. Eine Befristung zur Erprobung ist hingegen zulässig, wenn der Mitarbeiter nunmehr mit andersgearteten, insbesondere höherwertigen Tätigkeiten beschäftigt wird.[185]

---

[183] BAG, Urteil vom 23.06.2004, Az.: 7 AZR 636/03, NZA 2004, 1333, 1335; APS/Backhaus, TzBfG, § 14 Rn. 258. – Wegen der Einzelheiten siehe dazu unten C.III.1 b bf

[184] BAG, Urteil vom 23.06.2004, Az.: 7 AZR 636/03, NZA 2004, 1333, 1335

[185] BAG, Urteil vom 23.06.2004, Az.: 7 AZR 636/03, NZA 2004, 1333, 1335

Beispiel: Vom Studenten zum Medizinmann

Hubert K. war bereits als Student in einem Krankenhaus beschäftigt und zur Nacht-
wache auf einer Station eingeteilt. Nach Abschluss seines Studiums soll Herr K.
nunmehr als Arzt beschäftigt und seine Fähigkeiten sollen zunächst in einem Probearbeitsverhältnis überprüft werden.

Folge: Der Abschluss eines befristeten Probearbeitsverhältnisses mit Herrn K. ist
möglich. Zwar war Herr K. bereits als Student bei demselben Arbeitgeber beschäftigt, jedoch ist diese Tätigkeit nicht mit der eines Arztes vergleichbar. Bezüglich seiner höherwertigeren Fähigkeiten als Arzt konnte der Arbeitgeber Herrn K. noch nicht
beurteilen, so dass eine Befristung zur Erprobung zulässig ist.

Beispiel: Der Aufstieg zum Facharzt

Hubert K. war zunächst als Arzt in Weiterbildung beschäftigt. Nach dem Erwerb der
Facharztbezeichnung möchte der Arbeitgeber ihn zunächst befristet weiterbeschäf-
tigen.

Folge: Eine Beschäftigung in einem befristeten Probearbeitsverhältnis ist nicht zulässig. Die geplante ärztliche Tätigkeit ist nicht höherwertiger als die während der
ärztlichen Weiterbildung ausgeübte. Da während der Beschäftigung als Arzt in Weiterbildung bereits die Möglichkeit der Erprobung von Herrn K. bestand, kann das
befristete Arbeitsverhältnis nicht aus Erprobungszwecken gemäß § 14 Abs. 1 Nr. 5
TzBfG befristet werden. Ebenso scheidet eine Befristung aufgrund der Tätigkeit im
Anschluss an eine Ausbildung oder ein Studium gemäß § 14 Abs. 1 S. 2 Nr. 2
TzBfG aus. Zwar sind vom Begriff der Ausbildung nicht lediglich Berufsausbildungs-
verhältnisse im Sinne des Berufsbildungsgesetzes (BBiG) erfasst, sondern auch
Ausbildungen, die sich in einem Arbeitsverhältnis vollziehen.[186] Jedoch bezieht sich
§ 14 Abs. 1 S. 2 Nr. 2 TzBfG nur auf Erstausbildungen, nicht hingegen auf Umschu-
lungen oder Weiterbildungen.[187]

---

[186] APS/Backhaus, TzBfG, § 14 Rn. 85

[187] APS/Backhaus, TzBfG, § 14 Rn. 85; Annuß/Thüsing/Maschmann, TzBfG, § 14 Rn. 37;
ErfK/Müller-Glöge, TzBfG, § 14 Rn. 31

Anders als die Tätigkeit als Arzt im Praktikum (AiP) ist die Beschäftigung eines Arztes in Weiterbildung keine Beschäftigung im Rahmen eines Ausbildungsverhältnisses, so dass die daran anschließende Befristung nicht auf § 14 Abs. 1 S. 2 Nr. 2 TzBfG gestützt werden kann. Überdies kommt auch eine sachgrundlose Befristung von Herrn K. gemäß § 14 Abs. 2 TzBfG nicht in Betracht. Sie scheitert daran, dass Herr K. im Rahmen seiner Weiterbildung bereits mit demselben Arbeitgeber ein befristetes Arbeitsverhältnis geschlossen hatte, § 14 Abs. 2 S. 2 TzBfG.

Dauer der Befristung mit Sachgrund der Erprobung

Im Gegensatz zur sachgrundlosen Befristung mit 6-monatiger Probezeit, die auf maximal zwei Jahre begrenzt ist, bestehen für die Probezeitbefristung mit Sachgrund keine gesetzlichen Höchstgrenzen. Insbesondere enthält die Befristungsregelung in § 14 Abs. 1 S. 2 Nr. 5 TzBfG keine konkrete zeitliche Vorgabe zur Befristungsdauer. Im Gegensatz zur Dauer einer vorgeschalteten Probezeit im unbefristeten oder sachgrundlos befristeten Arbeitsverhältnis findet hinsichtlich der Probezeitbefristung mit Sachgrund immer eine einzelfallbezogene Angemessenheitskontrolle statt. Dabei wird geprüft, ob die vereinbarte Dauer der Erprobungszeit in einem angemessenen Verhältnis zu der in Aussicht genommenen Tätigkeit steht.[188]

Für den Normalfall muss die Probezeit am Vorbild des § 1 Abs. 1 KSchG orientiert werden. Im Allgemeinen sind daher sechs Monate für die vom Arbeitgeber gewünschte Beurteilung des Arbeitnehmers ausreichend, aber auch erforderlich.[189] Branchenüblichkeit und Person des Arbeitnehmers können im Einzelfall aber auch kürzere Probezeiten zulassen oder längere rechtfertigen.[190] Ist die Beurteilung von Eignung und Leistung eines Mitarbeiters wegen der besonderen Anforderungen des Arbeitsplatzes innerhalb von sechs Monaten nicht möglich, darf eine längere Probezeit vereinbart werden, ggf. durch nachträgliche befristete Verlängerung der Probezeit.[191] Im Streitfalle trägt allerdings der Arbeitgeber die Darlegungs- und Beweislast dafür, dass eine längere Zeit zur Erprobung erforderlich war.[192]

Für die Vereinbarung eines befristeten Arbeitsverhältnisses auf Probe kann folgende Musterformulierung verwendet werden:

---

[188] BAG, Urteil vom 23.06.2004, Az. 7 AZR 636/03, NZA 2004, 1333, 1335

[189] APS/Backhaus, TzBfG, § 14 Rn. 259; ErfK/Müller-Glöge, TzBfG, § 14 Rn. 49

[190] BAG, Urteil vom 24.01.2008, Az.: 6 AZR 519/07, NZA 2008, 521, 523

[191] ErfK/Müller-Glöge, TzBfG, § 14 Rn. 49; siehe auch BAG, Urteil vom 12.09.1996, Az.: 7 AZR 31/96, NZA 1997, 841, 841 f.; ebenso BAG, Urteil vom 02.06.2010, Az.: 7 AZR 85/09

[192] LAG Rheinland-Pfalz, Urteil vom 23.03.2007, Az.: 6 Sa 1002/06, AuA 2008, 111

Formulierungsvorschlag (Befristung gem. § 14 Abs. 2 Nr. 5 TzBfG)

1. Der Arbeitsvertrag dient der Erprobung. Er beginnt am ..., und endet am ..., ohne dass es einer Kündigung bedarf, sofern er nicht zuvor durch schriftliche Vereinbarung verlängert wird.

2. Sofern das Arbeitsverhältnis über das Ende der Probezeit hinaus fortgesetzt wird, gilt der Inhalt dieses Vertrags, wenn nichts Abweichendes vereinbart wird.

3. Das Arbeitsverhältnis kann unabhängig von der Befristung von beiden Vertragsparteien nach den gesetzlichen Vorschriften ordentlich gekündigt werden. Das Recht zur außerordentlichen Kündigung bleibt hiervon unberührt.

4.4. Besondere Vorschriften zur Probezeit

4.4.1. Probezeit im Ausbildungsverhältnis

Während es dem Arbeitgeber im normalen Arbeitsverhältnis freisteht, eine Probezeit zu vereinbaren, ist diese im Rahmen eines Ausbildungsverhältnisses Pflicht. Jedes Ausbildungsverhältnis beginnt per Gesetz mit einer Probezeit, § 20 Berufsausbildungsgesetz (BBiG). Ausnahmen hiervon sind nicht möglich. Abweichend von der allgemeinen Regelung zur Probezeit in Ausbildungsverhältnissen gemäß § 20 BBiG gibt es folgende Sonderregelungen:

- § 13 Gesetz über die Berufe in der Krankenpflege – Krankenpflegegesetz (KrPflG) für die Gesundheits- und Krankenpflegern bzw. die Gesundheits- und Kinderkrankenpfleger
- § 16 Hebammengesetz (HebG) für die Hebammen und Entbindungspfleger
- § 18 Gesetz über die Berufe in der Altenpflege – Altenpflegegesetz (AltPflG) für die Altenpfleger.

Während die Probezeit nach § 20 BBiG
- mindestens einen Monat und
- höchstens vier Monate
betragen darf, beträgt sie nach § 13 KrPflG, § 16 HebG, § 18 AltPflG zwingend
- sechs Monate.

Während der Probezeit kann das Ausbildungsverhältnis von jedem Vertragspartner jederzeit ohne Einhaltung einer Kündigungsfrist gekündigt werden, § 22 Abs. 1 BBiG, § 15 Abs. 1 KrPflG, § 18 Abs. 1 HebG, § 20 Abs. 1 AltPflG.

4.4.2. Probezeit bei Anwendung eines Tarifvertrags

4.4.2.1. Probezeit innerhalb eines unbefristeten Arbeitsverhältnisses

Soweit eine kürzere Zeit nicht vereinbart ist, gelten nach den im Krankenhaus einschlägigen Tarifverträgen bei Tarifbindung die ersten sechs Monate einer Beschäftigung als Probezeit.[193]

Eine individualvertragliche Vereinbarung über eine kürzere Probezeit als die tariflichen sechs Monate wäre auch bei Anwendung eines entsprechenden Tarifvertrags, als für den Arbeitnehmer günstigere Regelung, wirksam.[194] Eine Verlängerung hingegen wäre nicht möglich. Da eine Verlängerung zu Lasten des Arbeitnehmers wirken würde, wäre sie mit § 4 Abs. 3 TVG nicht zu vereinbaren. Außerdem würde sie gegen höherrangiges Recht verstoßen, § 622 Abs. 3 BGB. Die gesetzliche Regelung des § 622 Abs. 3 BGB sieht keine Öffnungsklausel für eine längere einzelvertraglich vereinbarte Probezeit vor.

Abweichend von § 622 Abs. 3 BGB regeln die Tarifverträge die Kündigungsfristen während der Probezeit. Dies ist ihnen gemäß § 622 Abs. 4 BGB erlaubt. Die Kündigungsfrist beträgt demnach teilweise bis zum sechsten Monat seit Beginn des Arbeitsverhältnisses zwei Wochen zum Monatsschluss.[195] § 622 Abs. 3 BGB sieht hingegen keinen bestimmten Kündigungstermin vor.

Die außerordentliche Kündigung nach § 626 BGB ist während der Probezeit bei Vorliegen ihrer Voraussetzungen stets möglich.

4.4.2.2. Befristung mit Sachgrund der Erprobung

Befristete Arbeitsverhältnisse zur Erprobung sind auch im Geltungsbereich der krankenhausspezifischen Tarifverträge möglich. Insoweit verweisen die Tarifverträge lediglich auf das Teilzeit- und Befristungsgesetz.[196] Die Arbeitsverhältnisse können innerhalb der Probezeit ebenfalls mit einer Frist von zwei Wochen zum Monatsschluss gekündigt werden.

Die Tarifverträge sehen zudem mit der Führung auf Probe ein besonderes befristetes Probearbeitsverhältnis für Führungspositionen vor.[197] Bei dieser Möglichkeit einer Sachgrundbefristung sehen die Tarifverträge, welche diese Möglichkeit eröffnen,

[193] Vgl. § 2 Abs. 4 S. 1 TVöD; § 2 Abs. 4 TV-Ärzte/VKA; § 2 Abs. 4 S. 1 TV-L; § 2 Abs. 4 TV-Ärzte/TdL

[194] Vgl. § 4 Abs. 3 Tarifvertragsgesetz (TVG)

[195] Vgl. § 34 Abs. 1 S. 1 TVöD; § 35 Abs. 1 S. 1 TV-Ärzte/VKA; § 34 Abs. 1 S. 1 TV-L; § 34 Abs. 1 S. 1 TV-Ärzte/TdL

[196] Vgl. § 30 Abs. 1 S. 1 TVöD; § 31 Abs. 1 S. 1 TV-Ärzte/VKA; § 30 Abs. 1 S. 1 TV-L; § 30 Abs. 1 S. 1 TV-Ärzte

[197] Vgl. § 31 TVöD; § 32 TV-Ärzte/VKA; § 31 TV-L; vgl. auch § 32 TV-Ärzte/TdL

eine maximale Befristungsdauer von zwei Jahren vor. Diese Befristungsdauer ist zwar mit der Dauer einer sachgrundlosen Befristung gem. § 14 Abs. 1 TzBfG identisch. Die Befristung bei Führung auf Probe ist aber eine Befristung mit Sachgrund und daher auch bei Arbeitnehmern, die zu dem Arbeitgeber zuvor bereits ein Arbeitsverhältnis gehabt haben, möglich.

Bei dieser Möglichkeit der Befristung zur Erprobung ist zudem die Dauer erheblich länger als die von der Rechtsprechung bisher als zulässig anerkannten Befristungsdauern zur Erprobung. Bis zur Dauer von zwei Jahren kann der Arbeitgeber einem Arbeitnehmer eine Führungsposition übertragen.

5. Arbeitszeit, mit Überstunden, Bereitschaftsdienst, Rufbereitschaft

5.1. Arbeitszeitrelevante Begriffsbestimmungen

5.1.1. Arbeitszeit

Der Begriff der Arbeitszeit wird im arbeitsschutzrechtlichen Sinne in § 2 Abs. 1 S. 1 des Arbeitszeitgesetzes (ArbZG) definiert. Danach ist Arbeitszeit die Zeit vom Beginn bis zum Ende der Arbeit ohne die Ruhepausen. Folglich ist Arbeitszeit zunächst der Zeitraum, innerhalb dessen der Arbeitnehmer tatsächlich arbeitet. Der Begriff der Arbeitszeit erfasst aber auch Zeiten, in denen sich der Arbeitnehmer zur Arbeitsaufnahme bereithält. Demnach zählen zur Arbeitszeit auch folgende Zeiten:

– Arbeitsbereitschaft,
– Bereitschaftsdienst,
– Zeiten der Inanspruchnahme in Rufbereitschaft und
– Dienstreisen.

Nicht zur Arbeitszeit hingegen zählen

– Zeiten der Rufbereitschaft, in der der Arbeitnehmer nicht in Anspruch genommen wird,
– Wegezeiten und Waschzeiten und
– Umkleidezeiten (außer wenn das Umkleiden zwingend für die Tätigkeit erforderlich ist).

Das Arbeitszeitgesetz legt fest, wie lange und wann der Arbeitnehmer aus Sicht des Gesetzgebers höchstens arbeiten darf. Dies ist insbesondere für die Erhöhung der Arbeitszeit wichtig. Regelungen in Betriebs- oder Dienstvereinbarungen dürfen nicht im Widerspruch zu den Bestimmungen des Arbeitszeitgesetzes stehen.

Gerade in Krankenhäusern ist die Arbeitszeit zentrales Thema. Einerseits müssen Ruhepausen, Ruhezeiten und Höchstarbeitszeitgrenzen eingehalten werden. Andererseits muss mit dem vorhandenen Personal die Anwesenheit von Fachpersonal auf der Station/in der Klinik sichergestellt und eine optimale Betreuung der Patienten gewährleistet werden. Insbesondere wegen der Sicherstellung des Facharztstandards[198] werden an die Dienstplanverantwortlichen in den Krankenhäusern enorme Herausforderungen gestellt. Obwohl der Arbeitgeber, z.b. aufgrund seines Direktionsrechts, einseitig bestimmen kann, ob der Arbeitnehmer Bereitschaftsdienst oder Überstunden leisten soll[199], ist es in der Praxis unglaublich schwierig, die gesetzlichen und tariflichen Anforderungen bei der Dienstplangestaltung und tatsächlichen Durchführung der Dienste einzuhalten.

5.1.2. Ruhezeit

Von der arbeitsfreien Zeit wird im Arbeitszeitgesetz neben den Ruhepausen in § 4 nur die Ruhezeit in § 5 geregelt.

Eine gesetzliche Definition der Ruhezeit enthält das Arbeitszeitgesetz nicht. Im Allgemeinen wird Ruhezeit als die Zeit zwischen dem Ende der Arbeitszeit eines Arbeitstags und ihrem Wiederbeginn am nächsten Arbeitstag bezeichnet. In seinem Urteil vom 09.09.2003[200] hat der Europäische Gerichtshof (EuGH) die europarechtlich geforderte Beschaffenheit der Ruhezeit konkretisiert. Danach darf der Arbeitnehmer während der Ruhezeit gegenüber seinem Arbeitgeber keiner Verpflichtung unterliegen, die ihn daran hindert, frei und ohne Unterbrechung seinen eigenen Interessen nachzugehen. Um Übermüdung und Überlastung des Arbeitnehmers durch die Kumulierung aufeinander folgender Arbeitsperioden zu verhindern, muss sich die Ruhezeit unmittelbar an die Arbeitszeit anschließen. Mit dem Zweck der Ruhezeit, nämlich dem Arbeitnehmer nach der täglichen Arbeitszeit die Möglichkeit zu gewähren, sich insbesondere durch Essen und Schlaf von den Belastungen der Arbeit zu erholen, ist es unvereinbar, wenn der Arbeitnehmer während der Ruhezeit auch nur kurzfristig zur Vollarbeit oder Arbeitsbereitschaft herangezogen wird.

5.1.3. Arbeitsbereitschaft

Der Begriff der Arbeitsbereitschaft ist weder in der europäischen Arbeitszeitrichtlinie 2003/88/EG noch im Arbeitszeitgesetz (ArbZG) definiert. Jedoch kann man aus dem Arbeitszeitgesetz ablesen, dass sie zur Arbeitszeit im Sinne des Arbeitszeitgesetzes zählt. Dies ergibt sich aus § 7 Abs. 1 Nr. 1 a) ArbZG.

---

[198] Siehe hierzu: Boemke, Facharztstandard bei fachübergreifendem Bereitschaftsdienst, NJW 2010, 1562

[199] LAG Schleswig- Holstein, Urteil vom 25.07.2006, Az.: 5 Sa 60/06

[200] EuGH, Urteil vom 09.09.2003, Az.: C-151/02 mit Anmerkungen Jaeger, NZA 2003, 1019 ff.

Die Frage, wann Arbeitsbereitschaft im arbeitsschutzrechtlichen Sinne vorliegt, haben Rechtsprechung und Literatur bis heute nicht befriedigend beantworten können. Am ehesten lässt sich der Begriff der Arbeitsbereitschaft definieren als „Bereithalten zur Arbeitstätigkeit, um gegebenenfalls von sich aus tätig zu werden". In Zweifelsfällen muss allerdings für die Entscheidung, welche Arbeitszeitform vorliegt, zusätzlich auf die Intensität der Belastung des Arbeitnehmers abgestellt werden. Zu berücksichtigen sind in diesem Zusammenhang insbesondere folgende Kriterien:[201]

- Häufigkeit der Inanspruchnahme während der Arbeitsbereitschaft und ihre Dauer,
- Dauer der Arbeitsbereitschaft selbst,
- Einfluss auf den Lebensrhythmus,
- Regelmäßigkeit und Unregelmäßigkeit von Unterbrechungen,
- Verantwortlichkeit im Hinblick auf die Schwere der Folgen bei Versäumen rechtzeitigen Eingreifens,
- Vorhandensein von Störfaktoren wie Lärm, Geräusche und Erschütterungen.[202]

Die Abgrenzung zum Bereitschaftsdienst ist oftmals sehr schwierig. Das LAG Berlin-Brandenburg hat jedoch in einer Entscheidung am 04.11.2011[203] trotz kurzer Zeiten, die ein Arbeitnehmer Zeit hatte, von der Bereitschaft in die Arbeitsaufnahme zu wechseln, die Arbeitszeit nicht als Arbeitsbereitschaft, sondern als Bereitschaftsdienst gewertet. In der Entscheidung hatte ein Rettungssanitäter geklagt, da er der Meinung war, eine Zeitspanne von 90 Sekunden, in der er die Arbeit aufnehmen müsste, wäre zu kurz, um sich wirklich ausruhen zu können. Daher wäre diese Arbeitszeit Arbeitsbereitschaft, welche wie Vollarbeitszeit zu behandeln ist. Das LAG Berlin-Brandenburg stufte aber auch diese Arbeitszeit als Bereitschaftsdienst ein.

5.1.4. Bereitschaftsdienst

Eine Definition des Bereitschaftsdienstes ist weder im Arbeitszeitgesetz noch in der diesbezüglichen europäischen Richtlinie enthalten. Grundsätzlich meint inhaltlich Bereitschaftsdienst die Zeitspanne, während derer der Arbeitnehmer, ohne dass er unmittelbar am Arbeitsplatz anwesend sein müsste, sich für Zwecke des Betriebs an einer vom Arbeitgeber bestimmten Stelle innerhalb oder außerhalb des Betriebs aufzuhalten hat, damit er erforderlichenfalls seine volle Arbeitstätigkeit sofort oder zeitnah aufnehmen kann. Dadurch unterscheidet sich der Bereitschaftsdienst in dreierlei Hinsicht von der Arbeitsbereitschaft:

---

[201] Vgl. Fechner, Probleme der Arbeitsbereitschaft, S. 33

[202] ErfK/Wank, ArbZG, § 2 Rn. 21

[203] LAG Berlin-Brandenburg, Urteil vom 04.11.2011, Az.: 6 Sa 854/11, DB 2012, 412, Revision zum BAG eingelegt unter: Az.: 5 AZR 918/11

- Der Arbeitnehmer muss sich nicht am Arbeitsplatz aufhalten.
- Der Arbeitseinsatz wird durch Information oder Aufforderung von dritter Stelle ausgelöst.
- Der Bereitschaftsdienst fällt außerhalb der regelmäßigen Arbeitszeit an.

Diese Kriterien finden sich z.B. auch in der Definition des TVöD wieder. Im Gegensatz zu den gesetzlichen Bestimmungen enthält der TVöD eine Begriffsbestimmung. Danach leisten Beschäftigte Bereitschaftsdienst, die sich auf Anordnung des Arbeitgebers außerhalb der regelmäßigen Arbeitszeit an einer vom Arbeitgeber bestimmten Stelle aufhalten, um im Bedarfsfall die Arbeit aufzunehmen, §§ 45 Abs. 1 S. 1 TVöD-BT-K, 9 Abs. 1 TVöD-AT. Nach den tariflichen Definitionen ist typischer Bereitschaftsdienst bei Ärzten und Fachpersonal in Krankenhäusern, wenn sie in eigenen oder ihnen eigens dafür zur Verfügung gestellten Zimmern tun und lassen können, was sie wollen, und nur in besonderen Fällen ihre Arbeit aufnehmen müssen. In Zeiten des Bereitschaftsdienstes darf die Arbeitsleistung nicht überwiegen, z.B. § 45 Abs. 1 S. 2 TVöD-BT-K.

Während die Arbeitsbereitschaft zur Arbeitszeit im arbeitszeitrechtlichen Sinne gehört (vgl. § 7 Abs. 1 Nr. 1 a) ArbZG), wurden Bereitschaftsdienst und Rufbereitschaft bis Ende 2003 zur Ruhezeit gerechnet. Nur im Falle tatsächlicher Inanspruchnahme während des Bereitschaftsdienstes und der Rufbereitschaft wurden diese Zeiten als Arbeitszeit angesehen. Diese Zuordnung wurde für den Bereitschaftsdienst seit der Simap-Entscheidung des EuGH vom 03.10.2000[204] in Frage gestellt. Der EuGH hat im Rahmen eines Vorabentscheidungsverfahrens judiziert, dass der ärztliche Bereitschaftsdienst „in Form der persönlichen Anwesenheit in der Gesundheitseinrichtung" abstrakt, also unabhängig von einer konkreten Inanspruchnahme, als Arbeitszeit im Sinne der RL 93/104/EG des Rates vom 23.11.1993 über bestimmte Aspekte der Arbeitszeitgestaltung (jetzt RL 2003/88/EG) einzuordnen sei. Da der deutsche Gesetzgeber die EG-Arbeitszeitrichtlinie bisher dahingehend verstanden hatte, dass Bereitschaftsdienst Ruhezeit im Sinne der Arbeitszeitrichtlinie ist, und der EuGH nunmehr entschieden hat, gemeinschaftsrechtlich sei Bereitschaftsdienst Arbeitszeit, musste das ArbZG an diese Rechtsprechung angepasst werden. Eine gemeinschaftsrechtskonforme Auslegung des Gesetzes war nicht möglich.[205]

Daher wird nunmehr Bereitschaftsdienst arbeitsschutzrechtlich als Arbeitszeit und nicht als Ruhezeit gewertet. Dies bedeutet jedoch nicht, dass Bereitschaftsdienstzeit wie Vollarbeitszeit zu vergüten ist. Es kann eine deutlich abgesenkte Vergütung bezahlt werden. Hiervon haben alle üblichen Tarifverträge, so z.B. der TVöD-BT-K in § 46, Gebrauch gemacht.

---

[204] EuGH, Urteil vom 03.10.2000, Az.: C-303/98 (AP EWG-RL Nr. 93/104 Nr. 2)

[205] BAG, Beschluss vom 18.02.2003, Az.: 1 ABR 2/02, (AP Nr. 12 zu § 611 BGB Arbeitsbereitschaft)

5.1.5.   Rufbereitschaft

Auch bezüglich des Begriffs der Rufbereitschaft fehlt eine gesetzliche Definition. Auf Grundlage der EuGH- und BAG-Entscheidungen liegt Rufbereitschaft vor, wenn der Arbeitnehmer verpflichtet ist, sich zu Hause oder an einer frei gewählten Stelle bereitzuhalten, damit er die Arbeit, falls erforderlich, alsbald aufnehmen kann.[206] Der Unterschied zum Bereitschaftsdienst liegt darin, dass der Arbeitnehmer nicht verpflichtet ist, sich an einem bestimmten Ort aufzuhalten.

Rufbereitschaft liegt z.b. demnach vor, wenn ein Arzt ein Mobiltelefon oder einen Pieper mitführt, um bei Erforderlichkeit seine Arbeit aufzunehmen.

5.2.   Höchstarbeitszeiten nach dem Arbeitszeitgesetz

Der Gesetzgeber hat im Arbeitszeitgesetz mit der Festsetzung von Höchstarbeitszeiten die zulässige Dauer der Arbeitszeit begrenzt. Das Arbeitszeitgesetz regelt den Arbeitszeitschutz auf nationaler Ebene. Es werden Fragen der werktäglichen und wöchentlichen Höchstarbeitszeit sowie Mindestruhezeiten geregelt. An erster Stelle stehen hierbei die Sicherheit und der Gesundheitsschutz der Arbeitnehmer bei der Arbeitszeitgestaltung, § 1 Nr. 1 ArbZG. Darüber hinaus dient das Arbeitszeitgesetz aber auch dazu, die Rahmenbedingungen für flexible Arbeitszeiten zu verbessern.

§ 3 ArbZG bestimmt den Rahmen für die zulässige tägliche und wöchentliche Höchstarbeitszeit. Danach darf die werktägliche Arbeitszeit der Arbeitnehmer 8 Stunden nicht überschreiten. Da der Gesetzgeber von einer Woche mit 6 Arbeitstagen ausgeht, beträgt die wöchentliche Arbeitszeit somit 48 Stunden (6 x 8 = 48 Stunden). Die Höchstarbeitszeit des § 3 ArbZG gilt nach § 11 Abs. 2 ArbZG auch für die Sonn- und Feiertage. Im Ergebnis ist die wöchentliche Arbeitszeit auch bei einer 7-Tage-Woche auf 48 Stunden beschränkt.

§ 3 S. 1 ArbZG schreibt eine tägliche Höchstarbeitszeit von 8 Stunden vor. Diese kann nach § 3 S. 2 ArbZG auf bis zu 10 Stunden nur verlängert werden, wenn innerhalb von 6 Monaten oder 24 Wochen ein Ausgleich auf durchschnittlich 8 Stunden täglich erfolgt.

Daraus ergeben sich folgende gesetzliche Höchstarbeitszeiten:

–   48 Stunden pro Woche durchschnittlich innerhalb von 6 Monaten oder 24 Wochen
–   8 Stunden pro Tag durchschnittlich innerhalb von 6 Monaten oder 24 Wochen
–   10 Stunden pro Tag mit Zeitausgleich auf 8 Stunden innerhalb von 6 Monaten oder 24 Wochen

---

[206]   EuGH, Urteil vom 03.10.2000, Az.: C-303/98 (AP EWG-RL Nr. 93/104 Nr. 2); BAG, Urteil vom 31.01.2002, Az.: 6 AZR 214/00, NZA 2002, 871

5.3. Gestaltungsmöglichkeiten bezüglich der Arbeitszeit in Arbeitsverhältnissen mit Tarifbindung

5.3.1. Dauer der Arbeitszeit

Die Dauer der Arbeitszeit beschreibt den zeitlichen Umfang der vom Arbeitnehmer geschuldeten Arbeitsleistung.[207] In den Tarifverträgen wird bestimmt, wie lange gearbeitet werden muss, d.h. welche Arbeitsleistung quantitativ geschuldet wird.

In den einschlägigen Tarifverträgen findet sich keine Festlegung einer monatlichen Arbeitszeit. Die Tarifverträge regeln vielmehr die Dauer der Arbeitszeit innerhalb einer 5-Tage-Woche. Lediglich aus notwendigen betrieblichen/dienstlichen Gründen kann eine Verteilung auf sechs Tage erfolgen.[208] Die konkrete Dauer der Arbeitszeit ist sowohl im Tarifgebiet von Bund/VKA und im Bereich der Länder als auch zwischen Ärzten und Pflegepersonal unterschiedlich. Die Dauer der regelmäßigen Arbeitszeit variiert grundsätzlich zwischen 38,5 und 42 Stunden.[209]

In den Arbeitsverträgen bedarf es aber auch bei Anwendung eines Tarifvertrags einer Regelung, in welchem Umfang der einzelne Arbeitnehmer konkret für den Arbeitgeber tätig werden soll. Dies kann durch die Angabe einer konkreten Stundenanzahl geschehen:

Formulierungsvorschlag

Die wöchentliche Arbeitszeit beträgt nach dem Tarifvertrag derzeit 40 Stunden.

Oftmals wird aber auf die Angabe einer konkreten Stundenanzahl verzichtet und stattdessen Folgendes vereinbart:

Formulierungsvorschlag

Frau/Herr wird als vollzeitbeschäftigte/r Ärztin/Arzt beschäftigt.

---

[207] Hromadka/Schmitt-Rolfes, Der unbefristete Arbeitsvertrag, S. 69

[208] Vgl. § 6 Abs. 1 S. 3 TVöD; § 7 Abs. 1 S. 2 TV-Ärzte/VKA; § 6 Abs. 1 S. 3 TV-L; § 41 Nr 3 Abs. 1 S. 2 TV-L; § 6 Abs. 1 S. 2 TV-Ärzte/TdL

[209] Vgl. § 6 Abs. 1 S. 1 TVöD; § 44 Abs. 1 TVöD-BT-K; § 44 Abs. 2 TVöD-BT-K; § 7 Abs. 1 S. 1 TV-Ärzte/VKA; § 6 Abs. 1 S. 1 TV-L; § 41 Nr 3 Abs. 1 S. 1 TV-L; § 6 Abs. 1 S. 1 TV-Ärzte/TdL

Bei Teilzeitbeschäftigten wird dies oftmals mit folgender Vereinbarung im Arbeitsvertrag fixiert:

Formulierungsvorschlag

Frau/Herr wird als teilzeitbeschäftigte/r Ärztin/Arzt mit ...% der durchschnittlichen regelmäßigen wöchentlichen Arbeitszeit einer/eines entsprechenden Vollbeschäftigten beschäftigt.

Die regelmäßige wöchentliche Stundenanzahl ergibt sich sodann aus dem Tarifvertrag.

Diese vertraglich vereinbarte regelmäßige wöchentliche Arbeitszeit wird jedoch, gerade im ärztlichen Bereich, regelmäßig erhöht. Dies geschieht auf Grundlage des § 7 ArbZG. Danach können Tarifverträge von den gesetzlich zulässigen Höchstgrenzen der täglichen und wöchentlichen Arbeitszeit nach dem Arbeitszeitgesetz abweichen.

Aufgrund des Tarifvorbehalts im Arbeitszeitgesetz finden sich regelmäßig Regelungen zur Erhöhung der Höchstgrenzen des Arbeitszeitgesetzes in den Tarifverträgen oder in den sich daraus ergebenden Betriebs-/Dienstvereinbarungen.

Einer gesonderten Regelung im Arbeitsvertrag bedarf es jedoch grundsätzlich nicht. Allerdings muss zumindest von jedem einzelnen Arbeitnehmer eine Einverständniserklärung zur Teilnahme am opt-out (Erhöhung der täglichen Arbeitszeit ohne zeitlichen Ausgleich = Erhöhung der wöchentlichen Arbeitszeit) eingeholt werden. Dies kann in einer Regelung im Arbeitsvertrag oder in einer Anlage zu diesem geschehen. Da der Arbeitnehmer seine Einverständniserklärung zur Teilnahme am opt-out widerrufen kann, bietet sich die Verankerung in einer Anlage zum Arbeitsvertrag an. Folgende Formulierung, der der § 10 Abs. 5 TV-Ärzte/VKA zugrunde liegt, kann vorgeschlagen werden:

**Formulierungsvorschlag
(Einwilligung gemäß § 7 Abs. 7 ArbZG zur Verlängerung
der durchschnittlichen wöchentlichen Arbeitszeit)**

Hiermit willige ich ein, die für mich tägliche Arbeitszeit über acht Stunden hinaus

bis zu maximal durchschnittlich 60 Stunden wöchentlich

ohne Ausgleich zu verlängern.

Ich wurde ausdrücklich darauf hingewiesen,

- dass ich diese Erklärung mit einer Frist von sechs Monaten schriftlich widerrufen kann und
- mir aus der Abgabe, Verweigerung oder dem Widerruf dieser Erklärung keine Vor- oder Nachteile insbesondere für mein berufliches Fortkommen oder den Bestand meines Arbeitsverhältnisses entstehen.

Diese Erklärung gilt auch, sofern ich in Teilzeit beschäftigt bin. In diesem Fall reduziert sich die Höchstgrenze der durchschnittlichen wöchentlichen Stunden in demselben Verhältnis, wie meine Arbeitszeit zur regelmäßigen Arbeitszeit vollbeschäftigter Ärztinnen und Ärzte reduziert ist.

In dieser Musterformulierung wurden die Vorgaben des Arbeitszeitgesetzes umgesetzt. Nach § 7 Abs. 7 ArbZG darf aufgrund einer Regelung nach Abs. 2a die Arbeitszeit nur verlängert werden, wenn der Arbeitnehmer schriftlich eingewilligt hat. Die Einwilligung ist durch den Arbeitnehmer mit einer Frist von sechs Monaten schriftlich widerrufbar. Das Arbeitszeitgesetz enthält zudem ein Benachteiligungsverbot, nach dem der Arbeitnehmer nicht benachteiligt werden darf, weil er die Einwilligung der Verlängerung der Arbeitszeit nicht erklärt oder die Einwilligung widerrufen hat.

5.3.2. Konkretisierung der Verpflichtung zur Leistung von Sonderformen der Arbeit

Zwar werden in den einschlägigen Tarifverträgen die Sonderformen der Arbeit, die außerhalb der regelmäßigen Arbeitszeit liegen, geregelt[210] und die Beschäftigten werden verpflichtet, zusätzliche Zeiten abzuleisten. Um diese jedoch seitens des Arbeitgebers anordnen zu dürfen, müssen regelmäßig begründete betriebliche Erfordernisse/Notwendigkeiten vorliegen.[211] Dies bedeutet, der Arbeitgeber kann nicht

---

[210] Vgl.§ 7 TVöD; § 45 TVöD-BT-K; § 10 TV-Ärzte/VKA; § 7 TV-L; § 41 Nr. 4 TV-L; § 7 TV-Ärzte/TdL

[211] Vgl. § 6 Abs. 5 TVöD § 7 Abs. 6 TV-Ärzte/VKA; § 6 Abs. 5 TV-L; § 6 Abs. 5 TV-Ärzte/TdL

unproblematisch z.B. Bereitschaftsdienste oder Überstunden anordnen. Darüber hinaus kann es zu Problemen führen, was als begründete betriebliche Erfordernisse/Notwendigkeiten angesehen wird. Daher empfiehlt sich auch bei Anwendung eines Tarifvertrags eine Konkretisierung dieser Verpflichtung im Arbeitsvertrag. Dies kann mit folgender Regelung geschehen:

Formulierungsvorschlag

Die Arbeitnehmerin/der Arbeitnehmer verpflichtet sich, ihre/seine Tätigkeit auch in Sonntags-, Feiertags-, Nacht-, Wechselschicht- und Schichtarbeit zu erbringen. Darüber hinaus verpflichtet sich die/der Arbeitnehmer/in zur Leistung von Bereitschaftsdienst, Rufbereitschaft, Überstunden und Mehrarbeit.

5.3.3. Nebenabrede zur Zuweisung zu den Bereitschaftsdienststufen

Neben der grundsätzlichen Vereinbarung zur Teilnahme am Bereitschaftsdienst fordern teilweise die Tarifverträge eine Nebenabrede über die Zuweisung zu den Bereitschaftsdienststufen im Arbeitsvertrag. In den Tarifverträgen werden zwar die Bereitschaftsdienststufen festgelegt, die Zuweisung zu den einzelnen Stufen des Bereitschaftsdienstes erfolgt jedoch entweder durch die Betriebsparteien in einer Betriebs-/Dienstvereinbarung oder als Nebenabrede zum Arbeitsvertrag.

Die Unterscheidung richtet sich zunächst nach dem anzuwendenden Tarifvertrag. So sieht § 46 Abs. 2 S. 1 TVöD-BT-K eine Zuweisung durch die Betriebsparteien vor. Währenddessen hat die Zuweisung bei Ärzten als Nebenabrede zum Arbeitsvertrag zu erfolgen, § 46 Abs. 2 S. 2 TVöD-BT-K, § 12 Abs. 2 TV-Ärzte/VKA.

Für eine Nebenabrede zur Zuweisung zu den Bereitschaftsdienststufen kann das folgende Muster verwendet werden:

**Formulierungsvorschlag
(Nebenabrede über die Zuweisung des Bereitschaftsdienstes zu den Stufen)**

1. Der von der Ärztin/dem Arzt zu leistende Bereitschaftsdienst in der Fachabteilung ... wird der Stufe ... zugewiesen.

2. Die Nebenabrede wird ab dem ... wirksam.

3. Diese Nebenabrede kann unabhängig vom Arbeitsvertrag mit einer Frist von drei Monaten jeweils zum Ende eines Kalenderhalbjahres gekündigt werden. Unabhängig vom Kündigungsrecht tritt die Nebenabrede, ohne dass es einer Kündigung bedarf, mit sofortiger Wirkung außer Kraft, wenn die/der Angestellte in einem anderen Aufgabengebiet arbeitet (z.B. nach Wechsel in eine andere Abteilung/Klinik).

5.3.4. Nutzung arbeitszeitgesetzlicher Öffnungsklauseln

Für die Tarifparteien besteht die Möglichkeit, eine Erhöhung der Grenzen des Arbeitszeitgesetzes im Tarifvertrag zu regeln. Die Tarifpartner können jedoch wiederum mittels Öffnungsklauseln in den Tarifverträgen den Betriebspartnern die Möglichkeit des Abschlusses von Betriebs- und Dienstvereinbarungen eröffnen. Auf diese Weise kann dem in Krankenhäusern erhöhten Arbeitszeitverlangen Rechnung getragen werden.

Aus diesen Grundgedanken folgen die Regelungen des § 7 ArbZG, wonach Abweichungen zum Arbeitszeitgesetz durch Betriebs- und Dienstvereinbarung in einem Tarifvertrag oder aufgrund eines Tarifvertrags zugelassen werden. Konkret bedeutet die Formulierung „aufgrund eines Tarifvertrags", dass die Tarifvertragsparteien Regelungen zur Arbeitszeit, in denen sie vom Arbeitszeitgesetz abweichen, selbst im Tarifvertrag festlegen können. Diese Vorgehensweise wurde z.B. in dem Tarifvertrag zwischen VKA und Marburger Bund vom 17.08.2006 größtenteils gewählt.

Die Formulierung „durch Betriebs- und Dienstvereinbarung in einem Tarifvertrag" hingegen bedeutet, dass die Tarifvertragsparteien im Tarifvertrag lediglich Rahmenregelungen zur Arbeitszeit, in denen sie vom ArbZG abweichen wollen, treffen. Diese müssen auf betrieblicher Ebene durch den Abschluss einer Betriebs- oder Dienstvereinbarung umgesetzt und ausgefüllt werden. Grundsätzlich sind zwar Vereinbarungen zur Arbeitszeit der Arbeitnehmer Regelungen, die üblicherweise in Tarifverträgen getroffen werden und somit von der Regelungskompetenz der Betriebsparteien ausgeschlossen sind. Jedoch ist es ausnahmsweise, aufgrund der Vorschrift in § 7 Abs. 1–2a ArbZG in Übereinstimmung mit der Rechtsprechung des

Bundesarbeitsgerichts[212] und unter Beachtung des § 77 Abs. 3 BetrVG, § 75 Abs. 3, Einleitungssatz BPersVG, auch möglich, in Betriebs-/Dienstvereinbarungen Regelungen zur Arbeitszeit zu treffen.

Diese Möglichkeit wurde größtenteils von den Tarifvertragsparteien gewählt, so z.B. auch im TVöD[213], wonach auf Grundlage einer Betriebs-/Dienstvereinbarung im Rahmen des § 7 Abs. 1, 2 und des § 12 ArbZG von den Vorschriften des Arbeitszeitgesetzes abgewichen werden kann.

Durch Betriebs-/Dienstvereinbarung kann außerdem bspw. ein sogenannter „wöchentlicher Arbeitszeitkorridor" von bis zu 45 Stunden eingerichtet werden.[214] Die innerhalb des Arbeitszeitkorridors geleisteten zusätzlichen Arbeitsstunden sind innerhalb eines Jahres auszugleichen. Dadurch kann der Arbeitgeber die wöchentlichen Betriebs- bzw. Dienstzeiten verlängern, ohne dass Überstunden und Mehrarbeit angeordnet oder Mehrarbeitszuschläge gezahlt werden müssen bzw. ein zeitnaher Freizeitausgleich zu gewähren ist.

Für nicht tarifgebundene Arbeitgeber besteht die Möglichkeit, durch Betriebs-/ Dienstvereinbarung Regelungen eines Tarifvertrags zur Abweichung von den Höchstgrenzen des ArbZG, in dessen Geltungsbereich die Einrichtung fällt, zu übernehmen. Besteht in diesen Einrichtungen zudem kein Betriebs-/Personalrat bzw. keine Mitarbeitervertretung, so können die tariflichen Regelungen in den Arbeitsvertrag übernommen werden.

5.4. Gestaltungsmöglichkeiten bezüglich der Arbeitszeit in Arbeitsverhältnissen ohne Tarifbindung

5.4.1. Dauer der Arbeitszeit

Das Arbeitszeitgesetz und weitere gesetzliche Regelungen, wie das Jugendarbeitsschutzgesetz oder das Mutterschutzgesetz, legen lediglich den gesetzlichen Rahmen für den maximalen zeitlichen Umfang der Arbeitszeit fest. Innerhalb dieses Rahmens sind die Arbeitsvertragsparteien frei, die Dauer der Arbeitszeit konkret festzulegen.

Eine Regelung im Arbeitsvertrag bei einer Vollzeitbeschäftigung könnte lauten:

---

[212] BAG, Beschluss vom 18.08.1987, Az.: 1 ABR 30/86, NZA 1987, 779 ff.

[213] Vgl. § 6 Abs. 4 TVöD; § 7 Abs. 4, 7, 8 TV-Ärzte/VKA; § 45 Abs. 3 TVöD-BT-K; § 6 Abs. 4, 6, 7 TV-L

[214] Vgl. § 6 Abs. 6 TVöD; § 7 Abs. 7 TV-Ärzte/VKA; § 6 Abs. 6 TV-L; anders nach § 6 Abs. 6 TV-Ärzte/TdL, wonach lediglich durch Tarifvertrag ein Arbeitszeitkorridor eingerichtet werden kann

> **Formulierungsvorschlag**
>
> Die wöchentliche Arbeitszeit beträgt 40 Stunden.

5.4.2. Lage der Arbeitszeit

Ferner kann der Arbeitgeber die Lage der Arbeitszeit – also die Frage des Beginns und Endes der täglichen Arbeitszeit – regeln. Innerhalb der gesetzlichen Grenzen kann einerseits im Arbeitsvertrag eine feste Arbeitszeitlage festgelegt werden; in diesem Fall ist die Vereinbarung für die Arbeitszeit allein maßgebend. Andererseits kann der Arbeitsvertrag lediglich eine Rahmenregelung zur Lage der Arbeitszeit bzw. gar keine Regelung beinhalten. Da dem Arbeitgeber in Bezug auf die Arbeitszeitlage ein Direktionsrecht zusteht, vgl. § 106 GewO[215], kann er, soweit keine feste Lage im Arbeitsvertrag festgelegt ist, dann die Arbeitszeitlage einseitig bestimmen. Daher empfiehlt es sich, auf eine Regelung zur Lage der Arbeitszeit zu verzichten. Eventuell kann man eine Regelung aufnehmen, dass der Arbeitnehmer in einem Schichtsystem arbeitet.

5.4.3. Verpflichtung zur Leistung von Sonderformen der Arbeit

Da der Arbeitgeber im Rahmen seines Direktionsrechts grundsätzlich dazu berechtigt ist, die Lage der Arbeitszeit nach billigem Ermessen zu bestimmen, kann er grundsätzlich auch den Wechsel von Nacht- und Tagesarbeit festlegen, soweit keine konkrete arbeits- oder kollektivvertragliche Vereinbarung besteht.[216]

Ebenso ist von diesem Direktionsrecht grundsätzlich der Wechsel von Normal- in Nachtschicht umfasst. Eine Klausel, die dem Arbeitgeber jedoch die Befugnis einräumt, beliebig den Arbeitnehmer in eine Schicht einzuteilen, verstößt gegen § 138 BGB.[217]

Außerdem kann der Arbeitgeber bereits im Arbeitsvertrag den Arbeitnehmer zur Leistung von Sonderformen der Arbeit, wie dem Bereitschaftsdienst, verpflichten. Dies sollte mittels der bereits vorgeschlagenen Regelung geschehen:

---

[215] BAG, Urteil vom 19.06.1985, Az.: 5 AZR 57/84, Rn. 23 ff.; LAG Berlin, Urteil vom 01.03.1999, Az.: 9 Sa 133/98 u. 135/98, BB 1999, 800; Preis/Lindemann, Der Arbeitsvertrag, II A 90 Rn. 14

[216] Vgl. Preis/Lindemann, Der Arbeitsvertrag, II A 90 Rn. 144

[217] Vgl. Preis/Lindemann, Der Arbeitsvertrag, II A 90 Rn. 144

Formulierungsvorschlag

Die Arbeitnehmerin/der Arbeitnehmer verpflichtet sich ihre/seine Tätigkeit auch in Sonntags-, Feiertags-, Nacht-, Wechselschicht- und Schichtarbeit zu erbringen. Darüber hinaus verpflichtet sich die/der Arbeitnehmer/in zur Leistung von Bereitschaftsdienst, Rufbereitschaft, Überstunden und Mehrarbeit.

Bei der konkreten Anordnung der Sonderformen der Arbeit ist dann der Arbeitgeber jedoch an den gesetzlichen Rahmen des Arbeitszeitgesetzes gebunden. Vor allem die Ruhezeiten dürfen nicht durch den Bereitschaftsdienst umgangen werden.

Jedem Arbeitgeber, der keinen Tarifvertrag anwendet, kann nur dringend empfohlen werden, eine entsprechende Regelung zu den Sonderformen der Arbeit aufzunehmen. Fehlt eine derartige Vereinbarung, kann er z.B. den Arbeitnehmer nicht einseitig zur Ableistung von Überstunden verpflichten. Der Arbeitnehmer ist dann nur verpflichtet, die vereinbarte wöchentliche Arbeitszeit zu leisten. Alles, was darüber hinaus geht, erfolgt freiwillig.

6. Vergütung

6.1. Allgemeines

Die Zahlung der Vergütung ist die Hauptleistungspflicht des Arbeitgebers. Sie wird als Gegenleistung für die Arbeitsleistung des Arbeitnehmers gezahlt.

Die rechtliche Grundlage des Vergütungsanspruchs besteht im Arbeitsvertrag i.V.m. § 611 Abs. 1 BGB. Der Arbeitsvertrag regelt zumeist jedoch nur den Entgeltanspruch als solchen. Die einzelnen Modalitäten, wie die Höhe oder bestimmte Zuschläge, ergeben sich hingegen zumeist aus einem anwendbaren Tarifvertrag.

Die Höhe der Vergütung unterliegt grundsätzlich der freien Vereinbarung. Da es sich bei der Vergütung um die Hauptleistungspflicht des Arbeitgebers handelt, kommt es aufgrund des § 307 Abs. 3 BGB zu keiner Inhaltskontrolle nach den AGB-Regeln.[218]

Fehlt es an einer ausdrücklichen Vereinbarung der Vergütung, ist gemäß § 612 Abs. 2 BGB die übliche Vergütung zu bezahlen. Für die Frage, welches Arbeitsentgelt als üblich anzusehen ist, findet wiederum eine Orientierung an der tariflichen Entlohnung statt.[219]

---

[218]   Siehe hierzu oben III.4.1.

[219]   Reichhold in: Weth/Thomae/Reichhold: Arbeitsrecht im Krankenhaus, D.I.1. Rn. 2

Sind die Parteien des Arbeitsverhältnisses an einen Tarifvertrag gebunden, darf die tarifliche Vergütung nicht unterschritten werden.[220] Die Entgeltregelung für tarifgebundene Arbeitnehmer erfolgt durch Eingruppierung. Dabei wird die konkrete Tätigkeit des Arbeitnehmers einer abstrakt beschriebenen Tätigkeit der Vergütungsordnung zugeordnet.

Für die nicht gewerkschaftlich organisierten Arbeitnehmer kann über die Bezugnahmeklausel auf einen Tarifvertrag schuldrechtlich zwischen Arbeitnehmer und Arbeitgeber eine Tarifvergütung vereinbart werden.

6.2. Bestandteile der Vergütung

Die Vergütung setzt sich regelmäßig aus einer Kombination von mehreren Bestandteilen zusammen. Der Arbeitnehmer erhält eine Grundvergütung und zusätzlich ist die Zahlung besonderer Vergütungsbestandteile, wie beispielsweise Zulagen, Prämien oder Provisionen, vereinbart.

Von der Arbeitnehmervergütung ist der Auslagenersatz zu unterscheiden, durch den dem Arbeitnehmer die im Zusammenhang mit der Arbeitsleistung erwachsenden Aufwendungen ersetzt werden.[221] Nicht zur Vergütung zählen deshalb die Erstattung angefallener Reisekosten oder die Zahlung von Umzugskosten nach einer Versetzung.

6.2.1. Festgehalt

Bei einem Festgehalt – der häufigsten Vergütungsform – wird die Arbeitsleistung nach einer bestimmten Zeit, entweder nach Stunden, Tagen, Wochen oder Monaten, vergütet. Kennzeichnend für diese Zeitvergütung ist, dass ein Anspruch auf sie besteht, sobald die Arbeitsleistung für einen bestimmten Zeitraum erbracht worden ist, unabhängig von ihrer Quantität und Qualität. Auch auf einen mit der Leistung bezweckten Erfolg kommt es nicht an. In den meisten Fällen wird jedenfalls eine Grundvergütung als fixes Festgehalt in Form einer Zeitvergütung gewährt.

Das Vergütungssystem nach dem TVöD und der sonstigen Tarifverträge im Bereich der Krankenhäuser sieht ein Festgehalt als Grundvergütung vor. Das Festgehalt nach dem TVöD orientiert sich dabei, wie üblicherweise die sonstigen einschlägigen Tarifverträge auch, primär an der Eingruppierung des Mitarbeiters und an dessen ununterbrochener Beschäftigungszeit beim selben Arbeitgeber bzw. an dessen Berufserfahrung.[222]

---

[220] Vgl. § 4 Abs. 3 Tarifvertragsgesetz (TVG)

[221] Schaub, Arbeitsrechts-HB, § 66 Rn. 6

[222] Vgl. z.B. §§ 15, 16 TVöD

Für die Eingruppierung eines Arbeitnehmers empfiehlt sich folgende Regelung:

Formulierungsvorschlag

1. Die Ärztin/Der Arzt ist derzeit in die Entgeltgruppe ... eingruppiert. Die Vergütung beträgt danach in der Probezeit ... € im Monat. Nach Ablauf der Probezeit beträgt die monatliche Grundvergütung ... €.

2. Bei etwaigen Überzahlungen des Gehalts oder sonstiger Geldleistungen des Arbeitgebers verpflichtet sich die Ärztin/der Arzt, diese zurückzuzahlen. Auf die Einrede der Entreicherung wird hiermit ausdrücklich verzichtet.

Da in Abs. 1 dieser Regelung lediglich die derzeitige Vergütungshöhe geregelt ist, bedarf es nicht bei jeder Tariflohnänderung auch der Änderung des Arbeitsvertrags. Bei Anwendung eines Tarifvertrags ergibt sich die Höhe des Lohns automatisch aus dem Tarifvertrag (sogenannte Tarifautomatik). Abs. 1 S. 2 der vorgeschlagenen Regelung kann, muss aber nicht verwendet werden.

Durch die Regelung in Abs. 2 der Vereinbarung wird § 818 Abs. 3 BGB abgedungen. Ob jedoch eine derartige Regelung einer AGB-Kontrolle durch die Gerichte standhält, ist streitig. Durch diese Regelung wird das Arbeitgeberrisiko der korrekten Lohnabrechnung im Ganzen auf den Arbeitnehmer verlagert. Daher sollte sich jeder Arbeitgeber bei Vereinbarung einer solchen Regelung vergegenwärtigen, dass sie eventuell von den Gerichten gekippt werden kann und ersatzlos gestrichen wird. Trotzdem ist die Vereinbarung sinnvoll, da es die Rechtsposition des Arbeitgebers nicht verschlechtert, sondern eventuell verbessert.

6.2.2. Zuschläge

Neben dem Festgehalt sind in zahlreichen Vergütungssystemen Zuschläge vorgesehen. Solche Zulagen/Zuschläge sollen besondere Leistungen des Arbeitnehmers belohnen, ungünstige Arbeitsumstände ausgleichen oder die soziale Situation des Arbeitnehmers im Rahmen der Vergütung berücksichtigen. Sie lassen sich entsprechend ihrer Zielrichtung in folgende Kategorien einteilen:

– Leistungszuschläge belohnen besondere Leistungen des Arbeitnehmers. Als besondere Leistungen kommen beispielsweise das Arbeitsergebnis, die Arbeitssorgfalt oder die Einhaltung von Terminen in Betracht.
– Durch eine Funktionszulage soll, ähnlich wie durch einen Leistungszuschlag, die Übernahme zusätzlicher Pflichten, die eine besondere Verantwortung mit sich bringen, belohnt werden.

- Überstundenzuschlag: Mit diesem Zuschlag soll über den regulären Stundensatz hinaus verrichtete Mehrarbeit honoriert werden.[223]
- Gleiches gilt bei Zuschlägen für Sonderformen der Arbeit (ungünstige Arbeitszeiten). Dazu zählen insbesondere Wechsel- und Nachtschichtzuschläge sowie Sonn- und Feiertagszuschläge.[224]
- Erschwerniszuschläge[225]: Unter diesen Begriff fasst man im Allgemeinen Zulagen zusammen, die besondere Belastungen des Arbeitnehmers ausgleichen sollen. Dies sind insbesondere Zuschläge für besonders gefährliche oder gesundheitsschädigende Arbeiten (z.B. an besonders gefährlichen Maschinen oder Arbeiten unter besonderer Schmutz- oder Strahlenbelastung).
- Sozialzuschläge werden ohne Zusammenhang zur Arbeitsleistung des Arbeitnehmers als Verheirateten-, Kinder-, Alters- oder Ortszuschläge gezahlt und stellen allein auf die soziale Situation des Arbeitnehmers ab.

Voraussetzung für die Zahlung von Zuschlägen ist, dass ein solcher Anspruch kraft individual- oder tarifvertraglicher Regelung oder aufgrund des Gleichbehandlungsgrundsatzes gewährt wird. Ein gesetzlicher Anspruch auf Zahlung von Zuschlägen besteht nicht. § 6 Abs. 5 ArbZG statuiert zwar einen gesetzlichen Ausgleichsanspruch für Nachtarbeit.[226] Dies bedeutet aber nicht, dass der Arbeitgeber zur Zahlung eines Zuschlags für Nachtarbeit verpflichtet wäre. Nach § 6 Abs. 5 ArbZG kann der Arbeitgeber frei wählen, welchen Ausgleich er für Nachtarbeit gewähren möchte.[227] Dies kann die Zahlung von Zuschlägen sein. Der Arbeitgeber kann aber auch Mehrurlaub gewähren.

Einen direkten Anspruch auf Zahlung eines Zuschlags kann der Arbeitnehmer nur durch entsprechende individual- oder tarifvertragliche Regelung erhalten.

Die Zuschläge können in Form von Prozentsätzen der eigentlichen Stundenvergütung[228] oder mittels feststehender Sätze[229] berechnet werden.

Von der Zahlung von Zuschlägen ist die Zahlung von Sonderzahlungen zu unterscheiden. Sonderzahlungen werden zum Festgehalt und den darauf entfallenden Zuschlägen geleistet. Typische Sonderzahlungen sind Urlaubsgeld und Weihnachtsgeld bzw. 13. Monatsgehalt. Eine Verpflichtung zu derartigen Zahlungen ergibt sich regelmäßig aus dem Tarifvertrag, z.B. in § 20 TVöD.

---

[223]   Vgl. § 8 TVöD-AT

[224]   Vgl. § 8 TVöD-AT sowie § 50 TVöD-BT-K

[225]   Vgl. § 19 TVöD-AT

[226]   Dies gilt auch für Bereitschaftsdienstzeiten, die in Nacharbeit geleistet werden, BAG, Urteil vom 23.02.2011Az.:10 AZR 579/09, NZA 2011, 1176

[227]   BAG, Urteil vom 05.09.2002, Az.: 9 AZR 202/01, NZA 2003, 563

[228]   Vgl. § 8 TVöD-AT

[229]   Vgl. 50 TVöD-BT-K

6.2.3. Variable Vergütung

Bei variablen Vergütungsformen erhält der Arbeitnehmer die Entlohnung entsprechend der von ihm erbrachten Qualität und/oder Quantität seiner Arbeitsleistung. Im Gegensatz zum Festgehalt wird also die Vergütung in Abhängigkeit vom Erfolg der Arbeitsleistung gezahlt. Variable Vergütungsformen sind regelmäßig mit einer Mindestlohngarantie verknüpft oder werden zusätzlich zu einer Zeitvergütung bzw. einem Grundgehalt gezahlt. Klassische Beispiele für variable Vergütungsformen sind Akkord- und Prämienlohnsysteme. Immer häufiger finden sich aber auch Vergütungsmodelle, nach denen der Arbeitnehmer ein Grundgehalt bekommt und darüber hinaus seine Vergütung variabel gestaltet ist und von der Erreichung einer Zielvereinbarung abhängt.[230]

6.2.4. Vergütungsregelungen für Überstunden und Bereitschaftsdienste

6.2.4.1. Überstunden

Für Überstunden bestehen keine ausdrücklichen gesetzlichen Bestimmungen, die die Vergütung regeln. Lediglich § 17 Abs. 3 BBiG legt fest, dass eine über die vereinbarte regelmäßige tägliche Ausbildungszeit hinausgehende Beschäftigung besonders zu vergüten oder durch entsprechende Freizeit auszugleichen ist.

Direkt kann sich jedoch ein Anspruch auf Vergütung der Überstunden aus einem Tarifvertrag oder einer arbeitsvertraglichen Regelung ergeben. Soweit eine tarifvertragliche Regelung aufgrund beidseitiger Tarifbindung angewandt wird, darf nicht von ihr zu Lasten des Arbeitnehmers abgewichen werden. Aufgrund tarifvertraglicher Regelungen erhält der Arbeitnehmer für Überstunden regelmäßig neben dem Entgelt für die tatsächliche Arbeitsleistung einen Überstundenzeitzuschlag.

Besteht weder eine anwendbare tarifvertragliche Regelung noch eine arbeitsvertragliche Regelung zu Überstunden und erbringt der Arbeitnehmer mehr Arbeitsstunden als vertraglich vereinbart, so ist trotzdem die zusätzliche Arbeitsleistung grundsätzlich zu vergüten, § 612 BGB.[231]

In der Praxis wird oft im Arbeitsvertrag vereinbart, dass eine bestimmte Anzahl von Überstunden mit dem Gehalt abgegolten ist. Überstundenregelungen sind insbesondere dann sinnvoll, wenn ohnehin ein übertarifliches Entgelt gezahlt werden soll und die Tätigkeit voraussichtlich Überstunden erforderlich macht. Ist eine solche Klausel individualvertraglich aufgenommen worden, dann findet die Zulässigkeit ihre Grenze in § 138 BGB[232], so dass die Klausel unwirksam ist, wenn zwischen der

---

[230]   Grundlage hierfür bildet z.B. § 18 TVöD

[231]   BAG, Urteil vom 01.09.2010, Az.: 5 AZR 517/09, NZA 2011, 575

[232]   Vgl. BAG, Urteil vom 26.01.1956, Az.: 2 AZR 98/54 (AP § 15 AZO Nr. 1); LAG Kiel, Urteil vom 15.11.2002, LAG Report 2003, 93; ArbG Berlin, Urteil vom 31.10.1988, Az.: 30 CA 214/88, DB 1989, 1423

pauschalisierten Lohnabrede und dem üblichen Gehalt ein erhebliches Missverhältnis herrscht. Diese sogenannten „Überstundenpauschalisierungsabreden" sind praktisch immer AGB. Sie verschieben grundsätzlich das Verhältnis der gegenseitigen Hauptleistungspflichten des Arbeitgebers und Arbeitnehmers und erweitern so das Direktionsrecht des Arbeitgebers aus § 106 GewO. Die derartige einseitige Auferlegung einer Hauptleistungspflicht weicht immer von § 611 BGB ab, mit der Folge, dass Regelungen bezüglich Überstunden auf ihre Angemessenheit hin zu kontrollieren sind.

Folgende Klausel wurde vom Bundesarbeitsgericht für unwirksam erklärt:

> *„Durch die zu zahlende Bruttovergütung ist eine etwaig notwendig werdende Über- oder Mehrarbeit abgegolten".[233]*

Die Richter führten in ihrer Begründung dazu aus: „Eine die pauschale Vergütung von Überstunden regelnde Klausel ist nur dann klar und verständlich, wenn sich aus dem Arbeitsvertrag selbst ergibt, welche Arbeitsleistungen in welchem zeitlichen Umfang von ihr erfasst werden sollen. Der Arbeitnehmer muss bereits bei Vertragsschluss erkennen können, was ggf. ‚auf ihn zukommt' und welche Leistung er für die vereinbarte Vergütung maximal erbringen muss."[234] Auch eine Klausel, wonach der Arbeitnehmer „verpflichtet ist, im Schnitt 150 Stunden zu arbeiten", ist wegen Intransparenz unwirksam.[235]

Der generelle Ausschluss jeglicher Überstundenvergütung stellt grundsätzlich eine unangemessene Benachteiligung des Arbeitnehmers dar. Darüber hinaus ist ferner eine Pauschalabgeltungsklausel unzulässig, die über den zulässigen Rahmen des § 3 ArbZG hinausgehende Arbeit erfasst.[236]

 Bei der Ausgestaltung einer Klausel zur Überstundenpauschalisierung sollte daher Folgendes beachtet werden:

- Der Umfang der mit abgegoltenen Überstunden muss deutlich erkennbar sein und ein Maximum von 10% der üblichen Arbeitszeit nicht übersteigen.
- Empfehlenswert ist auch die Angabe möglicher Gründe für eine Anordnung von Überstunden (z.B. betriebliche Notwendigkeit im Rahmen von Großaufträgen oder Sonstigem).

---

[233] BAG, Urteil vom 17.08.2011, Az.: 5 AZR 406/10; BAG, Urteil vom 01.09.2010, Az.: 5 AZR 517/09, NZA 2011, 575

[234] BAG, Urteil vom 17.08.2011, Az.: 5 AZR 406/10

[235] BAG, Urteil vom 21.06.2011, Az.: 9 AZR 238/10

[236] BAG, Urteil vom 28.09.2005, Az.: 5 AZR 52/05, NZA 2006, 149, Os 1

Formulierungsvorschlag

Mit dem monatlichen Bruttogehalt sind gelegentliche geringfügige Überschreitungen der regelmäßigen Arbeitszeit abgegolten. Als gelegentlich geringfügig gelten Überschreitungen der regelmäßigen Arbeitszeit bis maximal 4 Stunden pro Woche. Darüber hinausgehende Überstunden werden auf der Grundlage des monatlichen Grundgehaltes gesondert bezahlt.

Ausnahme

Trotz einer unwirksamen individualvertraglich vereinbarten Überstundenpauschalisierungsabrede kann ausnahmsweise ein Vergütungsanspruch des Arbeitnehmers trotzdem nicht bestehen. Grundsätzlich richtet sich die Vergütung von Überstunden, auch bei einer unwirksamen Pauschalisierungsabrede, nach § 612 BGB. § 612 BGB greift aber nur ein, wenn die Erbringung der Überstunden den Umständen nach nur gegen eine Vergütung zu erwarten war. Diese objektive Vergütungserwartung dürfte in weiten Teilen des Arbeitslebens gegeben sein. Nach Ansicht des Bundesarbeitsgerichts gilt diese Vermutung bei der Leistung von Diensten höherer Art aber nicht.[237] Insbesondere ist eine stillschweigende Vergütungsvereinbarung bei leitenden Angestellten und Chefärzten bei Mehrarbeit im Rahmen ihres Aufgabenkreises abzulehnen, da diese grundsätzlich mit der vereinbarten Vergütung abgegolten ist.[238]

6.2.4.2. Bereitschaftsdienst

Beim Bereitschaftsdienst hält der Arbeitnehmer sich für Zwecke des Betriebs an einer vom Arbeitgeber bestimmten Stelle innerhalb oder außerhalb des Betriebs auf, um, wenn erforderlich, seine volle Arbeitstätigkeit unverzüglich aufnehmen zu können.[239] Auch der Bereitschaftsdienst ist als eine zusätzliche Leistung des Arbeitnehmers angemessen zu vergüten, auch wenn der Beschäftigte während des Bereitschaftsdienstes tatsächlich überhaupt nicht in Anspruch genommen wurde. Ist keine ausdrückliche arbeitsvertragliche oder tarifvertragliche Abrede vorhanden, so richtet sich die Vergütung nach § 612 Abs. 2 BGB.[240] In den einschlägigen tarifvertraglichen Regelungen ist eine Vergütung für den Bereitschaftsdienst bestimmt.[241]

---

[237] BAG, Urteil vom 17.08.2011, Az.: 5 AZR 406/10

[238] BAG, Urteil vom 17.11.1966, Az.: 5 AZR 225/66, (AP § 611 BGB Leitende Angestellte Nr.1); BAG, Urteil vom 17.03.1982, Az.: 5 AZR 1047/79, (AP § 612 BGB Chefärzte Nr.33); ErfK/Preis, BGB, § 612 Rn. 18

[239] Vgl. dazu unter VI.5.1.4.

[240] BAG, Urteil vom 21.11.1991, Az.: 6 AZR 551/89, NZA 1992, 545, 548; BAG, Urteil vom 25.07.1996, Az.: 6 AZR 138/94

[241] Vgl. § 46 TVöD BT-K; § 12 TV-Ärzte/VKA; § 9 TV-Ärzte/TdL

Soweit diese nicht Anwendung finden, dürfen vertragliche Abreden über die Vergütung des Bereitschaftsdiensts auch im Arbeitsvertrag getroffen werden. Jedoch dürfen diese wiederum nicht gegen § 138 BGB verstoßen oder den Arbeitnehmer unangemessen benachteiligen.

6.3. Fälligkeit und Form der Auszahlung des Gehalts

Der Vergütungsanspruch ist grundsätzlich erst nach erbrachter Arbeitsleistung fällig, so dass der Arbeitnehmer erst nach seiner Leistung den Lohn verlangen kann, vgl. § 614 BGB. Da § 614 BGB abdingbar ist[242], kann der Auszahlungstermin auch durch Tarifvertrag oder Arbeitsvertrag bestimmt werden.

Um das Gehalt des Arbeitnehmers auszuzahlen, stehen dem Arbeitgeber unterschiedliche Möglichkeiten zur Verfügung. In der Praxis eher unüblich ist es, das Gehalt bar auszuzahlen. Auch kann das Entgelt in Form eines Schecks gezahlt werden. In der Regel wird aber die bargeldlose Entgeltzahlung durchgeführt, indem der Arbeitgeber den Lohn auf das Arbeitnehmerbankkonto überweist.

Bei einer Überweisung hat der Arbeitgeber seine Zahlungsverpflichtung erst erfüllt, wenn der überwiesene Geldbetrag dem Konto des Arbeitnehmers vorbehaltlos gutgeschrieben ist. Der Arbeitgeber trägt das Verlustrisiko. Geht die Überweisung fehl, so hat der Arbeitgeber seine Verpflichtung noch nicht erfüllt. Anders ist dies, wenn der Verlust auf Umständen aus der Sphäre des Arbeitnehmers beruht (beispielsweise Verlust aufgrund Angabe einer falschen Kontonummer).

Sind Arbeitgeber und Arbeitnehmer tarifgebunden, so richten sich die Berechnung und die Auszahlung des Entgelts nach dem Tarifvertrag.[243]

7. Entgeltflexibilisierung

7.1. Zahlung einer Zulage

Neben der Zahlung des Grundgehalts und der Zuschläge möchten Arbeitgeber aus vielfältigen Gründen eine gesonderte Vergütung zahlen. Dies kann u. a. eine außertarifliche Zulage sein, um eine bestimmte Person für die Einrichtung zu gewinnen. Anderseits besteht die Möglichkeit, für zusätzliche Aufgabengebiete eine Zulage zu vereinbaren. Schließlich wird auch im Gesundheitswesen vermehrt auf leistungsbezogenes Entgelt zurückgegriffen.

---

[242] ErfK/Preis, BGB, § 614 Rn. 2; MüKo/Müller-Glöge, BGB, § 614 Rn. 2

[243] Vgl. § 24 TVöD; § 25 TV-Ärzte/VKA; § 24 TV-L; § 24 TV-Ärzte/TdL

Diese Zusatzzahlungen ist der Arbeitgeber bereit zu zahlen, soweit die wirtschaftliche Lage dies zulässt. Für die Zahlung einer leistungsbezogenen Zulage bietet sich folgende Formulierung an:

> **Formulierungsvorschlag**
>
> Zusätzlich zum vereinbarten Entgelt zahlt der Arbeitgeber eine leistungsbezogene Zulage in Höhe von ... € monatlich. Die leistungsbezogene Zulage wird für folgende Leistungen zusätzlich gezahlt: ...[244]

Ist der Arbeitgeber bereit, eine Zulage zu zahlen, sollte der Regelung im Arbeitsvertrag hierüber auf jeden Fall eine Vereinbarung über die Kürzungsmöglichkeit für Fehlzeiten des Arbeitnehmers hinzugefügt werden. Gibt es eine derartige Regelung nicht, ist der Arbeitgeber auch in Fehlzeiten des Arbeitnehmers, z.B. bei seiner Erkrankung, verpflichtet, die vereinbarte Zulage in voller Höhe zu zahlen.

> **Formulierungsvorschlag**
>
> Die leistungsbezogene Zulage kann vom Arbeitgeber für jeden Fehltag um ein Viertel des Arbeitsentgelts, das im Jahresdurchschnitt auf einen Arbeitstag entfällt, gekürzt werden. Dies gilt auch für Zeiten der Arbeitsunfähigkeit infolge Krankheit, für die Anspruch auf Entgeltfortzahlung im Krankheitsfalle besteht.

Die vorgeschlagene Regelung ist der Vorschrift des § 4a S. 2 Entgeltfortzahlungsgesetz (EFZG) nachgebildet.

7.2. Begriffsbestimmungen von Flexibilisierungsinstrumenten des Arbeitgebers

Verändert sich die wirtschaftliche Situation gravierend zu Ungunsten des Arbeitgebers, hat dieser ein berechtigtes Interesse, derartige zusätzliche Vergütungsbestandteile wieder zu reduzieren. Allerdings gehört die Zahlung des Arbeitsentgelts an den Arbeitnehmer als Gegenleistung für die erbrachte Arbeitsleistung zu der Hauptleistungspflicht des Arbeitgebers. Deswegen kann der Arbeitgeber die Höhe des Arbeitsentgelts grundsätzlich ohne eine ausdrückliche Vereinbarung im Arbeitsvertrag nicht einseitig ändern. Dies ist nur dann möglich, wenn eine Regelung im Arbeitsvertrag ihm dies ausdrücklich gestattet. Jedoch kann er nicht unbeschränkt solche Flexibilisierungsklauseln aufstellen. Vielmehr sind ihm bei der Arbeitsver-

---

[244] Hier genau diejenigen Leistungen eintragen, auf die sich die Zulage bezieht!

tragsgestaltung, insbesondere durch die AGB-Kontrolle, bestimmte Schranken gesetzt.

Will sich der Arbeitgeber im Arbeitsvertrag die Möglichkeit offen halten, einseitig auf das Entgelt einzuwirken, stehen ihm unterschiedliche Instrumente zur Verfügung:

- Freiwilligkeitsvorbehalt, wodurch bereits die Entstehung eines Anspruchs verhindert wird. Hierbei erklärt der Arbeitgeber, dass das Entgelt als freiwillige Leistung gewährt wird, auf deren Zahlung der Arbeitnehmer keinen Rechtsanspruch hat und auch für die Zukunft nicht begründet wird.[245]
- Widerrufsvorbehalt, durch welchen dem Arbeitgeber das Recht eingeräumt wird, dass der zumindest entstandene Entgeltanspruch für die Zukunft einseitig durch Erklärung des Arbeitgebers beseitigt werden kann.[246] Da der Widerruf nur für die Zukunft wirkt, beseitigt er nur solche Ansprüche, die nach Zugang fällig werden.[247] ·
- Teilbefristungen, die vertraglich festlegen, dass der Entgeltanspruch lediglich für eine vertraglich fest bestimmte Zeit bestehen soll. Mit Ablauf dieser festgelegten Zeit soll der Anspruch automatisch wegfallen.[248]

Da die Arbeitnehmer wesentlich auf das Arbeitsentgelt angewiesen sind, sind diese Flexibilisierungsinstrumente jedoch nicht uneingeschränkt zulässig. Vielmehr müssen bestimmte Anforderungen erfüllt sein.

7.3. Zulässigkeit von Freiwilligkeitsvorbehalten

Der Arbeitgeber, der einen Freiwilligkeitsvorbehalt in den Arbeitsvertrag aufnehmen will, muss zunächst sicherstellen, dass die Klausel so klar gefasst ist, dass erkennbar zum Ausdruck kommt, dass die Leistung ohne Rechtsanspruch für die Zukunft

---

[245] BAG, Urteil vom 11.04.2000, Az.: 9 AZR 255/99, BB 2000, 2472, 2473; BAG, Urteil vom 25.04.2007, Az.: 5 AZR 627/06, NZA 2007, 853, 853 f.; BAG, Urteil vom 30.07.2008, Az.: 10 AZR 606/07, BB 2008, 2465, 2466; BAG, Urteil vom 08.12.2010, Az.: 10 AZR 671/09; Bieder, NZA 2007, 1135, 1137; Hromadka/Schmitt–Rolfes, NJW 2007, 1777, 1780; Preis/Lindemann, Der Arbeitsvertrag, II A 70 Rn. 28

[246] Otto/Walk, BB 2010, 373, 376; Preis/Lindemann, Der Arbeitsvertrag, II A 70 Rn. 28

[247] BAG, Urteil vom 11.04.2000, Az.: 9 AZR 255/99, NZA 2001, 24, LS. 2

[248] Küttner/Kania, Personalbuch 2010, Änderungsvorbehalte A. I. Rn. 3; Preis/Lindemann, Der Arbeitsvertrag, II A 70 Rn. 28

gewährt wird.[249] Dafür darf sich der Arbeitgeber in der Klausel nicht darauf beschränken, lediglich auf die Freiwilligkeit der Leistung zu verweisen.[250]

Inhaltlich gesehen sind individualvertragliche Freiwilligkeitsvorbehalte grundsätzlich innerhalb der Grenzen der §§ 138, 134 BGB zulässig.[251] Diese Grenzen sind nicht mehr gewahrt, wenn das Wirtschaftsrisiko des Arbeitgebers auf den Arbeitnehmer verlagert wird oder wenn durch die Abrede das Gleichgewicht zwischen Leistung und Gegenleistung grundlegend gestört wird.[252] Dies ist beispielsweise der Fall, wenn das Entgelt, welches im Gegenseitigkeitsverhältnis zur geleisteten Arbeit steht, als Ganzes unter Freiwilligkeitsvorbehalt gestellt wird.[253] Eine derartige Klausel wäre unwirksam.

Liegen AGB vor, ist nach der Rechtsprechung zu differenzieren. Klauseln, die im Gegenleistungsverhältnis stehendes monatlich laufendes Arbeitsentgelt unter einen Freiwilligkeitsvorbehalt stellen, sind gemäß § 307 Abs. 2 Nr. 1 BGB unwirksam.[254] Freiwilligkeitsvorbehalte bei Sonderzahlungen können hingegen wirksam in Form von AGB vereinbart werden.[255]

Formulierungsvorschlag

Die Leistung ... wird freiwillig gewährt. Ein Rechtsanspruch auf die Leistung wird nicht begründet. Dies gilt auch bei mehrmaliger Zahlung.

---

[249]   Vgl. BAG, Urteil vom 05.06.1996, Az.: 10 AZR 883/95 (AP § 611 BGB Gratifikation Nr. 193); BAG, Urteil vom 11.04.2000, Az.: 9 AZR 255/99 (AP § 611 BGB Gratifikation Nr. 227); BAG, Urteil vom 01.03.2006, Az.: 5 AZR 363/05 (AP § 308 Nr. 3 BGB); Hromadka/Schmitt-Rolfes, NJW 2007, 1777, 1780; MüHB/Krause, § 56 Rn. 7

[250]   BAG, Urteil vom 23.10.2002, Az.: 10 AZR 48/02 (AP § 611 BGB Gratifikation Nr. 243); BAG, Urteil vom 01.03.2006, Az.: 5 AZR 363/051 (AP § 308 BGB Nr. 3); BAG, Urteil vom 30.07.2008, Az.: 10 AZR 606/07, NZA 2008, 1173, 1174; BAG, Urteil vom 21.01.2009, Az.: 10 AZR 219/08, NZA 2009, 310, 311 f.; BAG, Urteil vom 8.12.2010, Az.: 10 AZR 671/09

[251]   Vgl. dazu BAG, Urteil vom 30.07.2008, Az.: 10 AZR 606/07, NZA 2008, 1173, 1174; Bieder, in NZA 2007, 1135, 1136

[252]   Vgl. dazu BAG, Urteil vom 07.10.1982, Az.: 2 AZR 455/80 (AP § 620 BGB Teilkündigung Nr. 5); BAG, Urteil vom 31.01.1985, Az.: 2 AZR 393/83, Rn. 25; Bieder, NZA 2007, 1135, 1136; Preis/Preis, Der Arbeitsvertrag, II V 70 Rn. 9 f.

[253]   Otto/Walk, BB 2010, 373, 375; vgl. auch Staudinger/Richardi/Fischinger, BGB, § 611 Rn. 420

[254]   BAG, Urteil vom 25.04.2007, Az.: 5 AZR 627/06, NZA 2007, 853, 854 f.; MüHB/Wank, § 93 Rn. 3

[255]   Vgl. dazu BAG, Urteil vom 30.07.2008, Az.: 10 AZR 606/07, NZA 2008, 1173, 1174 f.; BAG, Urteil vom 10.12.2008, AZ.: 10 AZR 15/08, NZA 2009, 322 f.; vgl. auch MüHB/Krause, § 56 Rn. 9

Trotz dieses Formulierungsvorschlags kann die Verwendung eines Freiwilligkeitsvorbehalts nur für Leistungen empfohlen werden, welche einmalig oder gelegentlich gezahlt werden sollen. Hingegen ungeeignet ist dieser Freiwilligkeitsvorbehalt bei permanenten bzw. laufenden Leistungen. Nach der Rechtsprechung des Bundesarbeitsgerichts droht in den Fällen der regelmäßigen Gewährung von Zusatzleistungen trotz eines Freiwilligkeitsvorbehalts im Arbeitsvertrag, dass der Freiwilligkeitsvorbehalt nicht eingreift.[256] Das Bundesarbeitsgericht ist der Ansicht, dass bei jahrelanger Gewährung einer Leistung der Arbeitnehmer trotz Freiwilligkeitsvorbehalt im Arbeitsvertrag von einem Anspruch auch für die Zukunft ausgehen kann. In Fällen der dauerhaften Gewährung von zusätzlichen Leistungen sollte der Arbeitgeber daher auf einen Widerrufsvorbehalt zurückgreifen.

7.4. Zulässigkeit von Widerrufsvorbehalten

Ist ein Widerrufsvorbehalt vereinbart, muss sich der Arbeitgeber im Fall von AGB an die Schranken der §§ 305 ff. BGB halten.

– Aufgrund des Transparenzgebots aus § 307 Abs. 1 S. 2 BGB und des Klauselverbots aus § 308 Nr. 4 BGB i.V.m. § 307 BGB muss ein vorformulierter Widerrufsvorbehalt nicht nur an einen Widerrufsgrund gebunden sein, sondern diesen auch in der Klausel nennen, damit der Arbeitnehmer erkennen kann, wann der Arbeitgeber zu einem Widerruf berechtigt ist.[257]

– Außerdem muss klar zum Ausdruck gebracht werden, welche Vergütungsbestandteile vom Widerruf erfasst sind.[258]

– Ferner setzen die AGB-Vorschriften auch inhaltliche Schranken. Deshalb ist nur dann keine unangemessene Benachteiligung des Arbeitnehmers anzunehmen, wenn der widerrufliche Entgeltanteil an der Gesamtvergütung max. 25% beträgt und der Tariflohn nicht unterschritten wird.[259]

Die Widerrufsgründe müssen dabei so formuliert sein, dass sie die Richtung, aus welcher der Arbeitgeber sein Widerrufsrecht begründet, erkennen lassen. Demzufolge ist es zumindest nötig, dass die Klausel beinhaltet, ob der Widerruf aus wirtschaftlichen, leistungs- und/oder verhaltensbedingten Gründen erklärt werden

---

256 BAG, Urteil vom 14.09.2011, Az.: 10 AZR 526/10, NZA 2012, 81

257 BAG, Urteil vom 12.1.2005, Az.: 5 AZR 364/04, NZA 2005, 465, 467 f; BAG, Urteil vom 11.10.2006, Az.: 5 AZR 721/05, BB 2007, 109; 110 f; Otto/Walk, BB 2010, 373, 375 f.; Preis/Preis, Der Arbeitsvertrag, II V 70 Rn. 11

258 BAG, Urteil vom 12.01.2005, Az.: 5 AZR 364/04, NZA 2005, 465, 468; BAG, Urteil vom 11.10.2006, Az.: 5 AZR 721/05, BB 2007, 109, 111; Preis/Preis, Der Arbeitsvertrag, II V 70 Rn. 11

259 BAG, Urteil vom 12.01.2005, Az.: 5 AZR 364/04, NZA 2005, 465, 467; BAG, Urteil vom 11.10.2006, Az.: 5 AZR 721/05, BB 2007, 109, 111; BAG, Urteil vom 24.10.2007, Az.: 10 AZR 825/06; vgl. auch Bieder, NZA 2007, 1135, 1136 f.; Otto/Walk, BB 2010, 373, 375 f.

kann.[260] Ferner muss der Arbeitgeber den Grad der Störung näher konkretisieren. Dabei kommen als Konkretisierungsvorschläge

- die wirtschaftliche Notlage des Unternehmens,
- negatives wirtschaftliches Ereignis der Betriebsabteilung,
- nicht ausreichender Gewinn,
- Rückgang bzw. Nichterreichen der erwarteten wirtschaftlichen Entwicklung,
- unterdurchschnittliche Leistung des Arbeitnehmers
- und eine schwerwiegende Pflichtverletzung des Arbeitnehmers

in Betracht.[261] Auch wenn der Arbeitgeber eine wirksame Widerrufsklausel vereinbart hat, muss er dennoch beachten, dass das Gericht ebenso prüft, ob der Widerruf wirksam erklärt worden ist. Voraussetzung dafür ist, dass sich einerseits die Widerrufsgründe aus der Widerrufsklausel gegeben. Andererseits muss die Ausübung des Widerrufs durch den Arbeitgeber billigem Ermessen entsprechen.[262]

Formulierungsvorschlag

1. Zusätzlich zum vereinbarten Entgelt zahlt der Arbeitgeber eine leistungsbezogene Zulage in Höhe von … € monatlich. Die leistungsbezogene Zulage wird für folgende Leistungen zusätzlich gezahlt: …[263]

2. Der Arbeitgeber ist berechtigt, diesen Anspruch zu widerrufen, wenn sich die wirtschaftlichen Verhältnisse des Unternehmens oder des Betriebs gegenüber dem Zeitpunkt, in dem die Zulage zugesagt wurde, verschlechtert haben. Von einer solchen Verschlechterung ist insbesondere auszugehen, wenn …[264]

3. Die leistungsbezogene Zulage kann auch dann widerrufen werden, wenn die leistungsbezogenen Voraussetzungen für die Gewährung nicht mehr vorliegen. Hiervon ist insbesondere dann auszugehen, wenn …[265]

---

[260] BAG, Urteil vom 11.10.2006, Az.: 5 AZR 721/05, BB 2007, 109, 112

[261] BAG, Urteil vom 12.01.2005, Az.: 5 AZR 364/04, NZA 2005, 465, 468; BAG, Urteil vom 11.10.2006, Az.: 5 AZR 721/05, BB 2007, 109, 112

[262] BAG, Urteil vom 12.01.2005, Az.: 5 AZR 364/04, NZA 2005, 465, 469; ErfK/Preis, BGB, §§ 305–310 Rn. 62; NomosKo/Boemke/Ulrici, BGB, § 308 Rn. 55

[263] Hier genau diejenigen Leistungen eintragen, auf die sich die Zulage bezieht!

[264] An dieser Stelle müssen die Gründe noch weiter präzisiert und individualisiert werden, z.B. Gewinn- oder Einnahmenrückgang.

[265] Auch an dieser Stelle müssen die Gründe noch weiter dahingehend präzisiert und individualisiert werden, wann die leistungsbezogenen Gründe nicht mehr vorliegen.

7.5.   Zulässigkeit einer Teilbefristung

Das Bundesarbeitsgericht hat bisher keine Grundsätze für die Zulässigkeit einer Befristung insbesondere in Bezug auf vorformulierte Teilbefristungsklauseln aufgestellt. Da aber eine vorformulierte Teilbefristungsabrede der AGB-Kontrolle unterliegt, darf die Klausel den Arbeitnehmer nicht unangemessen benachteiligen. Danach haben sich auch die Zulässigkeitsvoraussetzungen der Klausel zu richten. Somit muss der Arbeitgeber ein berechtigtes Interesse an der Befristung haben. Demzufolge ist ein sachlicher Grund für die Befristung erforderlich.[266] Ein solches Interesse kann z.b. dann gegeben sein, wenn eine zusätzliche Zahlung aufgrund konkreter Erschwernisse oder aufgrund von einer Mehrarbeitsverpflichtung erfolgt. Fällt die Erschwernis oder Mehrarbeit weg, hat der Arbeitgeber ein Interesse daran, auch die zusätzliche Zahlung entfallen zu lassen. Ob dieser Grund in der Klausel selbst genannt werden muss, ist in der Literatur umstritten.[267] Nach jüngster Rechtsprechung, zumindest in Bezug auf Befristung von Arbeitszeiterhöhungen, hat das Bundesarbeitsgericht jedoch entschieden, dass der Grund bei Befristungen von Arbeitsbedingungen nicht genannt werden muss.[268] Schließlich wird teilweise angenommen, dass parallel zu den Anforderungen an eine Widerrufsklausel lediglich max. 25% des Entgelts befristet werden können.[269] Ob dies tatsächlich der Fall ist, wird die Rechtsprechung entscheiden. Damit der Arbeitgeber aber auf der sicheren Seite steht, sollte er diese Grenze bei der Vereinbarung der Befristung von zusätzlichen Leistungen einhalten und zusätzlich den Grund für die Befristung in der Klausel aufführen.

Formulierungsvorschlag

Der Arbeitnehmer erhält eine Zulage in Höhe von … € monatlich. Diese ist befristet auf die Zeit, in welcher der Arbeitnehmer die zusätzlichen Aufgaben im Bereich … übernimmt.

---

[266]   Vgl. ErfK/Preis, BGB, § 305-310 Rn. 74; Küttner/Kania, Personalbuch 2010, Änderungsvorbehalte A. I. Rn. 15; Preis/Preis, Der Arbeitsvertrag, II V 70 Rn. 74 ff.; Willemsen/Jansen, RdA 2010, 1, 5

[267]   Vgl. für die Angabe des Grundes: Preis/Preis, Der Arbeitsvertrag, II V 70 Rn. 91; gegen die Angabe des Grundes: MüHB/Krause, § 56 Rn. 27; Willemsen/Jansen, RdA 2010, 1, 8

[268]   BAG, Urteil vom 02.09.2009, Az.: 7 AZR 233/08, NZA 2009, 1253, 1254 f.

[269]   Küttner/Kania, Personalbuch 2010, Änderungsvorbehalte A. I. Rn. 16; Preis/Preis, Der Arbeitsvertrag, II V 70 Rn. 94; a.A. Bauer/Chwalisz, ZfA 2007, 339, 349; Willemsen/Jansen, RdA 2010, 1, 5 f.

7.6. Besonderheiten in Arbeitsverhältnissen mit beidseitiger Tarifbindung

7.6.1. Tarifliche Zulagen und Sonderzahlungen

Findet ein Tarifvertrag aufgrund beiderseitiger Tarifbindung auf das Arbeitsverhältnis Anwendung, dann gilt das Günstigkeitsprinzip. Danach sind arbeitsvertragliche Regelungen, die für den Arbeitnehmer im Vergleich zu den tariflichen Regelungen ungünstiger sind, unwirksam. Das bedeutet, dass **Flexibilisierungsklauseln** nach den oben aufgezeigten Grundsätzen nur insoweit zulässig sind, als sie übertariflich gezahltes Entgelt betreffen.[270] Eine Gestaltungsklausel darf demnach nicht den Tariflohn unterschreiten, gleichgültig, ob dieser Bestandteil der Gegenleistung für die erbrachte Arbeitsleistung ist oder nicht. Deshalb kann der durch die einschlägigen Tarifverträge gewährte Anspruch auf Jahressonderzahlungen[271] durch Arbeitsvertrag z.B. keinem Freiwilligkeitsvorbehalt unterstellt werden.

7.6.2. Anrechnung übertariflicher Zulagen

Findet ein Tarifvertrag auf das Arbeitsverhältnis Anwendung, kann der Arbeitgeber neben dem Tariflohn an den Arbeitnehmer eine übertarifliche Vergütung zahlen. Solche übertariflichen Entgelte sind nach dem Günstigkeitsprinzip des § 4 Abs. 3 TVG zulässig. Wird der Tariflohn erhöht, stellt sich die Frage, ob der Arbeitgeber seine übertariflich gezahlte Zulage auf diese Erhöhung anrechnen kann.

Ob eine Tariflohnerhöhung auf eine übertarifliche Vergütung angerechnet werden kann, hängt von der zugrundeliegenden Vergütungsabrede ab. Haben die Vertragsteile zur Anrechnung eine ausdrückliche Abrede getroffen, gilt diese und ist auch wirksam.[272]

Maßgebend ist nämlich auch im Falle von AGB, dass eine unangemessene Benachteiligung des Arbeitnehmers grundsätzlich nicht gegeben ist, weil sich durch die Anrechnung lediglich das Verhältnis von tariflichen und übertariflichen Entgeltbestandteilen ändert, aber gerade nicht die Höhe der Gesamtvergütung.

Liegt keine ausdrückliche Vereinbarung vor, ist aus den Umständen zu ermitteln, ob eine Befugnis zur Anrechnung besteht. Die Anrechnung ist grundsätzlich möglich, sofern dem Arbeitnehmer nicht vertraglich ein selbstständiger Entgeltbestandteil

---

[270] Vgl. dazu BAG, Urteil vom 12.01.2005, Az.: 5 AZR 364/04, NZA 2005, 465, 467; BAG, Urteil vom 11.10.2006, Az.: 5 AZR 721/05, BB 2007, 109, 111

[271] Vgl. § 20 TVöD; § 20 TV-L

[272] BAG, Urteil vom 01.03.2006, Az.: 5 AZR 363/05, BB 2006, 1282, 1284

neben dem jeweiligen Tarifentgelt zugesagt worden ist.[273] Dabei ist nach Rechtsprechung des Bundesarbeitsgerichts dem Transparenzgebot bereits dann genüge getan, wenn die Zulage im Arbeitsvertrag als „anrechenbar"[274] oder sogar schlicht als „übertariflich"[275] gewährte Zulage bezeichnet wird. Daraus ergebe sich bereits hinreichend klar, dass eine Anrechnung gewollt ist.

Formulierungsvorschlag

1. Der Arbeitnehmer erhält eine außertarifliche Zulage in Höhe von ... € für ...

2. Tariflohnerhöhungen, gleich aus welchem Grund, werden automatisch auf die außertarifliche Zulage angerechnet. Dies gilt namentlich für eine Erhöhung der tariflichen Entgelte sowie eine Erhöhung infolge einer Eingruppierung in eine höhere Entgeltgruppe. Die außertarifliche Zulage vermindert sich automatisch, ohne dass es einer entsprechenden Erklärung des Arbeitgebers bedürfte.

---

8.   Rückzahlungsklauseln

8.1.   Überblick

Hat der Arbeitgeber dem Arbeitnehmer eine zu hohe Vergütung gezahlt, hat er ein Interesse daran, das zu viel Gezahlte zurückzuerhalten. Ähnlich verhält es sich, wenn der Arbeitgeber in die berufliche Ausbildung des Arbeitnehmers investiert oder ihm gegenüber Sonderzahlungen geleistet hat, die nicht (nur) die Arbeitsleistung des Arbeitnehmers in der Vergangenheit zusätzlich vergüten, sondern auch zukünftige Betriebstreue sichern sollen. Wird das Arbeitsverhältnis dann beendet, stellt sich die Frage, ob der Arbeitnehmer diese Zuwendungen zurückzahlen muss.

Während die Lohnüberzahlung ohne Rechtsgrund geschieht, so dass auch ohne eine ausdrückliche Vereinbarung ein Rückzahlungsanspruch des Arbeitgebers zu bejahen ist, erfolgen die Übernahme von Ausbildungskosten durch den Arbeitgeber oder Gratifikationszahlungen grundsätzlich aufgrund des bestehenden Arbeitsverhältnisses und damit mit Rechtsgrund. Daran ändert sich auch dann nichts, wenn das Arbeitsverhältnis später beendet wird. Die Beendigung wirkt nur für die Zukunft

---

[273] BAG, Urteil vom 21.01.2003, Az.: 1 AZR 125/02 (AP § 87 BetrVG 1972 Lohngestaltung Nr. 118); BAG, Urteil vom 01.03.2006, Az.: 5 AZR 540/05 (AP § 4 TVG Übertarifl. Lohn u. Tariflohnerhöhung Nr. 40); vgl. Preis/Preis, Der Arbeitsvertrag, II V 70 Rn. 32

[274] BAG, Urteil vom 01.03.2006, Az.: 5 AZR 363/05, BB 2006, 1282, 1284; vgl. auch BAG, Urteil vom 27.08.2008, Az.: 5 AZR 820/07, NZA 2009, 49, 52

[275] BAG, Urteil vom 27.08.2008, Az.: 5 AZR 820/07, NZA 2009, 49, 52

und lässt den Rechtsgrund für die finanziellen Zuwendungen des Arbeitgebers bestehen; ein Bereicherungsanspruch aus § 812 Abs. 1 S. 2 BGB besteht nicht. Ein Rückzahlungsanspruch von Ausbildungskosten oder Sonderzahlungen des Arbeitgebers setzt daher eine entsprechende Vereinbarung mit dem Arbeitnehmer, also eine Rückzahlungsvereinbarung, voraus. Aber auch in Bezug auf Gehaltsrückzahlungen kann eine vertragliche Abrede getroffen werden.

8.2. Rückzahlung entsprechender Überzahlungen des Gehalts

Zahlt der Arbeitgeber versehentlich zu viel Vergütung, hat er grundsätzlich bereits aus Gesetz und damit unabhängig von einer vertraglichen Abrede nach § 812 Abs. 1 S. 1 Alt. 1 BGB einen Anspruch auf Rückzahlung des überbezahlten Bruttobetrags.[276] Demzufolge umfasst der Rückzahlungsanspruch auch die abgeführten Steuern und Sozialabgaben. Zu beachten ist jedoch, dass die Rückzahlungsverpflichtung des Arbeitnehmers unter Umständen entfällt, wenn dieser sich auf den Wegfall der Bereicherung, vgl. § 818 Abs. 3 BGB, berufen kann. Ob der Arbeitnehmer bereichert ist, hängt davon ab, ob er den überzahlten Lohn ersatzlos für (Luxus-)Ausgaben aufgewandt hat, die er sonst nicht getätigt hätte (dann liegt Entreicherung vor), oder ob er anderweitige Aufwendungen erspart hat (dann liegt keine Entreicherung vor). Zwar muss grundsätzlich der Arbeitnehmer seine Entreicherung darlegen und ggf. beweisen. Allerdings kann er sich dafür in der Regel auf den erleichterten Grundsatz des Anscheinsbeweises berufen. Dieser Grundsatz kommt zur Anwendung, wenn erfahrungsgemäß und typischerweise anzunehmen ist, dass die Überzahlung für den laufenden Lebensunterhalt, insbesondere für konsumtive Ausgaben, verbraucht worden ist. Dies wird angenommen, wenn

– die Überbezahlung geringfügig ist. Dies ist der Fall, wenn das zu viel Gezahlte bei einmaligen Leistungen 10% des zustehenden Betrags, höchstens € 153,39, bei wiederkehrenden Leistungen 10% aller für den Zeitraum zustehenden Bezüge, höchstens monatlich € 153,39 nicht übersteigt.[277]
– Ferner muss die Lebenssituation des Arbeitnehmers so gestaltet sein, dass erfahrungsgemäß von einem Verbrauch der Überzahlung für die laufende Lebensführung ausgegangen werden kann.[278]

Insbesondere aufgrund des Entreicherungseinwands des Arbeitnehmers bietet sich deshalb trotz des gesetzlichen Anspruchs des Arbeitgebers eine vertragliche Rückzahlungsvereinbarung des zu viel gezahlten Entgelts unter Ausschluss des Entrei-

---

[276] LAG Köln, Urteil vom 17.11.1995, Az.: 13 Sa 558/95, NZA-RR 1996, 161, 161; vgl. ebenso BGH, Urteil vom 26.11.2007, Az.: II ZR 161/06; MüKo/Müller-Glöge, BGB, § 611 Rn. 866

[277] Die Beurteilung, ob eine Überzahlung geringfügig ist, erfolgt hierbei nach den Verwaltungsvorschriften des öffentlichen Dienstes; vgl. ErfK/Preis, BGB, § 611 Rn. 409

[278] ErfK/Preis, BGB, § 611 Rn. 408 ff.; MüKo/Müller-Glöge, BGB, § 611 Rn. 867 ff.

cherungseinwands an. Individualvertraglich ist eine solche Abrede grundsätzlich zulässig.[279]

> **Formulierungsvorschlag**
>
> Der Arbeitnehmer verpflichtet sich, etwaige Überzahlungen des Gehalts oder sonstiger Geldleistungen vom Arbeitgeber zurückzuzahlen.
>
> Auf die Einrede der Entreicherung wird hiermit ausdrücklich verzichtet.[280]

In Form von AGB ist jedoch davon auszugehen, dass eine unbeschränkte Rückzahlungsklausel den Arbeitnehmer unangemessen benachteiligt, da das Arbeitgeberrisiko der korrekten Lohnabrechnung im Ganzen auf den Arbeitnehmer verlagert wird. Außerdem weicht sie völlig vom Leitbild des § 818 Abs. 3 BGB ab und wird auch aus diesen Gründen unwirksam sein.[281]

8.3. Rückzahlung von Fort- und Ausbildungskosten

Ein gesetzlicher Anspruch auf Rückzahlung von Fort- und Ausbildungskosten existiert nicht. Der Arbeitgeber kann jedoch auch hinsichtlich der von ihm für die berufliche Fortbildung des Arbeitnehmers übernommenen Kosten arbeitsvertraglich Rückzahlungsverpflichtungen des Arbeitnehmers begründen. Solche Abreden sind grundsätzlich zulässig.[282] Von der Zulässigkeit nicht umfasst sind jedoch sowohl Rückzahlungsklauseln im Berufsausbildungsverhältnis und gleichgestellten Ausbildungsgängen[283], als auch Bildungsmaßnahmen, die der Arbeitgeber aufgrund gesetzlicher Vorschrift zwingend selbst tragen muss.

---

[279]   Vgl. BAG, Urteil vom 08.02.1964, Az.: 5 AZR 371/63 (§ 611 BGB Lohnrückzahlung Nr. 2); Staudinger/Richardi/Fischinger, BGB, § 611 Rn. 860

[280]   Durch diese Regelung wird § 818 Abs. 3 BGB abgedungen. Ob jedoch eine derartige Regelung einer AGB-Kontrolle durch die Gerichte standhält, ist streitig. Daher sollte sich jeder Arbeitgeber bei Vereinbarung einer solchen Regelung vergegenwärtigen, dass sie eventuell von den Gerichten gekippt werden kann. Trotzdem ist die Vereinbarung sinnvoll, da es die Rechtsposition des Arbeitgebers nicht verschlechtert, sondern eventuell verbessert.

[281]   NomosKo/Boemke/Ulrici, Arbeitsrecht, Anhang zu §§ 307–309, Rn. 42; ErfK/Preis, BGB, § 310 Rn. 93, § 611 Rn. 412; MüKo/Müller-Glöge, BGB, § 611 Rn. 871; Preis/Preis, Der Arbeitsvertrag, II A 80 Rn. 10 ff.

[282]   Vgl. BAG, Urteil vom 21.07.2005, Az.: 6 AZR 452/04, NZA 2006, 542, 543f, BAG, Urteil vom 05.06.2007, Az.: 9 AZR 604/06, NZA-RR 2008, 107, 108; BAG, Urteil vom 19.01.2011, Az.: 3 AZR 621/08

[283]   Vgl. § 12 Abs. 2 Nr. 1 BBiG, § 26 BBiG

Soweit keine dieser Ausnahmen gegeben ist, sind die Rückzahlungsklauseln zwar möglich, aber nicht uneingeschränkt wirksam. Die einzelvertragliche Rückzahlungsvereinbarung darf den Arbeitnehmer nicht unzumutbar binden und damit nicht gegen Treu und Glauben verstoßen, vgl. § 242 BGB. Werden Rückzahlungsklauseln als AGB im Arbeitsvertrag aufgenommen, dann unterliegen sie der Angemessenheitskontrolle. Grundsätzlich ist eine Rückzahlungsklausel auch in AGB-Form zulässig, wenn die Verpflichtung zur Rückzahlung einem billigen Interesse des Arbeitgebers entspricht und die Bildungsveranstaltung für den Arbeitnehmer von geldwertem Vorteil ist – sei es, dass bei seinem bisherigen Arbeitgeber die Voraussetzungen einer höheren Vergütung erfüllt sind oder sich die erworbenen Kenntnisse auch anderweitig nutzbar machen lassen.[284] Sowohl für die Interessenabwägung nach § 242 BGB als auch für die Angemessenheitskontrolle[285] sind die durch die Fortbildung erworbenen Vorteile des Arbeitnehmers, die Länge sowie die Kostenlast, aber auch die Qualität der erworbenen Qualifikation der Fortbildungsmaßnahme von ausschlaggebender Bedeutung. Die erworbenen Vorteile müssen in einem angemessenen Verhältnis zur Bindungsdauer stehen.

Das Bundesarbeitsgericht hat folgende Richtlinien aufgestellt:[286]

–   Eine Lehrgangsdauer von bis zu zwei Monaten ohne Verpflichtung zur Arbeitsleistung rechtfertigt keine längere Bindung als ein Jahr,
–   eine Lehrgangsdauer von drei bis fünf Monaten trägt eine zweijährige Bindungsfrist,
–   bei einer Lehrgangsdauer von sechs Monaten bis einem Jahr kann die Bindung bis zu drei Jahren betragen,
–   bei einer mehr als zweijährigen Dauer kommt eine Bindung von bis zu fünf Jahren in Betracht.[287]

Diese maximale Bindungsdauer von fünf Jahren ist nur bei mehrjährigen Ausbildungen, wie beispielsweise einem Studium, mit besonders hohen Ausbildungskosten möglich.[288] Im Einzelfall kann jedoch unter Berücksichtigung des mit der Aus- oder Weiterbildung durch den Arbeitnehmer erworbenen Vorteils von diesen Regelwerten

---

[284]   BAG, Urteil vom 15.09.2009, Az.: 3 AZR 173/08

[285]   Vgl. BAG, Urteil vom 14.01.2009, Az.: 3 AZR 900/07, NZA 2009, 666, 667; NomosKo/Boemke/Ulrici, Arbeitsrecht, § 307 BGB, Rn. 15; Schmidt, NZA 2004, 1002, 1004 ff.

[286]   BAG, Urteil vom 15.12.1993, Az.: 5 AZR 279/93, NZA 1994, 835; BAG, Urteil vom 06.09.1995, Az.: 5 AZR 241/95, NZA 1996, 314, 316; BAG, Urteil vom 21.11.2002, Az.: 6 AZR 77/01, Rn. 19

[287]   Das Bundearbeitsgericht geht bei der Lehrgangsdauer von einer Vollzeit-Fortbildung aus. Wird die Fortbildung berufsbegleitend in Teilzeit durchgeführt, gelten für die Fortbildungsdauer nur die Tage, an denen der Arbeitnehmer an der Fortbildung teilgenommen hat.

[288]   BAG, Urteil vom 14.01.2009, Az.: 3 AZR 900/07

abgewichen werden.[289] So hat das Bundesarbeitsgericht z.B. für die Kosten eines Lehrgangs entschieden, dass unabhängig von der Lehrgangsdauer eine Bindung von mehr als einem Jahr nicht zulässig ist, da der Lehrgang nur eine ganz spezifische Qualifikation des Arbeitnehmers erzielt hat und daher für den Arbeitnehmer im Hinblick auf sein berufliches Fortkommen nur einen begrenzten Wert hat.

Entscheidend ist des Weiteren insbesondere bei der Angemessenheitskontrolle, dass die Gründe für die die Rückzahlung auslösende Beendigung des Arbeitsverhältnisses in der Sphäre des Arbeitnehmers liegen. Ein betriebstreuer Mitarbeiter muss es nämlich in der Hand haben, den Moment der Rückzahlungsverpflichtung nicht eintreten zu lassen.[290] Andernfalls würde eine solche Klausel nicht die Interessen beider Vertragsteile berücksichtigen, sondern einseitig nur diejenigen des Arbeitgebers. Deshalb darf eine zulässige Klausel nicht an jedes Ausscheiden des Arbeitnehmers geknüpft sein.[291]

Außerdem ist darauf zu achten, dass der Grund und der Umfang der Rückzahlungsabrede eindeutig sind. Der Arbeitgeber sollte schriftlich den Betrag bzw. die Berechnungsgrundlage der Rückzahlung festlegen. Der zur Rückzahlung verpflichtete Arbeitnehmer muss die Konsequenzen, die sich für ihn aus dem Abschluss einer solchen Rückzahlungsvereinbarung ergeben, erkennen können.[292]

Formulierungsvorschlag

1. Herr/Frau ... nimmt an einer Fortbildung zum/r ... (angestrebte Qualifikation) teil. Diese dauert ... Monate.

2. Die Kosten der Fortbildung übernimmt der Arbeitgeber. Der/die Arbeitnehmer/in wird für die Teilnahme an der Fortbildung unter Fortzahlung der Bezüge von der Arbeit freigestellt.

3. Als Gegenleistung für die Kostenübernahme verpflichtet sich Herr/Frau ... nach Ende der Fortbildung mindestens ... (z.B. 36 Monate) für den Arbeitgeber tätig zu sein.

---

[289] BAG, Urteil vom 16.03.1994, Az.: 5 AZR 339/92, NZA 1994, 937, 940 ff.

[290] BAG, Urteil vom 18.03.2008, Az.: 9 AZR 186/07

[291] Vgl. NomosKo/Boemke/Ulrici, Arbeitsrecht, § 307 BGB, Rn. 15; Schmidt, NZA 2004, 1002, 1004 ff.

[292] BAG, Urteil vom 21.11.2002, Az.: 6 AZR 77/01, Rn. 19; vgl. auch BAG, Urteil vom 19.03.1980, Az.: 5 AZR 362/78, Rn. 38; Küttner/Reinecke, Personalbuch 2010, Rückzahlungsklauseln A.2. Rn. 4

4. Scheidet der/die Arbeitnehmer/in aufgrund einer nicht vom Arbeitgeber zu ver-
    tretenden Eigenkündigung oder einer von ihm/ihr zu vertretenden arbeitgeber-
    seitigen Kündigung innerhalb von ... (z.B. 36 Monate) nach dem Ende der
    Ausbildung aus dem Arbeitsverhältnis aus, sind sämtliche für die Ausbildung
    angefallenen Kosten in Höhe von voraussichtlich ca. ... € zu erstatten.

5. Diese Erstattungspflicht des Arbeitnehmers vermindert sich jedoch für jeden
    vollen Monat, den er nach Beendigung der Fortbildung für den Arbeitgeber tä-
    tig gewesen ist, um ... (z.B. 1/36).

6. Dieselbe Verpflichtung besteht auch, wenn der/die Arbeitnehmer/in in schuld-
    hafter Weise die Fortbildung nicht antritt oder das Ausbildungsziel schuldhaft
    verfehlt.

8.4. Rückzahlung von Gratifikationen

Der Arbeitgeber kann für Sonderzuwendungen, mit denen er die Treue des Arbeitnehmers zum Arbeitgeber belohnen will, grundsätzlich eine Rückzahlungsabrede
vereinbaren. Der Arbeitgeber hat nämlich ein Interesse daran, eingearbeitet gute
Mitarbeiter zu behalten und an sich zu binden. Da der Arbeitnehmer aber aufgrund
seines Rechts auf freie Wahl des Berufs nicht unangemessen lang gebunden werden darf, hat das Bundesarbeitsgericht für die Zulässigkeit von einzelvertraglichen
Rückzahlungsklauseln bei Gratifikationen feststehende Grundsätze entwickelt. Diese werden auch bei der Prüfung der Angemessenheitskontrolle bei Vorliegen von
AGB herangezogen. Deshalb ist zu beachten:

–   Bei einer Gratifikation von weniger als 100 € ist keine Bindung zulässig.
–   Bei einer Gratifikation, die mindestens 100 € aber weniger als ein Monatsbrut-
    togehalt beträgt, ist eine Bindung bis zum 31.03. des Folgejahres zulässig, d.h.
    der Arbeitnehmer ist nicht zur Rückzahlung verpflichtet, wenn er mit Ablauf
    dieses Tages ausscheidet, er darf also frühestens zum 31.03. kündigen.
–   Beträgt die Gratifikation ein Monatsbruttogehalt, dann muss der Arbeitnehmer
    über den 31.03. des Folgejahres hinaus verbleiben; er kann also erst zu dem
    frühesten Termin nach dem 31.03. ausscheiden.[293]
–   Beträgt die Gratifikation zwischen einem und zwei Monatsbruttogehältern,
    dann ist eine Bindung bis zum 30.06. des Folgejahres zulässig, d.h. der Arbeit-
    nehmer darf frühestens zu diesem Termin kündigen.

---

[293] Vgl. BAG, Urteil vom 28.04.2004, Az.:10 AZR 356/03, NZA 2004, 924, 924 f.

– Bei einer Gratifikation von zwei Monatsbruttogehältern und mehr ist eine Staffelung dahingehend zulässig, dass bei einem Ausscheiden zum 31.03. 1,5 Monatsbruttogehälter, bei einem Ausscheiden zum 30.06. ein Monatsbruttogehalt, bei einem Ausscheiden zum 30.09. 0,5 Monatsbruttogehälter und danach nichts zurückzuzahlen ist.

Außerdem ist insbesondere bei Rückzahlungsklauseln in Form von AGB darauf zu achten, dass aufgrund des Transparenzgebots die Rückzahlungsverpflichtung besonders eindeutig und erkennbar zum Ausdruck kommen muss.[294] Allein der Hinweis, dass die Sonderzuwendung für die künftige Treue gezahlt wird, reicht dafür nicht.[295]

Die Unwirksamkeit der Rückzahlungsklausel führt nach ständiger Rechtsprechung abweichend von § 139 BGB nicht dazu, dass die gesamte Vereinbarung und damit auch die Zuwendung unwirksam sind. Die Beschränkung der Rückzahlungsverpflichtung will den Arbeitnehmer schützen, ihm aber nicht die Zuwendung nehmen.

In der Vergangenheit hat die Rechtsprechung im Falle von Rückzahlungsklauseln, die eine unzulässig lange Bindungsdauer beinhalteten, diese auf ein zulässiges Maß reduziert. Damit war die Rückzahlungsklausel nicht vollständig unwirksam, sondern das Bundesarbeitsgericht nahm eine geltungserhaltende Reduktion vor, d.h. der Arbeitnehmer sollte im zulässigen Umfang gebunden bleiben. Hatte der Arbeitgeber z.B. eine Jahressonderzuwendung von weniger als einem Monatsgehalt mit der Verpflichtung zur Rückzahlung verknüpft, wenn der Arbeitnehmer vor dem 30.06. des Folgejahres ausscheidet, dann ist die Bindung über den 31.03. hinaus unzulässig. Schied der Arbeitnehmer daher zum 01.04. oder später aus, dann war er nicht zur Rückzahlung verpflichtet; bei einem Ausscheiden vor dem 01.04. des Folgejahres sollte aber die Verpflichtung zur Rückzahlung bestehen bleiben. Unter Anwendung der AGB-Vorschriften darf eine solche geltungserhaltende Reduktion jedoch nicht mehr vorgenommen werden. Vielmehr führt die unzulässig lange Bindungsdauer zur Unwirksamkeit der Rückzahlungsklausel im Ganzen. Von der Unwirksamkeit der Rückzahlungsklausel unberührt bleibt die Wirksamkeit des Vertrags als solche und der damit verbundene Zuwendungsanspruch.

Auch im Fall der Beendigung des Arbeitsverhältnisses durch eine betriebsbedingte Kündigung des Arbeitgebers kann die Rückzahlung der Sonderzuwendung nach bisheriger Rechtsprechung vereinbart werden.[296] Eine Sonderzahlung, die in Erwartung weiterer engagierter Tätigkeit und Betriebstreue gezahlt wird, kann ihren Zweck, künftige Betriebstreue zu belohnen und den Arbeitnehmer zu engagierter Mitarbeit zu motivieren, bei bereits ausgeschiedenen oder alsbald ausscheidenden

---

[294] BAG, Urteil vom 23.01.2007, Az.: 9 AZR 482/06, NZA 2007, 748, OS 2

[295] Vgl. NomosKo/Boemke/Ulrici, Arbeitsrecht, Anhang zu §§ 307–309 BGB, Rn. 37

[296] BAG, Urteil vom 25.04.1991, Az.: 6 AZR 532/89, NZA 1991, 763, 765 ff.; vgl. auch BAG, Urteil vom 28.03.2007, Az.: 10 AZR 261/06 (AP § 611 BGB Gratifikation Nr. 265)

Arbeitnehmern nämlich nicht erfüllen. Da die betriebsbedingte Kündigung eine soziale Rechtfertigung erfordert, führt der Arbeitgeber den Bedingungseintritt außerdem nicht treuwidrig herbei. Das Landesarbeitsgericht München stellt sich jedoch in einer neueren Entscheidung auf den Standpunkt, dass es nicht zulässig ist, die Rückzahlungspflicht schlechthin an jedes Ausscheiden des Arbeitnehmers zu knüpfen, das innerhalb der in der Klausel vorgesehenen Bleibefrist stattfindet.[297] Es müsse vielmehr nach dem Grund des vorzeitigen Ausscheidens unterschieden werden. Eine Rückzahlungsklausel stelle nur dann eine ausgewogene Gesamtregelung dar, wenn es der Arbeitnehmer in der Hand hat, durch eigene Betriebstreue der Rückzahlungspflicht zu entgehen. Verluste aufgrund von Investitionen, die nachträglich wertlos sind, hat grundsätzlich der Arbeitgeber zu tragen. Beispielsweise dient eine gezahlte (jedoch einer Rückzahlungsverpflichtung unterliegende) Weihnachtsgratifikation nicht lediglich der Belohnung erbrachter, sondern auch dem Anreiz zu weiterer Betriebstreue. Ihr kommt ein „Investitionscharakter" zu. Ist in derartigen Fällen eine Rückzahlungsverpflichtung auch für den Fall einer vor Ablauf der Vertragsbindungsfrist ausgesprochenen betriebsbedingten Kündigung vorgesehen, bleiben ebenso wenig die wechselseitig anzuerkennenden Interessen beider Vertragspartner, sondern nur einseitig diejenigen des Arbeitgebers berücksichtigt, woraus eine Benachteiligung des Arbeitnehmers folgt.[298]

Auch das Bundesarbeitsgericht hat in einer neueren Entscheidung in Bezug auf eine vorformulierte Rückzahlungsklausel auch im Falle einer betriebsbedingten Kündigung Bedenken angemeldet. Ob eine Rückzahlung von Sonderzahlungen im Fall der betriebsbedingten Kündigung tatsächlich noch angemessen ist, wird sich somit zeigen.[299]

---

[297] LAG München, Urteil vom 26.05.2009, Az.: 6 Sa 1135/08, Rn. 52

[298] LAG München, Urteil vom 26.05.2009, Az.: 6 Sa 1135/08, Rn. 58

[299] BAG, Urteil vom 24.10.2007, Az.: 10 AZR 825/06, AP § 307 BGB Nr. 32; vgl auch ErfK/Preis, BGB, § 611 Rn. 548

Formulierungsvorschlag

1. Der Mitarbeiter erhält am ... *(erstmalig ab dem ... Jahr der Betriebszugehörig-keit)* eine Gratifikation in Höhe von ... €.

2. Mit der Leistung der vorgenannten Gratifikation soll die in der Vergangenheit gezeigte Betriebstreue belohnt und die zukünftige Betriebstreue des Mitarbeiters gefördert werden. Gleichzeitig dient die Gratifikation der Belohnung der Arbeitsleistung als solche.

3. Eine Gratifikationszahlung ist ausgeschlossen, wenn zum ... [300] und innerhalb von 3 Monaten nach diesem Zeitpunkt der Arbeitnehmer auf eigenen Wunsch ausscheidet oder aufgrund von Gründe in seiner Person oder in seinem Verhalten das Arbeitsverhältnis gekündigt wurde.

4. Ein Anspruch auf die Gratifikationszahlung entsteht nicht, wenn das Arbeitsverhältnis während des ganzen Jahres ruht. Ruht das Arbeitsverhältnis nur für einen Teil des Jahres, so wird die Gratifikation anteilig um 1/12 pro angefangenen Monat des Ruhens gekürzt.

Eine weitere Möglichkeit für den Arbeitgeber, bei Zahlungen von Gratifikationen flexibler zu bleiben, ist, die Gratifikation unter einen Freiwilligkeitsvorbehalt zu stellen. In diesem Fall entsteht kein Anspruch auf die Gratifikation für zukünftige Zeiträume. Eine Rückzahlungsabrede muss nicht vereinbart werden.

9. Urlaub

9.1. Allgemeines

Die wichtigste Rechtsgrundlage für Regelungen zum Urlaub der Arbeitnehmer ist das Bundesurlaubsgesetz (BUrlG). Ergänzend hierzu beinhalten alle Tarifverträge eigenständige Regelungen zum Urlaub. Diese betreffen regelmäßig lediglich die Höhe des Urlaubsanspruchs und gehen weit über den gesetzlichen Mindestanspruch des Bundesurlaubsgesetzes hinaus. Aufgrund dieser Regelungsdichte verzichten viele Arbeitgeber auf eine eigenständige Regelung zum Urlaub im Arbeitsvertrag. Aufgrund der Verpflichtung aus dem Nachweisgesetz gem. § 2 Abs. 1 S. 2 Ziff. 8 NachwG sollte jedoch eine gewisse Mindestangabe zum Urlaub auch im Arbeitsvertrag nicht fehlen.

---

[300] Gleiches Datum aus Abs. 1 dieser Regelung aufnehmen, an dem die Gratifikation fällig werden soll

9.2. Voraussetzungen des Urlaubsanspruchs

Das Bundesurlaubsgesetz gilt für Arbeitnehmer, Auszubildende und arbeitnehmerähnliche Personen, § 2 BUrlG. § 12 BUrlG trifft eine Sonderregelung für Heimarbeiter. Der Urlaubsanspruch setzt nur das rechtliche Bestehen eines Arbeitsverhältnisses voraus, nicht dass der Arbeitnehmer tatsächlich gearbeitet hat.[301] Daher entsteht der Urlaubsanspruch auch in Zeiten der Erkrankung des Arbeitnehmers. Allerdings entsteht der volle Urlaubsanspruch erstmalig erst nach sechs Monaten Bestand des Arbeitsverhältnisses, § 4 BUrlG.

9.3. Dauer

Jeder Arbeitnehmer hat in jedem Kalenderjahr Anspruch auf bezahlten Erholungsurlaub. Der Erholungsurlaub wird arbeitgeberseitig gewährt. Dabei bedeutet Gewährung des Urlaubs die Freistellung des Arbeitnehmers von seiner Arbeitspflicht.[302] Das Bundesurlaubsgesetz geht von einem gesetzlichen Urlaubsanspruch in Höhe von 24 Werktagen aus, vgl. §§ 1, 3 Abs. 1 BUrlG. Als Werktage zählen die Tage von Montag bis Samstag. Daraus abgeleitet besteht ein gesetzlicher Mindestanspruch bei einer 6-Tage-Woche von 24 Arbeitstagen Urlaub; bei einer Fünf-Tage-Woche von 20 Arbeitstagen Urlaub; bei einer 4-Tage-Woche von 16 Arbeitstagen Urlaub usw.

Scheidet ein Arbeitnehmer vor Erfüllung der 6-monatigen Wartezeit, z.B. während der Probezeit, bereits aus dem Arbeitsverhältnis wieder aus, hat er lediglich Anspruch auf einen Teilurlaub gem. § 5 BUrlG. Gleiches gilt nach erfüllter Wartezeit, wenn der Arbeitnehmer im laufenden Kalenderjahr in der ersten Jahreshälfte aus dem Arbeitsverhältnis ausscheidet, § 5 Abs. 1c) BUrlG.

Diese Regelungen bedeuten aber nicht, dass der Arbeitnehmer, wie es vielfach in der Praxis gehandhabt wird, in den ersten sechs Monaten seines Arbeitsverhältnisses einer Urlaubssperre unterliegt oder keinen Urlaubsanspruch hat. Der Urlaubsanspruch des Arbeitnehmers beschränkt sich in den ersten sechs Monaten des Arbeitsverhältnisses auf einen Teilanspruch. Diesen erwirbt er aber mit Beginn des Arbeitsverhältnisses und mit jedem Monat des Bestehens des Arbeitsverhältnisses vergrößert er sich.

9.4. Verzicht, Verfall

Auf den gesetzlichen Urlaubsanspruch, d.h. den Anspruch auf bezahlte Freistellung von der Arbeitsleistung für die Dauer von vier Wochen im Jahr, kann nicht verzichtet

---

[301] EuGH, Urteil vom 20.01.2009, Az.: C-350/06, NZA 2009, 135; Hromadka/Maschmann, Arbeitsrecht Bd. 1, § 8 Rn. 128.

[302] Vgl. BAG, Urteil vom 13.05.1982, Az.: 6 AZR 360/80 (AP § 7 BUrlG Übertragung Nr. 4); BAG, Urteil vom 24.03.2009, Az.: 9 AZR 983/07, NZA 2009, 538, 541; ErfK/Dörner, BUrlG, § 1 Rn. 7

werden.[303] Dies bedeutet jedoch nicht, dass der Arbeitgeber von sich aus dem Arbeitnehmer den Urlaub gewähren muss. Beansprucht der Arbeitnehmer seinen Urlaub nicht, dann verfällt er nach dem Zeitregime des Bundesurlaubsgesetzes und den spezielleren tariflichen Normen ersatzlos. Der Arbeitnehmer kann zwar auf seinen Urlaubsanspruch nach dem Bundesurlaubsgesetz im Voraus nicht wirksam verzichten; er muss ihn aber im laufenden Kalenderjahr geltend machen. Sind die Voraussetzungen für eine Übertragung in das nächste Kalenderjahr nicht gegeben, so verfallen die Urlaubsansprüche ersatzlos. Dies gilt auch, mit einem längeren Übertragungszeitraum, für Urlaubsansprüche, die während Zeiten von Erkrankung erworben werden.[304]

9.5. Gestaltungsspielraum der Arbeitsvertragsparteien

9.5.1. Gestaltungsspielraum nach dem Bundesurlaubsgesetz

Der Gestaltungsspielraum der Arbeitsvertragsparteien, Regelungen über den Erholungsurlaub zu vereinbaren, ist deutlich durch das Bundesurlaubsgesetz eingeschränkt. Das Bundesurlaubsgesetz regelt einen gesetzlichen Mindestanspruch und die Voraussetzungen seiner Gewährung. Durch die Vorschrift des § 13 Abs. 1 S. 3 BUrlG dürfen arbeitsvertragliche Vereinbarungen in Bezug auf den Mindesturlaub nicht zu Ungunsten des Arbeitnehmers von den Urlaubsvorschriften abweichen (= nicht dispositiv). Damit sind dem Arbeitgeber nachteilige Regelungen verwehrt. Es können lediglich für den Arbeitnehmer vorteilhafte Modifizierungen des Mindesturlaubs vorgenommen werden. Günstigere Vereinbarungen können insbesondere folgende Bereiche betreffen:

– Festlegung einer Verlängerung des Erholungsurlaubs
– Verkürzungen der Wartezeit nach § 4 BUrlG
– Erweiterung der Übertragbarkeit des Urlaubs, § 7 BUrlG.

Eine Verkürzung der Wartezeit nach § 4 BUrlG könnte z.B. wie folgt ausgestaltet werden:

Formulierungsvorschlag

Der volle Urlaubsanspruch entsteht erstmalig nach dreimonatigem Bestehen des Arbeitsverhältnisses.

---

[303]   BAG, Urteil vom 21.07.1978, Az.: 6 AZR 1/77; BAG, Urteil vom 31.05.1990, Az.: 8 AZR 296/89, AP Nr. 5, 13 zu § 13 BUrlG Unabdingbarkeit

[304]   EuGH Urteil vom 22.11.2011, Az.: C-214/10, NZA 2011, 1333

9.5.2. Gestaltungsspielraum bei beidseitiger Tarifbindung an einen Tarifvertrag

Findet ein Tarifvertrag aufgrund beidseitiger Tarifbindung auf das Arbeitsverhältnis Anwendung, so stellt auch dieser eine Grenze für den Gestaltungsspielraum der Arbeitsvertragsparteien dar. Die Tarifvertragsparteien können, anders als die Arbeitsvertragsparteien, umfangreich von den Vorschriften des BUrlG abweichen. Dies ist, außer hinsichtlich des gesetzlichen Mindesturlaubsanspruchs, auch zu Ungunsten des Arbeitnehmers möglich. Soweit im einschlägigen Tarifvertrag Urlaubsregelungen vereinbart wurden, kann jedoch aufgrund von § 4 Abs. 3 TVG nur zum Vorteil des Arbeitnehmers eine den Tarifvertrag ändernde arbeitsvertragliche Abrede getroffen werden, sofern eine Abweichung nicht durch Tarifvertrag gestattet ist.[305] Übertrifft die tarifliche Regelung die gesetzlichen Mindestanforderungen, dann ist folglich lediglich eine darüber hinausgehende günstigere Vereinbarung wirksam, und nur diese unterliegt der Gestaltungsfreiheit der Arbeitsvertragsparteien.

9.6. Inhalt der Urlaubsregelung bei Anwendung eines einschlägigen Tarifvertrags

Nach den einschlägigen Tarifverträgen erhalten die Beschäftigten im Gesundheitswesen einen weit über den gesetzlichen Mindesturlaubsanspruch hinausgehenden Urlaubsanspruch. Damit steht den Beschäftigten ein über den gesetzlichen Mindesturlaub hinausgehender Mehrurlaub zu. Eine Gestaltung durch die Arbeitsvertragsparteien ist demzufolge lediglich bzgl. eines über den tarifvertraglichen Mehrurlaub hinausgehenden Urlaubs möglich.

In der Vergangenheit hat sich die Höhe des tariflichen Urlaubsanspruchs am Lebensalter orientiert und mit steigendem Lebensalter erhöhte sich auch der Urlaubsanspruch. Mit der Entscheidung des Bundesarbeitsgerichts vom 20.03.2012 entschied dieses jedoch, dass eine derartige Regelung unwirksam ist.[306] Daher sind die Tarifvertragsparteien bereits nunmehr dazu übergegangen, ihre Urlaubsregelungen zu überarbeiten.

Außerdem erhalten die Beschäftigten nach den gängigen Tarifverträgen im Gesundheitswesen einen Zusatzurlaub, wenn sie in ständiger Wechselschicht oder in Nachtschicht arbeiten.[307]

Des Weiteren enthalten die einschlägigen Tarifverträge Regelungen zum Übertragungszeitraum des Urlaubs, der nicht im laufenden Kalenderjahr genommen werden konnte. Abweichend von § 7 Abs. 3 BUrlG kann der Erholungsurlaub bis zum 31. Mai übertragen werden, wenn er wegen Arbeitsunfähigkeit oder aus betriebli-

---

[305] Vgl. hierzu oben II.2.2.

[306] BAG, Urteil vom 20.03.2012, Az.: 9 AZR 529/10

[307] Vgl. § 27 TVöD-AT; § 28 TV-Ärzte/VKA; § 55 TVoD-BT-K

chen/dienstlichen Gründen nicht bis zum 31. März angetreten werden konnte.[308] Daneben finden sich einige weitere zum Bundesurlaubsgesetz abweichende Regelungen, wie bspw. zum Teilurlaub des § 5 BUrlG.

9.7. Abweichung vom gesetzlichen Urlaub durch Verweisung auf Tarifvertrag

Sind die Arbeitsvertragsparteien nicht beide tarifgebunden und findet ein Tarifvertrag lediglich aufgrund einer individualvertraglichen Inbezugnahme Anwendung, sind die Arbeitsvertragsparteien frei, von den tariflichen Normen auch zu Ungunsten des Arbeitnehmers abzuweichen.

Außerdem ist es auch möglich, im Arbeitsvertrag nicht auf den gesamten Tarifvertrag, sondern lediglich auf die tariflichen Regelungen zum Urlaub zu verweisen. In diesem Fall ist es auch möglich, nicht nur einen Verweis auf eine günstigere tarifvertragliche Abrede vorzunehmen, sondern auch auf eine im Gegensatz zum Bundesurlaubsgesetz tarifvertragliche nachteilige Urlaubsregelung zu verweisen, vgl. § 13 Abs. 1 S. 2 BUrlG. Allerdings genügt dann nicht nur eine Inbezugnahme auf einzelne urlaubsrechtliche Bestimmungen, sondern die tarifvertragliche Urlaubsregelung muss insgesamt übernommen werden.[309]

Tatsächlich enthalten jedoch die einschlägigen Tarifverträge im Gesundheitswesen keine vom Bundesurlaubsgesetz zum Nachteil der Arbeitnehmer abweichenden Regelungen. Der Arbeitgeber muss sich daher bewusst sein, dass er die Position/Rechte des Arbeitnehmers unter Einbeziehung einer tariflichen Regelung in der Regel verbessert.

9.8. Gestaltungsspielraum beim arbeitsvertraglichen Mehrurlaub

Wird im Arbeitsvertrag ein Mehrurlaub vereinbart, der über die gesetzlichen bzw. tarifvertraglichen Anforderungen hinausgeht, dann können die Arbeitsvertragsparteien diesen Mehrurlaub frei gestalten, solange sie sich an die Grenzen der AGB-Vorschriften halten.

Hierbei ist zu beachten, dass eine altersabhängige Staffelung des Urlaubs, wie sie auch noch in vielen Tarifverträgen zu finden ist, gegen das Verbot der Benachteiligung wegen des Alters gem. § 7 Abs. 1 AGG i.V.m. § 1 AGG verstößt und unwirksam ist.[310] Eine Urlaubsstaffelung sollte sich daher nicht am Alter, sondern an der Betriebszugehörigkeit orientieren.

---

[308] Vgl. § 26 Abs. 2 a) TVöD-AT; § 27 Abs 2 a) TV-Ärzte/VKA

[309] ErfK/Dörner, BUrlG, § 13 Rn. 20; vgl. auch BeckOK/Lampe, BUrlG, § 13 Rn. 6

[310] BAG, Urteil vom 20.03.2012, Az.: 9 AZR 529/10

Formulierungsvorschlag

Der Arbeitnehmer erhält kalenderjährlich einen Erholungsurlaub nach folgenden Grundsätzen:

- im ersten Beschäftigungsjahr 24 Arbeitstage,
- im zweiten Beschäftigungsjahr 26 Arbeitstage,
- im dritten Beschäftigungsjahr 28 Arbeitstage und
- ab dem fünften Beschäftigungsjahr 30 Arbeitstage

bei einer 5-Tage-Woche.

Diese Mehrleistung des Arbeitgebers gegenüber dem Mindestanspruch des Arbeitnehmers nach dem Bundesurlaubsgesetz kann wiederum mit einem Freiwilligkeitsvorbehalt, Widerrufsvorbehalt oder einer zeitlichen Befristung versehen werden.[311]

9.9. Zusammenfassender Formulierungsvorschlag zum Urlaub im Arbeitsvertrag

---

Formulierungsvorschlag

1. Der Mitarbeiter erhält kalenderjährlich einen Erholungsurlaub von ... Arbeitstagen.

2. Urlaubsjahr ist das Kalenderjahr.

3. Die Lage des Urlaubs richtet sich nach dem Urlaubsplan des Arbeitgebers. Besteht kein Urlaubsplan, so wird der Urlaub – unabhängig von seiner Dauer – im gegenseitigen Einvernehmen zwischen Arbeitgeber und Mitarbeiter genommen.

4. Im Übrigen gelten die Bestimmungen des Bundesurlaubsgesetzes.

---

[311] Siehe hierzu oben unter VI.7.2.

10. Arbeitsverhinderung/Erkrankung/Unfall/Entgeltfortzahlung im Krankheitsfall

10.1. Allgemeines

Wird ein Arbeitnehmer durch Arbeitsunfähigkeit infolge Krankheit an der Erbringung seiner Arbeitsleistung verhindert, ohne dass ihn ein Verschulden trifft, so hat er Anspruch auf Entgeltfortzahlung im Krankheitsfall durch den Arbeitgeber für die Zeit der Arbeitsunfähigkeit bis zur Dauer von sechs Wochen, vgl. § 3 Abs. 1 Entgeltfortzahlungsgesetz (EFZG). Der Arbeitnehmer erhält damit Lohn, obwohl er nicht arbeitet. Da die Bestimmungen des Entgeltfortzahlungsgesetzes einseitig zwingend sind und somit grundsätzlich lediglich zu Gunsten des Arbeitnehmers abgeändert werden dürfen (vgl. § 12 EFZG), bleibt für die Arbeitsvertragsparteien nur ein sehr begrenzter Gestaltungsspielraum. Grundsätzlich können deshalb lediglich deklaratorische oder günstigere Regelungen getroffen werden. Günstige Regelungen kann der Arbeitgeber vor allem dann in Betracht ziehen, wenn er Beschäftigte gewinnen oder erhalten will, die besonders wertvoll sind. Dabei kann der Arbeitgeber unterschiedliche Bereiche in Bezug auf die Entgeltfortzahlung vertraglich regeln.

10.2. Vereinbarung über Wartezeit

Grundsätzlich entsteht der Anspruch auf Entgeltfortzahlung im Krankheitsfall nach 4-wöchiger ununterbrochener Dauer des Arbeitsverhältnisses, vgl. § 3 Abs. 3 EFZG. Da es für den Arbeitnehmer kein Nachteil ist, wenn bereits mit Beginn des Arbeitsverhältnisses der Entgeltfortzahlungsanspruch entsteht, kann sowohl individualvertraglich als auch durch AGB auf die 4-wöchige Wartezeit verzichtet werden. Allerdings belastet eine solche Regelung den Arbeitgeber finanziell und kommt grundsätzlich primär dem Träger der gesetzlichen Krankenversicherung zugute. Nach § 44 Abs. 1 SGB V ist dieser nämlich verpflichtet, dem Arbeitnehmer Krankengeld zu zahlen. Zahlt jedoch der Arbeitgeber das Entgelt fort, dann ruht der Krankengeldanspruch, vgl. § 49 Abs. 1 Nr. 1 SGB V.

10.3. Vereinbarungen über die Dauer der Entgeltfortzahlung

Außerdem ist der Arbeitgeber nach Gesetz lediglich für die Dauer von sechs Wochen verpflichtet, dem Arbeitnehmer im Krankheitsfall das Entgelt fortzuzahlen. Anschließend erhält der Arbeitnehmer Krankengeld vom Träger der gesetzlichen Krankenversicherung nach § 44 Abs. 1 SGB V. Aufgrund des zwingenden Charakters dieses Entgeltfortzahlungsanspruchs kann der Arbeitgeber diesen nicht verkürzen. Jedoch kann die Dauer über den gesetzlichen Rahmen hinaus erweitert werden. Insbesondere wenn der Arbeitnehmer weder gesetzlich pflichtversichert, noch freiwillig bei einer gesetzlichen Krankenkasse versichert ist, kann eine solche Verlängerung sinnvoll für den Arbeitnehmer sein. Der privat versicherte Beschäftigte erspart sich mit einer Entgeltfortzahlungsverlängerung für den verlängerten Zeitraum Aufwendungen für die private Krankenversicherung. Derartige Regelungen sind nach wie vor in Chefarztverträgen üblich.

Sind die Arbeitnehmer jedoch gesetzlich pflicht- oder freiwillig bei einer gesetzlichen Krankenkasse versichert, dann ist auch hier genau wie bei einem Verzicht auf die Wartezeit eine verlängernde Regelung in ersten Linie für die Träger der gesetzlichen Krankenversicherung günstig, weil der Krankengeldanspruch des Arbeitnehmers in dieser Zeit ruht. Deshalb kann zwar eine längere Dauer der Entgeltfortzahlung vereinbart werden, sollte aber unter der Bedingung stehen, dass keine Ansprüche auf Krankengeld bestehen. Hat der privat Versicherte eine Krankentagegeldversicherung abgeschlossen, dann kann im Versicherungsvertrag geregelt sein, dass ein Anspruch auf Krankentagegeld entfällt, soweit dem Arbeitnehmer das Entgelt vom Arbeitgeber fortgezahlt wird. Dann bietet sich auch eine Verlängerung an, die unter der Bedingung steht, dass kein Anspruch auf Krankentagegeld besteht.

Formulierungsvorschlag

Wird der Arbeitnehmer durch Krankheit arbeitsunfähig, wird ihm das Bruttomonatsgehalt für die Dauer von ... (mindestens sechs Wochen) weiter gezahlt, soweit der Arbeitnehmer nicht Ansprüche auf Krankengeld/Krankentagegeld gegen den Sozialversicherungsträger/die private Krankenversicherung hat.

10.4. Vereinbarung über Krankengeldzuschuss

Anstelle eines Verzichts auf die Wartezeit oder einer Verlängerung des Entgeltfortzahlungsanspruchs kann der Arbeitgeber dem Arbeitnehmer einen Zuschuss zum Krankengeld gewähren. Durch eine solche Zuschusszahlung soll ein Ausgleich zwischen der Differenz von Krankengeld und Nettoarbeitsentgelt erfolgen. Eine solche Regelung kann auch mit einem Widerruf[312] gekoppelt werden.

Formulierungsvorschlag

Geht die Erkrankung des Arbeitnehmers über sechs Wochen hinaus, so wird ihm in der Folgezeit eine die Differenz zwischen Krankengeld und Nettoentgelt gezahlt. Zahlungen dieser Art enden mit Ablauf des ... Monats nach der Erkrankung. Aus wirtschaftlichen Gründen kann diese Leistung widerrufen werden.

---

[312]   Siehe unter VI.7.4.

10.5. Vereinbarungen über Verzicht auf Entgeltfortzahlungsansprüche

Da es sich bei den Regelungen des Entgeltfortzahlungsgesetzes um nicht zu Ungunsten des Arbeitnehmers abänderbare Bestimmungen handelt, können die Arbeitsvertragsparteien im Arbeitsvertrag weder eine Klausel vereinbaren, in der der Arbeitnehmer auf künftige noch nicht entstandene Entgeltfortzahlungsansprüche verzichtet[313], noch kann auf einen tariflich begründeten Entgeltfortzahlungsanspruch aufgrund des Günstigkeitsprinzips[314] verzichtet werden. Schließlich kann der Arbeitnehmer auch nicht auf einen Entgeltfortzahlungsanspruch verzichten, der nach § 115 Abs. 1 SGB X auf den Sozialleistungsträger übergegangen ist.[315] Lediglich wenn kein Tarifvertrag einen Anspruch auf Entgeltfortzahlung begründet, kann trotz der Regelung des § 12 EFZG nach Rechtsprechung des Bundesarbeitsgerichts auf bereits fällige Entgeltfortzahlungsansprüche verzichtet werden.[316] Der Arbeitnehmer benötigt in diesem Fall die Schutzwirkung der Unabdingbarkeit nicht mehr, weil er nach Fälligkeit in der Lage ist zu entscheiden, ob er die Entgeltfortzahlung für seinen Lebensunterhalt benötigt oder nicht. Allerdings wird für einen solchen wirksamen Verzicht zusätzlich gefordert, dass sich aus den Begleitumständen entnehmen lässt, dass der Mitarbeiter erkennt, was seine Verzichtserklärung für eine Bedeutung hat.

10.6. Vereinbarung über Kürzung von Sondervergütungen

Der Arbeitgeber kann eine Vereinbarung über die Kürzung von Leistungen, die der Arbeitgeber zusätzlich zum laufenden Arbeitsentgelt erbringt (Sondervergütungen), für Zeiten der Arbeitsunfähigkeit infolge Krankheit im Arbeitsvertrag aufnehmen, vgl. § 4a EFZG. Voraussetzung einer solchen Vereinbarung ist, dass der Arbeitgeber dem Arbeitnehmer eine Sondervergütung gewährt und sich die im Arbeitsvertrag vorgesehene Kürzung im gesetzlichen Rahmen hält. Unter Sondervergütung fallen jede geldwerten Leistungen des Arbeitgebers, die keinen Aufwendungsersatzcharakter haben und nicht laufendes Arbeitsentgelt sind.[317] Außerdem darf die Kürzung für jeden Tag der Arbeitsunfähigkeit infolge Krankheit ein Viertel des Arbeitsentgelts, das im Jahresdurchschnitt auf einen Arbeitstag entfällt, nicht überschreiten.

---

[313] Vgl. BAG, Urteil vom 26.10.1971, Az.: 1 AZR 40/71 (AP § 6 LohnFG Nr. 1); BAG, Urteil vom 20.08.1980, Az.: 5 AZR 218/78 (AP § 6 LohnFG Nr. 11); Preis/Preis, Der Arbeitsvertrag, II E 20 Rn. 14

[314] Siehe unter II.2.2.1.2.

[315] BAG, Urteil vom 05.11.2003, Az.: 5 AZR 562/02 (AP § 615 BGB Nr. 106); Hümmerich, Gestaltung von Arbeitsverträgen, 1.24. Rn. 1329; Preis/Preis, Der Arbeitsvertrag, II E 20 Rn. 24

[316] BAG, Urteil vom 20.08.1980, Az.: 5 AZR 218/78 (AP § 6 LohnFG Nr. 11); BAG, Urteil vom 25.05.2005, Az.: 5 AZR 572/04, NZA 2005, 1111, 1112; LAG Rheinland-Pfalz, Urteil vom 25.10.2006, Az.: 9 Sa 606/06; Rn. 32; BAG, Urteil vom 16.01.2002, Az.: 5 AZR 430/00; vgl. auch Preis/Preis, Der Arbeitsvertrag, II E 20 Rn. 25 f.

[317] ErfK/Dörner, EFZG, § 4a Rn. 5 ff.; BeckOK/Ricken, EFZG, § 4a Rn. 3

Formulierungsvorschlag

Die Sondervergütung kann vom Arbeitgeber für jeden Fehltag des Arbeitnehmers um ein Viertel des Arbeitsentgelts, das im Jahresdurchschnitt auf einen Arbeitstag entfällt, gekürzt werden. Dies gilt auch für Zeiten der Arbeitsunfähigkeit infolge Krankheit, für die Anspruch auf Entgeltfortzahlung im Krankheitsfalle besteht.

10.7. Vereinbarung über Anzeige- und Nachweispflichten

Nach den Vorschriften des Entgeltfortzahlungsgesetzes ist der Arbeitnehmer verpflichtet, dem Arbeitgeber die Arbeitsunfähigkeit und deren voraussichtliche Dauer unverzüglich mitzuteilen. Dauert die Arbeitsunfähigkeit länger als drei Kalendertage, hat der Arbeitnehmer eine ärztliche Bescheinigung über das Bestehen der Arbeitsunfähigkeit sowie deren voraussichtliche Dauer spätestens an dem darauf folgenden Arbeitstag vorzulegen, § 5 Abs. 1 S. 1 EFZG. Der Arbeitgeber kann jedoch auch früher die Vorlage der ärztlichen Bescheinigung verlangen. Nicht regeln kann der Arbeitgeber hingegen, dass ein Verstoß des Arbeitnehmers gegen diese Pflicht dazu führt, dass der Arbeitnehmer seinen Anspruch auf Entgeltfortzahlung verliert. Nach § 7 Abs. 1 Nr. 1 EFZG kann der Arbeitgeber lediglich im Falle des Unterlassens der Nachweispflicht die Entgeltfortzahlung verweigern, solange der Arbeitnehmer seine Pflicht nicht erfüllt. Mit Pflichterfüllung muss der Arbeitgeber ab Beginn der tatsächlichen Arbeitsunfähigkeit das Entgelt fortzahlen. Aufgrund des einseitig zwingenden Charakters der Vorschriften kann der Arbeitgeber diese Regelungen nicht verschärfen. Jedoch kann er eine zulässige Vereinbarung treffen, die das Verfahren zum früheren Verlangen nach § 5 Abs.1 S. 3 EFZG ausgestaltet.[318] Deshalb kann durch Vertrag geregelt werden, ob und unter welchen Voraussetzungen der Arbeitnehmer verpflichtet ist, die Arbeitsunfähigkeitsbescheinigung vorzulegen.

---

[318] ErfK/Dörner, EFZG, § 5 Rn. 29; Preis/Preis, Der Arbeitsvertrag, II A 40 Rn. 2; vgl. BAG, Urteil vom 26.02.2003, Az.: 5 AZR 112/02 (AP § 5 EntgeltFG Nr. 8)

Formulierungsvorschlag

1. Bei Arbeitsunfähigkeit wegen Krankheit oder sonstiger Arbeitsverhinderung ist der Arbeitnehmer verpflichtet, dem Arbeitgeber die Arbeitsverhinderung und ihre voraussichtliche Dauer unverzüglich mitzuteilen und auf etwaige dringliche Arbeiten hinzuweisen.

2. Bei Arbeitsunfähigkeit infolge Krankheit ist eine ärztliche Bescheinigung über das Bestehen der Arbeitsunfähigkeit sowie deren voraussichtliche Dauer am ersten Tag der Arbeitsunfähigkeit vorzulegen.

3. Dauert die Arbeitsunfähigkeit gegebenenfalls länger als in der Bescheinigung angegeben, so ist der Arbeitnehmer verpflichtet, diese mögliche Verlängerung ebenfalls unverzüglich mitzuteilen und am ersten Tag der Verlängerung eine neue ärztliche Bescheinigung einzureichen.

10.8. Vereinbarung über Abtretung

Zwar können auch Klauseln vereinbart werden, die beinhalten, dass wenn die Arbeitsunfähigkeit des Arbeitnehmers durch Dritte verursacht wird und der Arbeitnehmer von diesem Dritten Schadensersatz fordern kann, der Arbeitnehmer bereits im Voraus seine Schadensersatzansprüche im Umfang der vom Arbeitgeber geleisteten Entgeltfortzahlung abtritt. Jedoch spiegelt eine solche Regelung nur die Gesetzeslage wieder, da ein Forderungsübergang in dieser Fallkonstellation auch durch das Entgeltfortzahlungsgesetz geregelt ist, vgl. § 6 EFZG.

11. Arbeitsbefreiung

11.1. Allgemeines

Neben dem Urlaubsanspruch kann der Arbeitnehmer auch einen gesonderten Anspruch auf Befreiung von seiner Arbeitspflicht gegen den Arbeitgeber haben. Ein Anspruch auf Arbeitsbefreiung kann sich einerseits aus gesetzlichen Vorschriften ergeben, wie z.B. §§ 616, 629 BGB, § 3 Abs. 1 PflegeZG, aus allgemeinen Rechtsgrundsätzen wie dem allgemeinen Gleichbehandlungsgrundsatz, Betriebsvereinbarung oder Tarifvertrag. Außerdem kann der Arbeitgeber mit dem Arbeitnehmer auch vertragliche Vereinbarungen treffen, die Regelungen zur Arbeitsbefreiung beinhalten.

11.2. Zusätzlicher Arbeitsbefreiungsanspruch

Der Arbeitgeber kann zunächst zusätzlich neben den genannten Ansprüchen dem Arbeitnehmer einen Arbeitsbefreiungsanspruch gewähren. Der Arbeitgeber kann sich dabei entscheiden, ob bei der zusätzlich gewährten Arbeitsbefreiung der Arbeitnehmer seinen Anspruch auf Entgelt behält (bezahlte Arbeitsbefreiung) oder ob er ihn verliert (unbezahlte Arbeitsbefreiung). Da grundsätzlich neben den genannten Vorschriften ohne eine vertragliche Klausel kein allgemeiner Anspruch auf Arbeitsbefreiung – auch nicht unbezahlte – besteht, ist eine solche Vereinbarung grundsätzlich sowohl einzelvertraglich, als auch in Form einer AGB zulässig.

11.3. Tarifvertragliche Arbeitsbefreiung

Auch die einschlägigen Tarifverträge[319] enthalten verschiedene Regelungen zu Arbeitnehmeransprüchen auf Arbeitsbefreiung.

11.3.1. Abschließende Konkretisierung des § 616 BGB

Zunächst wird § 616 BGB konkretisiert. Als Fälle nach § 616 BGB, in denen Beschäftigte unter Fortzahlung des Entgelts von der Arbeit freigestellt werden, gelten nur die folgenden Anlässe:

– Niederkunft der Ehefrau/der Lebenspartnerin im Sinne des Lebenspartnerschaftsgesetzes
– Tod der Ehegattin/des Ehegatten, der Lebenspartnerin/des Lebenspartners im Sinne des Lebenspartnerschaftsgesetzes, eines Kindes oder Elternteils
– Umzug aus dienstlichem oder betrieblichem Grund an einen anderen Ort
– 25- und 40-jähriges Arbeitsjubiläum
– schwere Erkrankung
  • einer/eines Angehörigen, soweit sie/er in demselben Haushalt lebt,
  • eines Kindes, das das 12. Lebensjahr noch nicht vollendet hat, wenn im laufenden Kalenderjahr kein Anspruch nach § 45 SGB V besteht oder bestanden hat,
  • einer Betreuungsperson, wenn Beschäftigte deshalb die Betreuung ihres Kindes, das das 8. Lebensjahr noch nicht vollendet hat oder wegen körperlicher, geistiger oder seelischer Behinderung dauernd pflegebedürftig ist, übernehmen müssen.
– Ärztliche Behandlung von Beschäftigten, wenn diese während der Arbeitszeit erfolgen muss.

Dabei wird tarifvertraglich auch festgelegt, in welchem Umfang der Arbeitnehmer einen Anspruch auf Arbeitsbefreiung in den jeweiligen Fällen hat. Da die Aufzählung im Tarifvertrag, die zu einem Freistellungsanspruch unter Fortzahlung des Entgelts

---

[319]   Vgl. § 29 Abs. 1 TVöD; § 30 Abs. 1 TV-Ärzte/VKA; § 29 Abs. 1 TV-L; § 29 Abs. 1 TV-Ärzte/TdL

führt, abschließend ist[320], können andere in der Person des Arbeitnehmers liegende Gründe, die nicht in den tariflichen Vorschriften genannt werden, keinen weiteren Anspruch nach § 616 BGB auslösen.

11.3.2. Zusätzliche Arbeitsbefreiungsgründe unter Fortzahlung des Entgelts

Außerdem werden zusätzlich einzelne Arbeitsbefreiungsansprüche unter Fortzahlung des Arbeitsentgelts tarifvertraglich begründet. So haben die Beschäftigten auch einen Anspruch auf Arbeitsbefreiung

- für die Erfüllung allgemeiner staatsbürgerlicher Pflichten nach deutschem Recht[321],
- für gewerkschaftliche Ziele,
- für die Teilnahme an Sitzungen von Ausschüssen nach dem BBiG und für die Tätigkeit in Organen von Sozialversicherungsträgern.[322]

Ferner kann dem Arbeitnehmer bis zu drei Arbeitstage Arbeitsbefreiung in sonstigen dringenden Fällen unter Fortzahlung des Entgelts gewährt werden. Unter Verzicht auf die Entgeltfortzahlung kann zusätzlich in begründeten Fällen kurzfristige Arbeitsbefreiung gewährt werden, wenn die dienstlichen und betrieblichen Verhältnisse dies gestatten.[323]

Schließlich können die Beschäftigten bei Vorliegen eines wichtigen Grundes unter Verzicht auf die Fortzahlung des Entgelts Sonderurlaub erhalten.[324]

11.4. Individualvertragliche Einschränkung/Ausgestaltung gesetzlicher Ansprüche

Findet ein Tarifvertrag nicht aufgrund beidseitiger Tarifbindung Anwendung, kann sich der Arbeitgeber auf die allgemeine Inbezugnahme eines gesamten Tarifvertrags beschränken. Enthält dieser Vorschriften zur Ausgestaltung des § 616 BGB, bedarf es keiner weiteren Regelung im Arbeitsvertrag.

Der Arbeitgeber, der einen Tarifvertrag freiwillig anwendet, kann aber auch im Arbeitsvertrag die tariflichen Regelungen zur Arbeitsbefreiung abändern. Will der Arbeitgeber einen Arbeitsbefreiungsanspruch komplett ausschließen, dann ist dies nur insoweit zulässig, als die abzuändernde Norm keine zwingende Regelung enthält. Die zu verändernde Norm muss vielmehr von den Parteien abänderbar (dispositiv)

---

[320] BeckOK/Müller, TVöD, § 29 Rn. 1; Conze, Personalbuch 2008, Arbeitsbefreiung Rn. 182

[321] Vgl. § 29 Abs. 2 TVöD; § 30 Abs. 2 TV-Ärzte/VKA; § 29 Abs. 2 TV-L; § 29 Abs. 2 TV-Ärzte/TdL

[322] Vgl. z.B. § 29 Abs. 2–5 TVöD-AT

[323] Vgl. z.B. § 28 TVöD-AT

[324] Vgl. § 28 TVöD; § 29 TV-Ärzte/VKA; § 28 TV-L; § 28 TV-Ärzte/TdL

sein.[325] Da § 629 BGB beispielsweise eine zwingende Norm ist[326], kann der Arbeitgeber deswegen diese Regelung vertraglich nicht abändern.

Allerdings ist § 616 BGB nicht zwingend, sondern dispositiv.[327] Für den Arbeitgeber ist es deshalb günstig, auch die Regelung des § 616 BGB abzuändern, insbesondere weil der Arbeitnehmer trotz der Arbeitsbefreiung seinen Entgeltanspruch behält. Aufgrund des dispositiven Charakters kann der Arbeitgeber § 616 BGB nicht nur erweitern oder die Fallgruppen konkretisieren, sondern individualvertraglich auch zu Ungunsten des Arbeitnehmers einschränken.[328] Dabei muss die vertragliche Vereinbarung nicht ausdrücklich bestimmen, dass § 616 BGB eingeschränkt bzw. ausgeschlossen wird. Für einen Ausschluss genügt beispielsweise bereits folgende Formulierung:

Formulierungsvorschlag

Vergütet wird nur die tatsächlich geleistete Arbeitszeit.[329]

Werden solche Einschränkungen in Form von AGB vorgenommen, so sind diese nur dann zulässig, wenn sie den Arbeitnehmer nicht unangemessen benachteiligen. Hat der Arbeitgeber kein berechtigtes Interesse an der Einschränkung, beispielsweise weil auch besondere betriebliche Verhältnisse dies nicht verlangen, und gleicht der Arbeitgeber diesen Nachteil auch nicht durch einen anderen Vorteil aus, dann ist eine derartige Regelung, die § 616 BGB vollkommen ausschließt, in Musterverträgen nach § 307 Abs. 1, 2 Nr. 1 BGB nicht zulässig.[330]

Stattdessen kann der Arbeitgeber, analog vergleichbarer tariflicher Regelungen, § 616 BGB im Arbeitsvertrag konkretisieren. In Abänderung zu den tariflichen Regelungen können diese andere Tatbestände, bei denen der Arbeitnehmer von der Arbeit bezahlt freigestellt wird, benennen und einen anderen Umfang regeln.

---

[325]   Vgl. dazu II.2.1.4.

[326]   ErfK/Müller-Glöge, BGB, § 629 Rn. 16; Jauernig/Mansel, BGB, § 629 Rn. 1

[327]   BAG, Urteil vom 20.06.1979, Az.: 5 AZR 479/77 (§ 616 BGB Nr. 49); BAG, Urteil vom 07.02.2007, Az.: 5 AZR 270/06, Rn. 27; ErfK/Dörner, BGB, § 616 Rn. 13; Staudinger/Oetker, BGB, § 616 Rn. 141

[328]   Vgl. ErfK/Dörner, BGB, § 616 Rn. 13; BeckOK/Joussen, BGB, 616 Rn. 6

[329]   Vgl. MüKo/Henssler, BGB, § 616 Rn. 66

[330]   So auch ErfK/Preis, BGB, § 310 Rn. 82; NomosKo/WaaS/Palonka, BGB, § 616 Rn. 24

12. Verpfändung und Abtretung des Gehalts

12.1. Allgemeines

Grundsätzlich hat der Arbeitnehmer das Recht frei, über seinen Lohnanspruch zu verfügen. Deshalb kann er seinen Lohnanspruch grundsätzlich auch stets frei abtreten bzw. verpfänden, soweit keine gesetzlichen Regelungen einer Abtretung oder Verpfändung entgegenstehen. Zweck solcher entgegenstehenden gesetzlichen Regelungen ist, dass Arbeitnehmer vor Verfügungen, die seine Existenz bzw. seinen Lebensunterhalt gefährden, geschützt werden soll. Eine gesetzliche Beschränkung besteht zum Beispiel dahingehend, dass nach §§ 400, 1274 Abs. 2 BGB der Lohnanspruch weder verpfändet noch abgetreten werden darf, soweit er unpfändbar ist. Wann Unpfändbarkeit vorliegt, richtet sich nach §§ 850a bis 850k ZPO.

12.2. Vertragliche Abrede eines Abtretungsverbots

12.2.1. Verbotsvereinbarungen

Aber auch im Arbeitsvertrag kann grundsätzlich ein Abtretungsverbot vereinbart werden (vgl. § 399 Alt. 2 BGB).[331] Ist ein solches Abtretungsverbot vereinbart worden, ist gleichzeitig auch die Verpfändbarkeit der Forderung aufgrund der Regelung des § 1274 Abs. 2 BGB ausgeschlossen. Für den Arbeitgeber hat ein vertragliches Abtretungsverbot den Nutzen, dass er sich aufgrund der Einforderung der Forderung durch einen Dritten eventuell entstehende Kosten bzw. Mehraufwand bei der Lohnabrechnung erspart. Auch ein Abtretungsverbot in Form von AGB ist grundsätzlich zulässig.[332] Eine solche Klausel ist nur dann nach § 307 Abs. 1 S. 1 BGB unwirksam, wenn ein schützenswertes Interesse des Arbeitgebers an dem Abtretungsverbot nicht besteht oder die berechtigten Belange des Arbeitnehmers an der freien Abtretbarkeit vertraglicher Ansprüche das entgegenstehende Interesse des Arbeitgebers überwiegen.[333] Das Interesse des Arbeitgebers kann jedoch regelmäßig aufgrund der durch eine eventuelle Abtretung eintretenden Abwicklungsprobleme, Kosten und Mehraufwand durch Berechnung des unabtretbaren/unpfändbaren Teils neben dem zu zahlenden Lohnteil des Dritten bejaht werden.

---

[331] Vgl. ErfK/Preis, BGB, § 611 Rn. 462; Moll/Boudon, MüAwHB, § 20 Rn. 41 Moll/Mehlms, Mü-AwHB, § 8 Rn. 68

[332] Vgl. BGH, Urteil vom 30.10.1990, Az.: IX ZR 239/89, NJW-RR 1991, 763, 763; BGH, Urteil vom 13.07.2006, Az.: VII ZR 51/05, NJW 2006, 3486, 3487; ErfK/Preis, BGB, § 611 Rn. 462; Moll/Boudon, MüAwHB, § 20 Rn. 41; Moll/Mehlms, MüAwHB, § 8 Rn. 68; a.A. Hümmerich, Gestaltung von Arbeitsverträgen, 1.2. Rn. 292

[333] Vgl. BGH, Urteil vom 11.03.1997, Az.: X ZR 146/94, NJW 1997, 3434, 3436; BGH, Urteil vom 13.07.2006, Az.: VII ZR 51/05, NJW 2006, 3486, 3487

Ferner kann der Arbeitgeber sogar, wenn der Arbeitnehmer seinen Lohnanspruch im Voraus, also vor Entstehung, abgetreten hat, ein wirksames Abtretungsverbot vereinbaren. Der Lohnanspruch entsteht dann als unabtretbarer Anspruch.

Will der Arbeitgeber den Arbeitnehmer in seiner Verfügungsfreiheit in Bezug auf seinen Lohnanspruch nicht vollkommen einschränken, sich aber auch vor einem eventuellen Mehraufwand schützen, dann kann er das Abtretungsverbot auch so gestalten, dass er eine Abtretung durch den Arbeitnehmer von seiner Zustimmung abhängig macht oder bestimmte Abtretungen bspw. an einen bestimmten Personenkreis von dem Abtretungsverbot herausnimmt.

Formulierungsvorschlag

Die Abtretung und Verpfändung von Entgeltforderungen und sonstigen Vergütungsansprüchen aus dem Arbeitsverhältnis ist ohne vorherige Zustimmung des Arbeitgebers unzulässig.

12.2.2. Vereinbarungen über die Kosten

Hat der Arbeitgeber kein Abtretungsverbot vereinbart und tritt der Arbeitnehmer seinen Lohnanspruch ab, können dem Arbeitgeber aufgrund des Mehraufwands Kosten entstehen. Aber auch mit vereinbartem Abtretungsverbot können sich für den Arbeitgeber zusätzliche Kosten ergeben. Ein vertragliches Abtretungsverbot schließt nämlich die Zwangsvollstreckung in den Lohnanspruch nicht aus. Im Rahmen einer solchen Zwangsvollstreckung können Mehraufwandskosten hervorgerufen werden, indem der Arbeitgeber bspw. nach Zustellung eines Pfändungs- und Überweisungsbeschlusses auf Verlangen dem Gläubiger über die Forderung Auskunft geben muss. Da diese Kosten aufgrund eines Verhaltens des Arbeitnehmers anfallen, hat der Arbeitgeber ein Interesse daran, sie durch eine vertragliche Abrede dem Arbeitnehmer aufzuerlegen. Ob solche Klauseln zulässig vereinbart werden können, hat die Rechtsprechung bisher noch nicht entschieden. In der Literatur ist die Zulässigkeit solcher Abreden umstritten.[334] Insbesondere bei vorformulierten Klauseln ist deshalb zu berücksichtigen, dass die Regelung den Arbeitnehmer nicht unangemessen benachteiligen darf. Deswegen erscheint die Wirksamkeit einer solchen Vereinbarung als zweifelhaft. Die Zweifel werden insbesondere durch eine Entscheidung des Bundesgerichtshofs geschützt. Der Bundesgerichtshof[335] erklärte eine Klausel außerhalb des Arbeitsverhältnisses, die dem Schuldner im Falle der Pfändung im Rahmen der Zwangsvollstreckung Kosten auferlegt, als unangemes-

---

[334] Vgl. dazu gegen Zulässigkeit: Hümmerich, NZA 2003, 753, 754; Preis/Preis, Der Arbeitsvertrag, II. A 10 Rn. 39 ff.; Schielke, BB 2007, 378, 379; für Zulässigkeit: Moll/Boudon, MüAwHB, § 8 Rn. 68 ff.; Moll/Melms, MüAwHB, § 20 Rn. 42 f.

[335] BGH, Urteil vom 19.10.1999, Az.: XI ZR 8/99, BB 2000, 169, 170

sene Benachteiligung nach § 307 Abs. 2 Nr. 1 BGB. Zu den wesentlichen Grundgedanken auch des dispositiven Rechts gehöre nämlich, dass jeder Rechtsunterwor-
fene seine gesetzlichen Verpflichtungen zu erfüllen habe, ohne dafür ein gesonder-
tes Entgelt verlangen zu können. Jedenfalls kann jedoch ein Anspruch auf Zahlung
bzw. Einbehalt einer Bearbeitungsgebühr nicht durch eine Betriebsvereinbarung
begründet werden.[336]

Aus taktischen Überlegungen ist im Zweifel hinsichtlich der Rechtswirksamkeit einer
solchen Klausel zu raten, diese nur in den Vertrag aufzunehmen, wenn damit keine
weiteren Risiken verbunden sind. Sollte sich ein Arbeitgeber trotz des Risikos der
Unwirksamkeit einer derartigen Regelung dazu entschließen, diese in den Arbeitsvertrag aufzunehmen, könnte sie folgenden Wortlaut haben:

Formulierungsvorschlag

1. Der Arbeitnehmer hat die durch eine Pfändung, Verpfändung oder Abtretung
   der Vergütungsansprüche dem Arbeitgeber erwachsenden Kosten zu tragen.

2. Die Bearbeitung einer Pfändung, Verpfändung oder Abtretung wird dem Arbeitnehmer pauschal mit 20,00 € als Bearbeitungskosten in Rechnung gestellt.

3. Der Arbeitgeber ist berechtigt, bei Nachweis höherer tatsächlicher Kosten diese ebenfalls in Ansatz zu bringen. Dem Arbeitnehmer ist es gestattet, den
   Nachweis zu erbringen, ein Schaden sei überhaupt nicht entstanden oder wesentlich geringer als die vorgenannte Pauschale.

4. Die Bearbeitungskosten gelten als jeweils vor der Lohn- und Gehaltsforderung
   des Arbeitnehmers entstanden und werden im jeweiligen Monat vom Arbeitsentgelt einbehalten.

---

[336]   BAG, Urteil vom 18.07.2006, Az.: 1 AZR 578/05

13. Herausgabeansprüche des Arbeitgebers

13.1. Allgemeines

Dem Arbeitnehmer werden in der Regel zur Durchführung seiner Arbeit verschiedene Arbeitsmittel vom Arbeitgeber überlassen. Außerdem gibt es eine Reihe von Sachen, die dem Arbeitnehmer nicht unmittelbar durch den Arbeitgeber zur Verfügung gestellt werden, sondern von dem Arbeitnehmer selbst im Rahmen seiner dienstlichen Tätigkeit hergestellt worden sind. Darunter fallen beispielsweise Geschäftsunterlagen wie Aufzeichnungen in ärztlichen Karteien bzw. in Computerdateien oder Computern. Der Arbeitgeber kann aus unterschiedlichen Gründen ein Interesse haben, diese herauszuverlangen.

Grundsätzlich ist der Arbeitgeber an diesen Gegenständen trotz Überlassung Eigentümer, der Arbeitnehmer hingegen grundsätzlich lediglich Besitzdiener. Dies ist eine Person, die in einem nach außen erkennbar sozialen Abhängigkeitsverhältnis für einen anderen die tatsächliche Gewalt über eine Sache in der Weise ausübt, dass sie dessen Weisungen schlechthin Folge leisten muss.[337] Da der Arbeitnehmer als Besitzdiener den Weisungen des Arbeitgebers Folge zu leisten hat, hat der Arbeitgeber gegen seinen Mitarbeiter bereits aus den Regelungen der §§ 861, 862 und 985 BGB einen Herausgabeanspruch.[338] In Bezug auf Dienstunterlagen, die der Arbeitnehmer selbst angefertigt hat, wird die Eigentümerposition des Arbeitgebers aus § 950 BGB begründet.[339] Zur Herausgabe bedarf es in diesen Fällen keiner ausdrücklichen vertraglichen Abrede mehr. Dennoch kann durchaus eine deklaratorische, klarstellende Klausel in den Arbeitsvertrag aufgenommen werden.

13.2. Vertragliche Vereinbarung bei eigenverantwortlicher Nutzung durch den Arbeitnehmer

Sind dem Arbeitnehmer die zur Verfügung gestellten Sachen nach dem Arbeitsvertrag nicht nur zu dienstlichen Zwecken weisungsabhängig überlassen worden, sondern auch zur eigenverantwortlichen Nutzung, so ist der Arbeitnehmer nicht Besitzdiener, sondern selbst Besitzer. Ist dies der Fall, hat der Arbeitnehmer ein Besitzrecht gegenüber dem Arbeitgeber, so dass der Arbeitgeber nicht ohne Weiteres dieses Besitzrecht entziehen kann. Da es Zweifelsfälle gibt, in denen nicht ganz klar ist, ob der Arbeitnehmer Besitzdiener oder selbst Besitzer ist, ist anzuraten, eine Herausgabeklausel im Arbeitsvertrag aufzunehmen. Damit wird klargestellt, dass der Arbeitnehmer kein Besitzrecht hat. Ist der Arbeitnehmer aufgrund der eigenverant-

---

[337] Vgl. Hümmerich, Arbeitsverträge, § 1 38. Rn. 1953 ff.; Preis/Preis, Arbeitsvertrag, II H 40 Rn. 6 ff.

[338] Vgl. LAG Berlin, Urteil vom 26.05.1986, Az.: 9 Sa 24/86, NJW 1986, 2528, 2528; Schaub, Arbeitsrecht- HB, § 150 Rn. 1

[339] MüKo/Füller, BGB, § 950 Rn. 22; Preis/Preis, Arbeitsvertrag, II H 40 Rn. 11

wortlichen Nutzungsmöglichkeit selbst Besitzer, dann eröffnet die vertragliche Herausgabeklausel, dass der Arbeitgeber dennoch jederzeit die Herausgabe verlangen kann.

Formulierungsvorschlag

Alle die Interessen des Arbeitgebers oder verbundener Unternehmen berührenden Unterlagen sowie elektronisch gespeicherten Daten und Datensätze und sonstige den Geschäftsbetrieb des Arbeitgebers oder verbundener Unternehmen betreffende Aufzeichnungen, insbesondere alles Druckmaterial, Urkunden, Zeichnungen, Notizen und Entwürfe sowie Kopien oder Abschriften davon, hat der Arbeitnehmer auch bei Bestehen eines etwaigen Besitzrechtes

–   sorgfältig aufzubewahren,
–   vor jeder Einsichtnahme unbefugter Dritter zu schützen
und
–   nach erfolgter Aufforderung jederzeit bzw. nach Beendigung des Arbeitsverhältnisses unverzüglich herauszugeben.

Ein Zurückbehaltungsrecht ist ausgeschlossen.

Eine Besonderheit ergibt sich jedoch, wenn der Gegenstand zur eigenverantwortlichen Nutzung in der Weise überlassen wurde, dass der Arbeitnehmer ihn nach dem Arbeitsvertrag auch privat verwenden kann. Dies sind klassischerweise Gegenstände wie Dienstwagen oder Notebooks. Die eingeräumte private Nutzungsmöglichkeit beinhaltet einen geldwerten Vorteil für den Arbeitnehmer in Form eines Sachbezugs und stellt einen Vergütungsbestandteil dar.[340] Deshalb ist eine vorformulierte Herausgabeklausel unwirksam nach § 308 Nr. 4 i.V.m. § 307 BGB, wenn ein jederzeitiger unbeschränkter Widerruf vorgesehen ist.[341] Eine Herausgabeklausel ist vielmehr nur dann zulässig, wenn

–   der Wegfall der privaten Nutzungsmöglichkeit weniger als 25 % der regelmäßigen Vergütung ausmacht. Andernfalls genügt ein Widerrufsvorbehalt nicht, sondern es müsste eine Änderungskündigung ausgesprochen werden.[342]

---

[340]   BAG, Urteil vom 19.12.2006, Az.: 9 AZR 294/06, BB 2007, 1625, 1625; Küttner/Griese, Personalbuch, 17. Auflage 2010, Dienstwagen A. 2. Rn. 3; Lembke, BB 2007, 1627, 1627

[341]   BAG, Urteil vom 19.12.2006, Az.: 9 AZR 294/06, BB 2007, 1625, 1625 f.; Küttner/Griese, Personalbuch, Dienstwagen A. 2. Rn. 3; Preis/Preis, Arbeitsvertrag, II H 40 Rn. 9

[342]   BAG, Urteil vom 19.12.2006, Az.: 9 AZR 294/06, BB 2007, 1625, 1625; Küttner/Griese, Personalbuch, Dienstwagen A. 2. Rn. 3; Preis/Preis, Arbeitsvertrag, II H 40 Rn. 9

– Ferner muss die Klausel sowohl an einen Sachgrund gebunden sein, als auch so gefasst werden, dass der Arbeitnehmer weiß, wann ein Widerruf erklärt werden kann, damit er sich auf eine drohende Widerrufserklärung des Arbeitgebers rechtzeitig einstellen kann.

Ein Sachgrund besteht, wenn unter Berücksichtigung der beiderseitigen Vertragsinteressen der Widerruf gerechtfertigt ist. Dies ist beispielsweise dann der Fall, wenn der Arbeitnehmer nach Ausspruch einer Kündigung freigestellt wurde. In der Regel benötigt nämlich dann der Nachfolger des Arbeitnehmers den Gegenstand.

Formulierungsvorschlag

Ist der Arbeitnehmer nach Ausspruch einer Kündigung von der Arbeitspflicht freigestellt, kann der Arbeitgeber die Befugnis zur Privatnutzung des Dienstwagens, ..., nach billigem Ermessen entziehen und den Dienstwagen, ..., herausverlangen. Ein Anspruch auf Nutzungsausfallentschädigung ist ausgeschlossen.[343]

---

14. Versetzungsklausel

14.1. Allgemeines

Unter einer Versetzungsklausel versteht man eine vertragliche Bestimmung, die Änderungen von Inhalt, Ort und Zeit der Arbeitsleistung ermöglichen soll.

Die Versetzungsklausel steht in einem engen Zusammenhang zum Weisungs- bzw. Direktionsrecht des Arbeitgebers, das in besonderer Weise den Inhalt des Arbeitsverhältnisses prägt. Dem Arbeitgeber ist es schließlich gemäß § 106 S. 1 GewO erlaubt, Inhalt, Ort und Zeit der Arbeitsleistung nach billigem Ermessen näher zu bestimmen, soweit diese Arbeitsbedingungen nicht durch den Arbeitsvertrag, Bestimmungen einer Betriebsvereinbarung, eines anwendbaren Tarifvertrags oder gesetzliche Vorschriften festgelegt sind.

Die Funktion der Versetzungsklausel besteht hauptsächlich darin, das dem Arbeitgeber zustehende Direktionsrecht zu konkretisieren.[344] Es erlaubt ihm, den Arbeitnehmer auch anderweitig als im Arbeitsvertrag festgelegt einzusetzen.

Damit korrespondiert eine Versetzungsklausel auch immer mit der Ausgestaltung der Regelung im Arbeitsvertrag über Art und Ort der Tätigkeit.[345] Wurde bei der

---

[343] Vgl. zu dieser Klausel: Lembke, BB 2007, 1627, 1628

[344] Lakies, Vertragsgestaltung und AGB im Arbeitsrecht, S. 109 Rn. 72

Ausgestaltung der Regelung über Art und Ort eine sehr allgemeine Regelung gewählt, hat das Direktionsrecht des Arbeitgebers bereits eine große Reichweite. In diesem Fall bedarf es u.U. gar keiner Versetzungsklausel. Sie wird aber notwendig, wenn sehr konkrete Absprachen über Art und Ort der Tätigkeit getroffen wurden und damit das Direktionsrecht eingeschränkt wurde. Über die Versetzungsklausel wird das Direktionsrecht dann wieder erweitert.

14.2. Arten von Versetzungsklauseln

Es gibt unterschiedliche Arten von Versetzungsklauseln.

Zu unterscheiden sind

– deklaratorische Versetzungsklauseln, die lediglich den Inhalt des § 106 S. 1 GewO wiedergeben und wegen § 307 Abs. 3 S. 1 BGB keiner AGB-Inhaltskontrolle unterliegen,

von

– direktionsrechtserweiternden Klauseln, die über das Weisungsrecht aus § 106 S. 1 GewO hinausgehend eine Änderung der vertraglichen Tätigkeit ermöglichen sollen und der AGB-Kontrolle nach § 307 BGB unterliegen.

14.3. AGB-Kontrolle von Versetzungsklauseln

Zulässig sind grundsätzlich Versetzungsklauseln, die es dem Arbeitgeber gestatten, dem Arbeitnehmer eine inhaltlich andere, aber gleichwertige Tätigkeit als die vertraglich geschuldete zu übertragen, da das Arbeitsverhältnis als Dauerschuldverhältnis einer ständigen, bei Vertragsschluss nicht vorwegzunehmenden Anpassung bedarf.[346]

Dass nur eine Übertragung gleichwertiger Tätigkeiten erfolgen darf, muss aus der Klausel eindeutig hervorgehen. Da eine darüber hinausgehende Klausel, die es dem Arbeitgeber erlauben würde, die arbeitsvertraglich geschuldete Tätigkeit als solche zu ändern, unwirksam wäre, wäre die Klausel wegen des Verbots der geltungserhaltenden Reduktion insgesamt nichtig.[347]

Die Gründe für eine Änderung des Aufgabengebietes bzw. Aufgabenbereichs müssen nicht in die Versetzungsklausel aufgenommen werden.[348]

---

[345]   Siehe hierzu oben unter VI.2.

[346]   BAG, Urteil vom 11.04.2006, Az.: 9 AZR 557/05, NZA 2006, 1149 ff.; Lakies, Vertragsgestaltung und AGB im Arbeitsrecht, S. 109 Rn. 73

[347]   BAG, Urteil vom 09.05.2006, Az.: 9 AZR 424/05, NZA 2007, 145 ff.

[348]   BAG, Urteil vom 11.04.2006, Az.: 9 AZR 557/05, NZA 2006, 1149 ff.

Bereits nach seinem Direktionsrecht steht es dem Arbeitgeber zu, den Arbeitnehmer innerhalb des Betriebs nach billigem Ermessen an jeder Stelle einzusetzen. Selbstverständlich gibt es grundsätzlich die Möglichkeit, eine Versetzungsklausel auch örtlich für den unternehmensübergreifenden Einsatz z.B. im Konzern zu vereinbaren.

Formulierungsvorschlag

1. Der Arbeitgeber behält sich zudem vor, dem Arbeitnehmer aus betrieblichen oder persönlichen Gründen innerhalb des Unternehmens eine andere, seinen Fähigkeiten und Kenntnissen entsprechende, gleichwertige Tätigkeit zuzuweisen.

2. Ebenso kann der Arbeitgeber dem Arbeitnehmer aus dringenden betrieblichen oder persönlichen Gründen mit einer Ankündigungsfrist, die der vertraglichen Kündigungsfrist entspricht, niedriger oder höher qualifizierte Tätigkeiten, gegebenenfalls auch in artfremden Berufen, zuweisen, soweit diese den Fähigkeiten und Kenntnissen des Arbeitnehmers entsprechen und ihm dies zumutbar ist.

3. Die Zuweisung einer gleichwertigen oder geringerwertigen Tätigkeit hat keinen Einfluss auf die Vergütung. Bei der Zuweisung einer höherwertigen Tätigkeit richtet sich die Vergütung ab dem ersten Tag der Übertragung nach der Vergütung, die für die höherwertige Tätigkeit üblich ist.

14.4. Tarifvertragliche Regelungen

Für die Mitarbeiter, deren Arbeitsverhältnis zwingend aufgrund beiderseitiger Tarifbindung von einem Tarifvertrag erfasst wird, halten z.B. die ärzte- und krankenhausspezifischen Tarifverträge des öffentlichen Dienstes Bestimmungen bereit, die eine dauerhafte bzw. vorübergehende Versetzung des Arbeitnehmers beim selben oder einem anderen Arbeitgeber bereits regeln.[349] Eine Klarstellung im Arbeitsvertrag schadet aber auch bei diesen Arbeitsverhältnissen nicht.

---

[349] Vgl. § 4 TVöD; § 5 TV-Ärzte/VKA; § 4 TV-L; § 4 TV-Ärzte/TdL

15. Nebentätigkeiten

15.1. Grundsätzliche Erlaubtheit von Nebentätigkeiten

Die Pflichten eines Arbeitnehmers aus seinem Arbeitsvertrag beschränken sich zeitlich und inhaltlich grundsätzlich auf das Arbeitsverhältnis. Daher ist es dem Arbeitnehmer im Grundsatz erlaubt, neben seiner Haupterwerbstätigkeit eine weitere Beschäftigung, d.h. eine Nebentätigkeit, aufzunehmen.

Unter einer Nebentätigkeit versteht man diejenige Tätigkeit, in der ein Arbeitnehmer seine Arbeitskraft außerhalb seines (Haupt-) Arbeitsverhältnisses zur Verfügung stellt.[350] Die grundsätzliche Erlaubtheit einer beruflichen Nebentätigkeit beruht letztlich auf dem Grundrecht der Berufsfreiheit aus Art. 12 GG.

15.2. Schranken für Nebentätigkeiten

Nebentätigkeiten sind jedoch nicht unbegrenzt zulässig, sondern werden vom Gesetzgeber, in Tarifverträgen und im Arbeitsvertrag beschränkt.

Von Seiten des Gesetzgebers ergeben sich Schranken für Nebentätigkeiten insbesondere aus den Höchstgrenzen und Ruhezeiten des Arbeitszeitgesetzes (ArbZG).[351] Weiterhin ist es dem Arbeitnehmer untersagt, während seines Urlaubs einer dem Urlaubszweck widersprechenden Erwerbstätigkeit nachzugehen, § 8 BUrlG. Zudem sind Nebentätigkeiten während krankheitsbedingter Arbeitsunfähigkeit verboten, welche die Wiederherstellung der Arbeitsfähigkeit verzögern können.[352]

Da die Nebentätigkeit nur als Teilzeitbeschäftigung ausgeübt werden kann, sind für sie die Vorschriften des Teilzeit- und Befristungsgesetzes zu beachten.[353]

15.3. Tarifvertragliche Vorgaben für Nebentätigkeiten

Neben dem Gesetzgeber haben die Tarifpartner in den gängigen Tarifverträgen der Zulässigkeit von Nebentätigkeiten Grenzen gesetzt.

15.3.1. Anzeigepflicht

Die einschlägigen Tarifverträge bestimmen, dass die Beschäftigten dem Arbeitgeber entgeltliche Nebentätigkeiten vorher schriftlich anzuzeigen haben.[354]

---

[350]   Thüsing, AGB-Kontrolle im Arbeitsrecht, Rn. 317

[351]   Siehe hierzu oben VI.5. 2.

[352]   BAG, Urteil vom 26.08.1993, Az.: 2 AZR 154/93, NZA 1994, 63, 66; BAG, Urteil vom 02.03.2006, Az.: 2 AZR 53/05, NZA- RR 2006, 636

[353]   Dütz, Arbeitsrecht, Rn. 136

15.3.2. Untersagungsmöglichkeit

Nebentätigkeiten stehen nach den Tarifverträgen nicht unter einem Erlaubnisvorbehalt. Der Arbeitgeber kann die vom Arbeitnehmer angezeigte Tätigkeit jedoch untersagen, wenn diese geeignet ist, die Erfüllung der arbeitsvertraglichen Pflichten des Arbeitnehmers oder die berechtigten Interessen des Arbeitgebers zu beeinträchtigen.[355]

Berechtigte Interessen des Arbeitgebers sind bedroht, wenn die Nebentätigkeit mit der (tarif-) vertraglich geschuldeten Arbeitsleistung nicht vereinbar ist und die Ausübung somit eine Verletzung der Arbeitspflicht bedeutet.[356] Die Untersagung darf der Arbeitgeber daher vor allem aus folgenden Gründen vornehmen:[357]

–   Verstoß gegen das Arbeitszeitgesetz
–   Tätigkeiten für Konkurrenzunternehmen
–   Nebentätigkeiten, die sich mit der (Haupt)-Tätigkeit nicht vereinbaren lassen

Aufgrund der AGB-Kontrolle und des daher zu beachtenden Transparenzgebots muss in der entsprechenden Vereinbarung im Arbeitsvertrag unmissverständlich zum Ausdruck kommen, unter welchen Voraussetzungen der Arbeitgeber die Nebentätigkeit untersagen darf.

Verhält sich der Arbeitnehmer durch Nichtanzeige oder die Ausübung der Nebentätigkeit selbst vertragswidrig, kann der Arbeitgeber dieses Verhalten als Pflichtverletzung abmahnen und u.U. im Wiederholungsfall eine Kündigung aussprechen.

15.3.3. Verpflichtung zur Nebentätigkeit

Für Ärztinnen und Ärzte gilt zudem die Besonderheit, dass sie zu einer Nebentätigkeit auch verpflichtet werden können. Die einschlägigen Tarifverträge sehen eine Verpflichtung zur Unterrichtserteilung sowie zur Erstellung von Gutachten, gutachterlichen Äußerungen und wissenschaftlichen Ausarbeitungen vor.[358]

---

[354]   Vgl. § 3 Abs. 3 S. 1 TVöD; § 3 Abs. 3 S. 1 TV-Ärzte/VKA; § 3 Abs. 4 S. 1 TV-L; § 5 Abs. 1 TV-Ärzte/TdL verweist bzgl. Nebentätigkeiten auf die beamtenrechtlichen Bestimmungen der Länder

[355]   Vgl. § 3 Abs. 3 S. 2 TVöD; § 3 Abs. 3 S. 2 TV-Ärzte/VKA; § 3 Abs. 4 S. 2 TV-L

[356]   BAG, Urteil vom 18.01.1996, Az.: 6 AZR 314/95, NZA 1997, 41 ff.

[357]   Vgl. Kuner, Arbeitsrecht und TVöD/TV-L, Rn. 1120

[358]   Vgl. § 42 Abs. 4 TVöD-BT-K/VKA; § 4 Abs. 4 TV-Ärzte/VKA; § 41 Nr. 2 TV-L; § 5 Abs. 2 TV-Ärzte/TdL

15.4. Nebentätigkeitsregelung im Arbeitsvertrag

Bei fehlender Tarifbindung bzw. Bezugnahme muss eine Regelung zur Anzeige, möglichen Untersagung und Verpflichtung zur Nebentätigkeit in den Arbeitsvertrag aufgenommen werden. Aber auch wenn einer der in Betracht kommenden Tarifverträge anwendbar ist, empfiehlt sich eine arbeitsvertragliche Nebentätigkeitsklausel, um weitergehende Fragen im Zusammenhang mit einer Nebentätigkeit zu klären. Insbesondere die Untersagung der Ausübung einer eigenen Praxis oder von Praxisvertretungen bei Ärzten kann auf diese Weise geregelt werden.

Als Nebentätigkeitsklausel für den Arbeitsvertrag eines Arztes wird z.B. folgende Formulierung empfohlen:

Formulierungsvorschlag

1. Die Ausübung einer eigenen Praxis oder von Praxisvertretungen ist der Ärztin/dem Arzt nicht gestattet.

2. Jede bei Vertragsschluss bereits ausgeübte oder später beabsichtigte Nebentätigkeit, gleich ob unentgeltlich oder entgeltlich, ist dem Arbeitgeber unaufgefordert und rechtzeitig schriftlich anzuzeigen. Der Arbeitgeber kann Nebentätigkeiten, gleich ob unentgeltlich oder entgeltlich, untersagen oder mit Auflagen versehen, wenn diese geeignet sind, die Erfüllung der arbeitsvertraglichen Pflichten oder berechtigte Interessen des Arbeitgebers zu beeinträchtigen.

3. Die Ärztin/der Arzt kann vom Arbeitgeber verpflichtet werden, als Nebentätigkeit Unterricht zu erteilen sowie Gutachten, gutachterliche Äußerungen und wissenschaftliche Ausarbeitungen, die von einem Dritten angefordert und vergütet werden, zu erstellen, und zwar auch im Rahmen einer zugelassenen Tätigkeit der leitenden Ärztin/des leitenden Arztes. Steht die Vergütung für das Gutachten, die gutachterliche Äußerung oder wissenschaftliche Ausarbeitung ausschließlich dem Arbeitgeber zu, so hat die Ärztin/der Arzt nach Maßgabe ihrer/seiner Beteiligung einen Anspruch auf einen Teil dieser Vergütung. In allen anderen Fällen ist die Ärztin/der Arzt berechtigt, für die Nebentätigkeit einen Anteil der von dem Dritten zu zahlenden Vergütung anzunehmen.

4. Für die Inanspruchnahme von Räumen, Einrichtungen, Personal oder Material des Arbeitgebers im Rahmen einer erlaubten Nebentätigkeit bedarf es der ausdrücklichen Erlaubnis des Arbeitgebers. Die Ärztin/der Arzt hat dem Arbeitgeber die Kosten hierfür zu erstatten, soweit sie nicht von anderer Seite zu erstatten sind.

---

16. Verschwiegenheitspflicht des Arbeitnehmers

16.1. Verschwiegenheitspflicht ohne ausdrückliche vertragliche Regelung

16.1.1. Verschwiegenheitspflicht bei bestehendem Arbeitsverhältnis

Neben gesetzlich speziell vorgeschriebenen Verschwiegenheitsverpflichtungen wie insbesondere der ärztlichen Schweigepflicht, § 17 des Gesetzes gegen den unlauteren Wettbewerb (UWG), oder für bestimmte Beschäftigtengruppen, z.b. für Beschäftigte im Datenbereich, unterliegt der Arbeitnehmer grundsätzlich während der Dauer des Arbeitsverhältnisses einer allgemeinen Verschwiegenheitspflicht.[359] Sie ist eine arbeitsvertragliche Nebenpflicht auf Grundlage der immanenten Verpflichtung, auf die geschäftlichen Interessen des Arbeitgebers Rücksicht zu nehmen, die aus dem Grundsatz von Treu und Glauben hergeleitet wird.[360] Deshalb besteht sie unabhängig von einer ausdrücklichen Abrede im Arbeitsvertrag.

Durch die Verschwiegenheitspflicht werden sogenannte Dienst- bzw. Betriebsgeheimnisse geschützt. Damit beinhaltet die Geheimhaltungspflicht, dass der Arbeitnehmer alle dienstlichen Umstände, die dienstfremden Personen nicht oder nicht leicht zugänglich und nur einem eng begrenzten Personenkreis bekannt sind und die der Arbeitgeber aufgrund eines berechtigten wirtschaftlichen Interesses erkennbar geheim halten will, nicht an Dritten zu leiten.[361] Unter die Geheimhaltungspflicht fallen auch persönliche Umstände oder Verhaltensweisen des Arbeitgebers oder Kenntnisse über Kollegen, soweit diese Umstände dem Arbeitnehmer im Zusammenhang mit seiner Beschäftigung bekannt geworden sind und die Geheimhaltung im berechtigten Interesse des Arbeitgebers liegt.[362] Diese Verschwiegenheitsverpflichtung besteht grundsätzlich gegenüber jedermann und damit auch gegenüber anderen Beschäftigten, die keine Kenntnis von den Umständen haben.[363]

---

[359] ErfK/Preis, BGB, § 611 Rn. 710; Hümmerich, Arbeitsverträge, § 1 60. Rn. 2645; MüKo/Müller-Glöge, BGB, § 611 Rn. 1088

[360] ErfK/Preis, BGB, § 611 Rn. 710; Hümmerich, Arbeitsverträge, § 1 60. Rn. 2684

[361] BAG, Urteil vom 16.03.1982; Az.: 3 AZR 83/79 (AP § 611 BGB Betriebsgeheimnis Nr. 1); ErfK/Preis, BGB, § 611 Rn. 710; Hümmerich, Arbeitsverträge, § 1 60. Rn. 2647 ff.; MüKo/Müller-Glöge, BGB, § 611 Rn. 1088; Müller/Preis/Müller/Landshuter, Arbeitsrecht im öffentlichen Dienst, 3. Abschnitt D.II.3. Rn. 545 f.; Staudinger/Richardi, BGB, § 611 Rn. 493

[362] Vgl. Richters/Wodtke, NZA-RR 2003, 281, 283; Staudinger/Richardi, BGB, § 611 Rn. 494

[363] Müller/Preis/Müller/Landshuter, Arbeitsrecht im öffentlichen Dienst, 3. Abschnitt D.II.3. Rn. 545; Preis/Rolfs, Arbeitsvertrag, II V 20 Rn. 20

16.1.2. Verschwiegenheitspflicht nach Beendigung des Arbeitsverhältnisses

Uneinigkeit besteht jedoch darüber, ob der Arbeitnehmer grundsätzlich auch nach Ende des Arbeitsverhältnisses einer allgemeinen Verschwiegenheitspflicht unterliegt. Zu berücksichtigen ist dabei, dass zwar einerseits der Arbeitgeber ein berechtigtes Interesse haben kann, dass seine Betriebsgeheimnisse gewahrt werden. Vom Bundesarbeitsgericht wird deshalb angenommen, dass grundsätzlich eine Verschwiegenheitsverpflichtung auch nach Beendigung bestehen kann.[364]

Mit Ende des Arbeitsverhältnisses entfallen andererseits jedoch grundsätzlich auch die gegenseitigen Rechte und Pflichten der Arbeitsvertragsparteien, so dass im Unterschied zum Bundesarbeitsgericht der Bundesgerichtshof davon ausgeht, dass ohne eine ausdrückliche vertragliche Vereinbarung lediglich eine Pflicht zur Verschwiegenheit während der Dauer des Arbeitsverhältnisses besteht. Lediglich in besonderen Fällen könne die Geheimhaltungspflicht über die Beendigung des Arbeitsverhältnisses hinausgehen. Ob dies der Fall ist, ist anhand einer einzelfallbezogenen Abwägung zwischen dem Arbeitgeberinteresse an der Wahrung seiner Dienstgeheimnisse und des Arbeitnehmerinteresses an seinem beruflichen Fortkommen zu entscheiden.[365]

16.2. Verschwiegenheitspflicht mit vertraglicher Regelung

16.2.1. Vertragliche Verschwiegenheitspflicht im bestehenden Arbeitsverhältnis

Da sich die Verschwiegenheitspflicht des Arbeitnehmers – zumindest während des laufenden Arbeitsverhältnisses – bereits aus einer Nebenpflicht des Arbeitsvertrags ergibt, muss grundsätzlich nicht gesondert eine vertragliche Abrede geschlossen werden. Allerdings kann die allgemeine Verschwiegenheitspflicht dennoch im Arbeitsvertrag aufgenommen bzw. erweitert werden. Es ist sogar ratsam, zumindest eine klarstellende Vereinbarung zu treffen, um eine Transparenz und einen gewissen präventiv-psychologischen Effekt durch eine solche Regelung zu erlangen.[366]

Bei einer solchen arbeitsvertraglichen Vereinbarung kann deshalb einerseits zwischen deklaratorischen, klarstellenden Abreden unterschieden werden, die lediglich

---

[364] BAG, Urteil vom 24.11.1956, Az.: 2 AZR 345/56, Rn. 6; BAG, Urteil vom 16.03.1982, Az.: 3 AZR 83/79 (AP § 611 BGB Betriebsgeheimnis Nr. 1); BAG, Urteil vom 15.12.1987, Az.: 3 AZR 474/86 (AP § 611 BGB Betriebsgeheimnis Nr. 5); BAG, Urteil vom 16.08.1988, Az.: 3 AZR 664/87, Rn. 25; vgl. auch Müller/Preis/Müller/Landshuter, Arbeitsrecht im öffentlichen Dienst, 3. Abschnitt D.II.3. Rn. 545

[365] BGH, Urteil vom 16. 11. 1954, Az.: I ZR 180/53, NJW 1955, 463, 464; BGH, Urteil vom 21.12.1962, Az.: I ZR 47/61, NJW 1963, 856, 857; BGH, Urteil vom 19.11.1982, Az.: I ZR 99/80, NJW 1984, 239, 239; BGH, Urteil vom 03.05.2001, Az.: I ZR 153/99, Rn. 47; vgl. auch Staudinger/Richardi, BGB, § 611 Rn. 500

[366] Vgl. Preis/Rolfs, Arbeitsvertrag, II V 20 Rn. 7

die ohnehin allgemein bestehende Verschwiegenheitsverpflichtung wiedergeben. Sie dienen allein der Transparenz und haben Mahnfunktion, begründen jedoch keine selbständige neue bzw. erweiterte Pflicht.

Formulierungsvorschlag

Der Arbeitnehmer ist verpflichtet, keine Geschäfts- oder Betriebsgeheimnisse unbefugt weiterzugeben.

Anderseits kann eine vertragliche Abrede auch über die einer deklaratorischen hinausgehen. Sind die Vereinbarungen nicht lediglich deklaratorischer Natur, dann gelten jedoch verschiedene Schranken für diese Abreden. Insbesondere sind die Grenze zur Sittenwidrigkeit, vgl. § 138 BGB, und bei Vorliegen von AGB die Inhaltskontrolle zu beachten.

Teilweise wünschen Arbeitgeber eine über Geschäfts- und Betriebsgeheimnisse hinausgehende Verschwiegenheitspflicht. Nach Ansicht der Rechtsprechung kann die Verschwiegenheitspflicht des Arbeitnehmers nur insoweit zulässig vereinbart werden, wie die Geheimhaltung durch ein berechtigtes Interesse des Arbeitgebers gedeckt ist. Dies gilt ebenso für eine AGB-Klausel.[367] Deshalb können sogenannte All-Klauseln, die sämtliche Geschäftsvorgänge, die während der Tätigkeit dem Arbeitnehmer bekannt werden, der Geheimhaltung unterstellen, grundsätzlich nicht wirksam sein.[368] In Bezug auf sämtliche Geschäftsvorgänge kann der Arbeitgeber nicht das Geheimhaltungsinteresse geltend machen. Zulässig ist jedoch, wenn konkrete Tatsachen nach dem Vertrag unter die Verschwiegenheitspflicht gezählt werden und diese Umstände auch eine erhebliche Bedeutung für den Arbeitgeber haben.

16.2.2. Vertragliche Verschwiegenheitspflicht nach Beendigung des Arbeitsverhältnisses

Da eine nachvertragliche Verschwiegenheitspflicht nicht uneingeschränkt ohne vertragliche Abrede anerkannt ist, ist es zweckmäßiger, wenn im Arbeitsvertrag eine solche nachvertragliche Verschwiegenheitspflicht ausdrücklich vereinbart wird. Allerdings gelten einerseits insoweit auch die aufgezeigten Grenzen der während des Bestehens des Arbeitsverhältnisses vertraglichen Geheimhaltungspflicht, so dass wiederum eine All-Klausel grundsätzlich unwirksam sein kann. Anderseits ist zu beachten, dass die nachvertragliche Verschwiegenheitspflicht den betroffenen Ar-

---

[367] Vgl. LAG Hamm vom 05.10.1988, Az.: 15 Sa 1403/88, Rn. 2; ErfK/Preis, BGB, § 611 Rn. 714; APS/Dörner/Kiel, BGB, § 626 Rn. 273; MüKo/Müller-Glöge, BGB, § 611 Rn. 1092

[368] Vgl. BAG, Urteil vom 19.05.1998, Az.: 9 AZR 394/97 (AP § 611 BGB Treuepflicht Nr. 11); LAG Hamm vom 05.10.1988, Az.: 15 Sa 1403/88, Rn. 2; vgl. ErfK/Preis, BGB, § 611 Rn. 714; Hümmerich, Arbeitsverträge, § 1 60. Rn. 2681; Preis/Rolfs, Arbeitsvertrag, II V 20 Rn. 31 f.

beitnehmer nicht in seiner Berufsausübung unzumutbar beschränken darf. Eine Beschränkung der Berufsausübung ist nämlich lediglich in den Schranken einer Abrede über ein nachvertragliches entschädigungspflichtiges Wettbewerbsverbot erreichbar.[369] Dies darf nicht durch eine entschädigungslose Verschwiegenheitsklausel umgangen werden. Demzufolge darf eine zulässige Verschwiegenheitsabrede lediglich den Arbeitnehmer verpflichten, keine Betriebsgeheimnisse preiszugeben. Unzulässig ist hingegen, wenn es dem Arbeitnehmer verwehrt wird, in Konkurrenz zum Arbeitgeber zu treten bzw. sein während der Tätigkeit erlangtes Erfahrungswissen und seine beruflichen Kenntnisse für seine weitere berufliche Entwicklung zu nutzen.[370]

Folgende Formulierung kann sowohl für die Verschwiegenheitpflicht während des laufenden Arbeitsverhältnisses als auch nach dessen Beendigung verwendet werden:

Formulierungsvorschlag

1. Der Arbeitnehmer verpflichtet sich, alle ihm bekannt gewordenen vertraulichen betriebsinternen Angelegenheiten, insbesondere Geschäfts- und Betriebsgeheimnisse, geheimzuhalten.

   Geschäfts- oder Betriebsgeheimnisse, die dem Arbeitnehmer anvertraut oder durch seine Tätigkeit bekannt geworden sind, dürfen weder verwertet noch Dritten mitgeteilt oder zugänglich gemacht werden.

2. Diese Verpflichtung gilt auch nach Ende des Arbeitsverhältnisses, jedoch nur insoweit, wie der Arbeitnehmer dadurch in seinem beruflichen Fortkommen nicht behindert wird.

Eine derartige Regelung zur Verschwiegenheit des Arbeitnehmers sollte immer mit einer Vertragsstrafenregelung kombiniert werden.[371] Unterlässt der Arbeitgeber dies, hat er lediglich einen Schadensersatzanspruch gegen den Arbeitnehmer, wenn dieser gegen seine Verschwiegenheitpflicht verstößt. Das Instrument des Schadensersatzes ist jedoch unglaublich schwer durchzusetzen und hilft in der Praxis nicht, die Einhaltung der Verschwiegenheitpflicht zu erreichen.

---

[369] Siehe unter VI.23.

[370] Vgl. BAG, Urteil vom 16.03.1982; Az.: 3 AZR 83/79 (AP § 611 BGB Betriebsgeheimnis Nr. 1); BAG, Urteil vom 15.12.1987, Az.: 3 AZR 474/86 (AP § 611 BGB Betriebsgeheimnis Nr. 5); BAG, Urteil vom 16.08.1988, Az.: 3 AZR 664/87, Rn. 26; BAG, Urteil vom 15.06.1993, Az.: 9 AZR 558/91 (AP § 611 BGB Konkurrenzklausel Nr. 40); BAG, Urteil vom 19.05.1998, Az.: 9 AZR 394/97 (AP § 611 BGB Treuepflicht Nr. 11)

[371] Siehe hierzu unten unter VI.20.

16.2.3. Verschwiegenheitspflicht aus Tarifvertrag

Eine Verpflichtung zur Verschwiegenheit ist auch in den einschlägigen Tarifverträgen geregelt. Danach haben die Beschäftigten über Angelegenheiten, deren Geheimhaltung durch gesetzliche Vorschriften vorgesehen oder vom Arbeitgeber angeordnet ist, Verschwiegenheit zu wahren. Diese Regelung gilt auch über die Beendigung des Arbeitsverhältnisses hinaus.[372] Damit ist tarifvertraglich eine nachvertragliche erweiterte Verschwiegenheitspflicht festgeschrieben. Nachteil dieser tarifvertraglichen Regelung ist aber, dass der Arbeitgeber zu der Regelung immer die Geheimhaltung anordnen muss. Es bedarf also immer eines aktiven Tuns des Arbeitgebers, um diese Verschwiegenheitspflicht auszulösen. Daher empfiehlt es sich, oben vorgeschlagene Regelung auch bei einer vergleichbar bestehenden Tarifregelung in den Arbeitsvertrag aufzunehmen. Mit ihr entfällt die Notwendigkeit einer gesonderten Anordnung.

17. Ärztliche Untersuchung/gesundheitliche Eignung

17.1. Überblick

Der Arbeitgeber hat stets ein Interesse daran zu wissen, ob der Arbeitnehmer in der Lage ist, die künftige bzw. geschuldete Arbeitsleistung zu erbringen. Neben den fachlichen Kompetenzen spielen auch gesundheitliche Aspekte für die Befähigung des Arbeitnehmers eine Rolle. Deshalb werden in der Praxis oft ärztliche Untersuchungen vor der Einstellung eines Arbeitnehmers, aber auch während des laufenden Arbeitsverhältnisses, vom Arbeitgeber gefordert. Grundsätzlich besteht jedoch für den Arbeitnehmer keine allgemeine Pflicht, sich insbesondere auf Veranlassung des Arbeitgebers ärztlich untersuchen zu lassen, soweit sich eine solche Verpflichtung nicht aus dem Gesetz[373] ergibt. Ist im Gesetz nichts geregelt, kann sich eine Verpflichtung des Arbeitnehmers lediglich aus einer Vereinbarung aus dem Arbeitsvertrag oder aus einer kollektiven Regelung ergeben. Jedoch kann eine gesundheitliche Untersuchungspflicht in das Persönlichkeitsrecht des Arbeitnehmers eingreifen[374], so dass es erforderlich ist, dass die Untersuchung im berechtigten Interesse des Arbeitgebers ist.[375]

---

[372]   Vgl. § 3 Abs .1 TVöD; § 3 Abs. 1 TV-Ärzte/VKA; § 3 Abs. 2 TV-L; § 3 Abs. 2 TV-Ärzte/TdL

[373]   Vgl. bspw. § 32 Gesetz zum Schutz der arbeitenden Jugend (JArbSchG); § 37 ff. Röntgenverordnung (RÖV); § 60 ff. Strahlenschutzverordnung (StrlSchV)

[374]   Vgl. BAG, Urteil vom 06.11.1997, Az.: 2 AZR 801/96 (§ 626 BGB Nr. 142); ErfK/Schmidt, GG, Art. 2 Rn. 93; Preis/Preis, Arbeitsvertrag, II. G 30 Rn. 1

[375]   BAG, Urteil vom 23.02.1967, Az.: 2 AZR 124/66, DB 1967, 1182, 1182 f.; BAG, Urteil vom 06.11.1997, Az.: 2 AZR 801/96 (§ 626 BGB Nr. 142)

17.2. Ärztliche Untersuchungen im laufenden Arbeitsverhältnis

17.2.1. Untersuchung bei Zweifeln an der Arbeitsunfähigkeit

Hat der Arbeitgeber Zweifel an der Arbeitsunfähigkeit eines krankgeschriebenen Mitarbeiters, so hat der Arbeitgeber die Möglichkeit, von der Krankenkasse nach § 275 Abs. 1 Nr. 3 Var. b, Abs. 1a S. 3 SGB V eine Begutachtung der Arbeitsunfähigkeit des Mitarbeiters durch den medizinischen Dienst der Krankenversicherung zu verlangen. Zu beachten ist jedoch, dass trotz der Zweifel an der Arbeitsunfähigkeit der Arbeitgeber kein Leistungsverweigerungsrecht bzgl. der Fortzahlung des Arbeitsentgelts geltend machen kann, wenn das Gutachten noch nicht vorliegt. Ein Leistungsverweigerungsrecht steht dem Arbeitgeber lediglich in dem gesetzlich vorgeschriebenen Fall des § 7 Abs. 1 Entgeltfortzahlungsgesetz (EFZG) zu.[376]

Bzgl. der Begutachtung der Arbeitsunfähigkeit durch den medizinischen Dienst der Krankenkassen kann im Arbeitsvertrag eine deklaratorische Abrede getroffen werden. Eine darüber hinausgehende vertragliche Vereinbarung, die den Arbeitnehmer zu einer Untersuchung durch einen vom Arbeitgeber benannten Arzt verpflichtet, um die Arbeitsunfähigkeit festzustellen, würde den Rahmen einer zulässigen Klausel grundsätzlich sprengen. Eine solche Klausel ist wohl als unwirksam anzusehen, da sie gegen die abschließende Regelung des § 275 Abs. 1 SGB V sowie gegen das Recht auf freie Arztwahl, vgl. § 76 Abs. 1 SGB V, verstößt.[377]

17.2.2. Regelmäßige Untersuchungen in Bezug auf die Eignung des Arbeitnehmers

Während des bestehenden Arbeitsverhältnisses kann der Arbeitgeber auch über § 275 Abs. 1 Nr. 3 Var. b, Abs. 1a S. 3 SGB V hinaus ein Interesse an einer regelmäßigen Untersuchung in Bezug auf die gesundheitliche Eignung des Mitarbeiters für die Ausübung der geschuldeten Tätigkeit haben. Ein solches Interesse kann beispielsweise durch[378]

- eine längerfristige Arbeitsunfähigkeit,
- eine unverhältnismäßig hohe Zahl an Kurzerkrankungen,
- den Verdacht auf eine ansteckende Krankheit oder
- eine nicht unerhebliche Leistungsminderung

begründet sein. Trotz des Bestehens eines solchen Interesses kann der Arbeitgeber nicht uneingeschränkt den Arbeitnehmer zu einer Untersuchung verpflichten. Vielmehr sind das Arbeitgeberinteresse und das Arbeitnehmerinteresse an der Wahrung

---

[376] ErfK/Dörner, EFZG, § 7 Rn. 14; Preis/Preis, Arbeitsvertrag, II. G. 30 Rn. 13

[377] Preis/Preis, Arbeitsvertrag, II. G. 30 Rn. 15; Stück/Wein, NZA-RR 2005, 505, 507

[378] Vgl. Preis/Preis, Arbeitsvertrag, II. G. 30 Rn. 19 f.; Stück/Wein, NZA-RR 2005, 505, 507

seines Persönlichkeitsrechts und seiner körperlichen Integrität gegeneinander abzuwägen. Deshalb ist eine Untersuchung nur dann zulässig, wenn sie nicht zu einem erheblichen Eingriff in die körperliche Unversehrtheit des Arbeitnehmers führt und der Arbeitnehmer durch die Untersuchung keine erheblichen Gesundheitsnachteile erleidet.[379] Liegt ein berechtigtes Interesse vor und sind mit der Untersuchung keine erheblichen gesundheitlichen Nachteile verbunden, kann der Arbeitgeber eine Vereinbarung treffen, wonach seine Mitarbeiter allgemein zu einer Durchführung verpflichtet sind.

Erfolgt die Untersuchung, ist jedoch zu beachten, dass der untersuchende Arzt nur in engen Grenzen gegenüber dem Arbeitgeber Auskunft geben darf. Der Arzt darf dem Arbeitgeber lediglich diejenigen Untersuchungsergebnisse mitteilen, die für die geschuldete Tätigkeit des Arbeitnehmers bedeutsam sind. In der Regel ist diesem Bedürfnis bereits durch die Mitteilung, ob der Arbeitnehmer für die Ausübung der Tätigkeit in der Lage ist oder nicht, genüge getan. Verlangt der Arbeitgeber detaillierte Untersuchungsergebnisse, ist es grundsätzlich nötig, dass der Mitarbeiter den Arzt von seiner ärztlichen Schweigepflicht ausdrücklich auch in Bezug auf diese Informationen befreit. Allein in der Einwilligung zur ärztlichen Untersuchung liegt nämlich noch nicht die Entbindung von der Schweigepflicht des Arztes. Allenfalls kann durch die Einwilligung in die Untersuchung konkludent die Entbindung des Arztes bzgl. der Mitteilung gesehen werden, ob der Arbeitnehmer für die Tätigkeit geeignet oder nicht geeignet ist.[380]

Um dem Arbeitgeber die Möglichkeit einer regelmäßigen Untersuchung zu eröffnen, kann folgende Klausel verwendet werden.

Formulierungsvorschlag

Der Arbeitnehmer erklärt sich bei begründetem Verdacht einer Beeinträchtigung seiner Arbeitsfähigkeit bereit, sich auf Verlangen des Arbeitgebers ärztlich untersuchen zu lassen. Die hierdurch anfallenden Kosten trägt der Arbeitgeber. Der Arbeitnehmer entbindet den untersuchenden Arzt insoweit von der ärztlichen Schweigepflicht, als das Untersuchungsergebnis Einfluss auf die Erfüllung der arbeitsvertraglich vorausgesetzten Einsatzfähigkeit des Arbeitnehmers haben kann.

---

[379] Preis/Preis, Arbeitsvertrag, II. G. 30 Rn. 19 ff.; Stück/Wein, NZA-RR 2005, 505, 507

[380] Preis/Preis, Arbeitsvertrag, II. G. 30 Rn. 17; Stück/Wein, NZA-RR 2005, 505, 508; vgl. auch ErfK/Preis, BGB, § 611 Rn. 296

17.3. Einstellungsuntersuchungen

Eine Einstellungsuntersuchung vor Abschluss eines Arbeitsvertrags soll dem Arbeitgeber die Möglichkeit geben, denjenigen Arbeitnehmer einzustellen, der auch gesundheitlich dazu in der Lage ist, die künftige Arbeitsleistung zu erbringen. Entscheidend bei einer Einstellungsuntersuchung ist, dass sie ohne Einwilligung des Arbeitnehmers individualrechtlich nicht möglich ist. Verweigert der Beschäftigte die Untersuchung, kann der Arbeitgeber folglich nichts daran ändern. Der Arbeitnehmer riskiert dann jedoch, dass er nicht eingestellt wird.

Des Weiteren ist ein berechtigtes Interesse des Arbeitgebers an der Untersuchung nötig, welches bei einer Interessenabwägung gegenüber dem Persönlichkeitsrecht des Bewerbers überwiegt. Die Untersuchung muss deshalb dazu dienen, die Eignung des Bewerbers in Bezug auf den zukünftigen Arbeitsplatz zu ermitteln.[381] Zu berücksichtigen ist jedoch, dass sowohl der Umfang der Untersuchung als auch der Anspruch des Arbeitgebers auf Auskunft lediglich in dem Rahmen zulässig sind, wie sie Bezug zu der gesundheitlichen Eignung des künftig Beschäftigten für seine konkret geschuldete zukünftige Tätigkeit haben.[382]

Für die Verpflichtung zu einer Einstellungsuntersuchung kann folgende Klausel verwendet werden:

Formulierungsvorschlag

Die Einstellung des Arbeitnehmers erfolgt unter der Bedingung, dass nach dem Ergebnis der Einstellungsuntersuchung durch einen Vertrauensarzt der Arbeitnehmer zu der Erbringung der geschuldeten Tätigkeit geeignet ist. Der Arbeitnehmer erklärt sich mit dieser Untersuchung einverstanden. Er entbindet den Arzt von seiner ärztlichen Schweigepflicht, soweit es zur Beurteilung der Eignung erforderlich ist. Die Kosten der Untersuchung trägt der Arbeitgeber.

Eine weitergehende Verpflichtung, z.B. zur generellen Vorlage eines amtsärztlichen Gesundheitszeugnisses, ist nicht möglich. Da die Vorlage eines amtsärztlichen Gesundheitszeugnisses nur bei Tätigkeiten, bei denen ein Umgang mit Lebensmitteln notwendig ist, gem. §§ 42, 43 InfektionsschutzG verlangt werden kann, wäre eine generelle Verpflichtung zur Vorlage des amtsärztlichen Gesundheitszeugnisses unwirksam.

---

[381] ErfK/Preis, BGB, § 611 Rn. 292 ff.; MüHB/Kohte, § 296 Rn. 55; MüHB/Richardi/Buchner, § 31 Rn. 22 f.

[382] ErfK/Preis, BGB, § 611 Rn. 296; vgl. auch Preis/Preis, Arbeitsvertrag, II. G. 30 Rn. 17

17.4. Sonstige Untersuchungen

Der Arbeitgeber kann außerdem den Arbeitnehmer zu sonstigen Untersuchungen verpflichten, die die Eignung des Beschäftigten feststellen sollen. Entscheidend ist aber auch in diesem Fall, dass die Untersuchungen nur soweit zulässig sind, wie sie zur Ermittlung der Eignung für die vorgesehene Tätigkeit geeignet und erforderlich sind. Des Weiteren muss der Arbeitnehmer in die Untersuchung einwilligen.[383]

Grundsätzlich unzulässig ist jedoch – auch im Rahmen einer Einstellungsuntersuchung – die Durchführung einer sogenannten Genomanalyse, soweit anhand dieser Untersuchung ein umfassendes Persönlichkeits- und Gesundheitsprofil angefertigt wird. Durch die Genomanalyse werden Rückschlüsse auf die Strukturen und Funktionen der Gene ermöglicht, indem die Erbanlagen für Krankheiten oder genetisch bedingte Empfindlichkeiten gegenüber Einflüssen der Umwelt ermittelt werden. Dadurch ist es möglich, Prognosen über künftig zu erwartende Erkrankungen des Arbeitnehmers zu machen. Solche Informationen greifen zu stark in das Persönlichkeitsrecht des Arbeitnehmers ein, ohne durch berechtigte Arbeitgeberinteressen gerechtfertigt zu sein. Die festgestellten Empfindlichkeiten des Arbeitnehmers treten außerdem unter Umständen nie oder erst in Jahrzehnten auf, so dass das Interesse des Arbeitgebers grundsätzlich zurücktritt.[384] Lediglich teilweise wird die Genomanalyse in Ausnahmefällen als zulässig erachtet.[385]

Außerdem ordnen, wie bereits oben angedeutet, verschiedene Gesetze ärztliche Untersuchungen an. Im Bereich des Krankenhauses sind dies insbesondere die Regelungen des § 37 ff. Verordnung über den Schutz vor Schäden durch Röntgenstrahlen (RÖV), § 60 ff. Verordnung über den Schutz vor Schäden durch ionisierende Strahlen (StrlSchV) und § 32 Jugendarbeitsschutzgesetz (JArbSchG). Diese Untersuchungen dienen dem Schutz des Arbeitnehmers. Lässt der Arbeitnehmer die gesetzlich vorgeschriebene Untersuchung nicht durchführen, kann dies ein Beschäftigungsverbot nach sich ziehen.[386]

Um den Arbeitnehmer zur Durchführung dieser Untersuchung zu verpflichten, bedarf es aber keiner vertraglichen Vereinbarung.

---

[383] MüHB/Richardi/Buchner; § 31 Rn. 24

[384] ErfK/Preis, BGB, § 611 Rn. 300 ff.; MüHB/Richardi/Buchner; § 30 Rn. 407; vgl. auch Moll/Melms, MüAwHB, Teil C, § 7 Rn. 53

[385] Moll/Melms, MüAwHB, Teil C, § 7 Rn. 53; vgl. auch Wiese, RdA 1988, 217, 220

[386] Vgl. ErfK/Preis, BGB, § 611 Rn. 294 f.; MüHB/Richardi/Buchner; § 30 Rn. 407

17.5. Verpflichtung zur ärztlichen Untersuchung durch Tarifvertrag

Nach den einschlägigen Tarifverträgen ist der Arbeitgeber bei begründeter Veranlassung berechtigt, den Beschäftigten zu verpflichten, durch ärztliche Bescheinigung nachzuweisen, dass er zur Leistung der arbeitsvertraglich geschuldeten Tätigkeit in der Lage ist. Bei dem beauftragten Arzt kann es sich um einen Betriebs- bzw. Amtsarzt handeln, soweit sich die Betriebsparteien nicht auf einen anderen geeinigt haben. Die Kosten dieser Untersuchung trägt der Arbeitgeber.[387]

Beim Arbeitgeber besteht begründete Veranlassung, wenn konkrete Tatsachen vorliegen, die erhebliche Zweifel hervorrufen, ob der Arbeitnehmer in der Lage ist, seine arbeitsvertraglich geschuldete Leistung zu erbringen.[388] Kann der Arbeitgeber die Untersuchung nicht durch konkrete Tatsachen begründen, dann kann der Arbeitnehmer die Untersuchung verweigern.

Eine Einstellungsuntersuchung ist hingegen tarifvertraglich nicht vorgesehen.

Darüber hinaus ist der Arbeitgeber nach dem TV-Ärzte/TdL sogar berechtigt, die Ärzte bei Beendigung des Arbeitsverhältnisses untersuchen zu lassen. Außerdem sind Ärzte, die besonderen Ansteckungsgefahren oder in gesundheitsgefährdenden Bereichen beschäftigt sind, in regelmäßigen Zeitabständen ärztlich zu untersuchen.[389]

18. Beendigung

18.1. Beendigungsmöglichkeiten eines Arbeitsverhältnisses

Aus dem Charakter des Arbeitsverhältnisses als Dauerschuldverhältnis folgt, dass es nicht bereits mit dem einmaligen Austausch von Leistungen endet. Vielmehr muss ein Beendigungstatbestand erfüllt sein.[390]

Als Beendigungsgründe lassen sich unterscheiden:

– Die einvernehmliche Beendigung des Arbeitsverhältnisses seitens der Arbeitsvertragsparteien. Dies geschieht entweder bei Vertragsschluss durch eine Bedingung oder Befristung des Arbeitsverhältnisses[391] oder zu einem späteren Zeitpunkt mittels des Abschlusses eines Aufhebungsvertrags.

---

[387] Vgl. § 3 Abs. 4 TVöD; § 3 Abs. 5 TV-Ärzte/VKA; § 3 Abs. 5 S. 1 TV-L; § 3 Abs. 5 TV-Ärzte/TdL

[388] BeckOK/Wendl, TVöD- AT, § 3 Rn. 11; Conze, Personalbuch, A. 2. Rn. 53

[389] Vgl. § 3 Abs. 5 S. 4–6 TV-Ärzte/TdL

[390] Vgl. Hromadka/Maschmann, Arbeitsrecht Bd. 1, § 10 Rn. 1 f.

[391] Siehe hierzu oben IV.2

– Die einseitige Beendigung des Arbeitsverhältnisses, insbesondere durch (ordentliche oder außerordentliche) Kündigung des Arbeitsverhältnisses durch den Arbeitgeber oder Arbeitnehmer.

– Als sonstige Beendigungsgründe der Tod des Arbeitnehmers oder die gerichtliche Auflösung des Arbeitsverhältnisses.

Kein Beendigungsgrund ist hingegen die Vollendung des 65./67. Lebensjahrs des Arbeitnehmers und das damit verbundene Erreichen des Renteneintrittsalters. Das Arbeitsverhältnis endet in diesem Fall nicht automatisch. Soll der Arbeitnehmer mit Erreichen des Rentenalters aus dem Unternehmen ausscheiden, bedarf es einer entsprechenden Vereinbarung. Diese kann sich aus einem anwendbaren Tarifvertrag oder bei fehlender Tarifgebundenheit aus einer einzelvertraglichen Vereinbarung ergeben.

18.2. Altersgrenze

18.2.1. Altersgrenze bei Anwendung eines Tarifvertrags

18.2.1.1. Tarifvertragliche Regelungen zur Altersgrenze

Findet auf das Arbeitsverhältnis ein Tarifvertrag Anwendung, ist in allen krankenhausspezifischen Tarifverträgen eine Bestimmung zur Altersgrenze enthalten, nach der das Arbeitsverhältnis ohne Kündigung mit Ablauf des Monats, in dem der Arbeitnehmer das 65. Lebensjahr vollendet hat[392] bzw. in dem der Arbeitnehmer das gesetzlich festgelegte Alter zum Erreichen einer abschlagsfreien Regelaltersrente vollendet hat[393], endet. Letztere, allgemeinere Formulierung ist bedingt durch die schrittweise Anhebung des Eintrittsalters für die Altersrente auf das 67. Lebensjahr durch den Gesetzgeber.

Will der Arbeitnehmer bereits vor der tariflich festgelegten Altersgrenze aus dem Arbeitsverhältnis aussteigen, bleibt ihm die Möglichkeit, mit dem Arbeitgeber einen Auflösungsvertrag zu schließen.[394]

18.2.1.2. Weiterbeschäftigung nach dem 65. Lebensjahr

Die krankenhausspezifischen Tarifverträge für den öffentlichen Dienst sehen zudem die Möglichkeit einer Weiterbeschäftigung über das 65. Lebensjahr bzw. nach Erreichen der Regelaltersrente vor.[395]

---

[392] Vgl. § 33 Abs. 1a TVöD; § 34 Abs. 1a TV-Ärzte/VKA

[393] Vgl. § 33 Abs. 1a TV-L; § 33 Abs. 1a TV-Ärzte/TdL

[394] Vgl. § 33 Abs. 1b TVöD; § 34 Abs. 1b TV-Ärzte/VKA; § 33 Abs. 1b TV-L; § 33 Abs. 1b TV-Ärzte/TdL

[395] Vgl. § 33 Abs. 5 S. 1 TVöD; § 34 Abs. 5 S. 1 TV-Ärzte/VKA; § 33 Abs. 5 S. 1 TV-L; § 33 Abs. 5 S. 1 TV-Ärzte/TdL

Hierzu ist der Abschluss eines neuen Arbeitsvertrags notwendig. Die von den tarif-vertraglichen Bestimmungen hierfür verlangte Schriftform wirkt wiederum nur dekla-ratorisch.[396] Für das neue Arbeitsverhältnis gilt eine besondere tarifvertragliche Kündigungsfrist von vier Wochen zum Monatsende, wenn im Arbeitsvertrag nichts anderes vereinbart wird.[397]

18.2.2. Altersgrenze bei Regelung im Arbeitsvertrag

Während die Zulässigkeit tarifvertraglicher Altersgrenzen vom Bundesarbeitsgericht bestätigt wurde[398], gelten bei der Vereinbarung von Altersgrenzen im Formularar-beitsvertrag besondere Maßstäbe.

Das Bundesarbeitsgericht wertet die Vereinbarung einer Altersgrenze als Befristung des Arbeitsverhältnisses.[399] Damit unterliegt die Bestimmung einer Altersgrenze der Befristungskontrolle nach dem Teilzeit- und Befristungsgesetz (TzBfG).

18.2.2.1. Sachgrund für Altersgrenze

Der nach § 14 Abs. 1 TzBfG grundsätzlich notwendige Sachgrund für die Befristung besteht im Bedürfnis des Arbeitgebers an der Sicherung einer ausgewogenen Per-sonalstruktur und einer sachgerechten und berechenbaren Personalplanung. Diese sind vorrangig gegenüber dem Bestandsinteresse des Arbeitnehmers an seinem Arbeitsverhältnis, wenn der Mitarbeiter durch den Bezug einer Altersrente wirtschaft-lich abgesichert ist. Für die wirtschaftliche Absicherung kommt es nicht auf die kon-krete Höhe der Rente an, sondern es genügt der Anspruch des Arbeitnehmers auf eine ungekürzte Altersversorgung in der gesetzlichen Rentenversicherung.[400]

Um eine automatische Anpassung der Altersgrenze an die auch zukünftig vom Ge-setzgeber vorgesehene Regelaltersgrenze zu erreichen, empfiehlt sich eine Befris-tung auf den Zeitpunkt, zu dem der Arbeitnehmer die Regelaltersgrenze der gesetz-lichen Rentenversicherung erreicht.

Mit bestimmten Arbeitnehmergruppen, z.B. langjährig Versicherte[401] oder schwer-behinderte Menschen[402], kann auch eine Beendigung des Arbeitsverhältnisses zu

---

[396]   Siehe hierzu oben II.1.3.2.

[397]   Vgl. § 33 Abs. 5 S. 2 TVöD; § 34 Abs. 5 S. 2 TV-Ärzte/VKA; § 33 Abs. 5 S. 2 TV-L; § 33 Abs. 5 S. 2 TV-Ärzte/TdL

[398]   BAG, Urteil vom 17.04.2002, Az.: 7 AZR 40/01, BB 2002, 1865 f.

[399]   BAG, Urteil vom 27.07.2005, Az.: 7 AZR 443/04, NZA 2006, 37; BAG, Urteil vom 14.08.2002, Az.: 7 AZR 469/01, NZA 2003, 1397 f.

[400]   BAG, Urteil vom 27.07.2005, Az.: 7 AZR 443/04, NZA 2006, 37; BAG, Urteil vom 14.08.2002, Az.: 7 AZR 469/01, NZA 2003, 1397 f.

[401]   Vgl. §§ 36, 236 SGB VI

[402]   Vgl. §§ 37, 236 a SGB VI

VI. Typische Vertragsklauseln

einem Zeitpunkt vor Vollendung des 65./67. Lebensjahrs gewählt werden, vorausgesetzt, der Arbeitnehmer bezieht mit Erreichen des bestimmten Zeitpunkts eine ungekürzte gesetzliche Altersrente. Eine solche Vereinbarung muss jedoch nach § 41 S. 2 SGB VI innerhalb der letzten drei Jahre vor dem angegebenen Beendigungszeitpunkt mit dem Arbeitnehmer vereinbart oder von diesem bestätigt worden sein. Ansonsten gilt die Vereinbarung als auf die Vollendung des 65./67. Lebensjahrs abgeschlossen.

18.2.2.2. Auflösungszeitpunkt und Kündigungsmöglichkeit

Als Zeitpunkt der Auslösung ist der Zugang des Bewilligungsbescheids durch den Rentenversicherungsträger vorzusehen.

Da ein Arbeitsverhältnis mit Altersgrenze der Befristungskontrolle nach dem Teilzeit- und Befristungsgesetz unterliegt, muss wegen § 15 Abs. 3 TzBfG das Recht zur ordentlichen Kündigung vereinbart werden. Dafür genügt es, dass der Arbeitsvertrag Fristen für die ordentliche Kündigung enthält. Der Vorbehalt der ordentlichen Kündigung muss nicht im Zusammenhang mit der Klausel zur Altersgrenze formuliert sein.[403]

18.2.2.3. Musterklausel für Altersgrenze im Arbeitsvertrag

Findet auf das Arbeitsverhältnis kein Tarifvertrag Anwendung, wird empfohlen, die folgende Klausel zur Altersgrenze in den Arbeitsvertrag aufzunehmen. Unter der Überschrift „Beendigung des Arbeitsverhältnisses" ist sie auch nicht überraschend i.S.d. § 305c Abs. 1 BGB.[404]

Formulierungsvorschlag

Das Arbeitsverhältnis endet, ohne dass es einer Kündigung bedarf, mit Ablauf des Monats, in dem der Arbeitnehmer das für ihn maßgebliche Rentenalter in der gesetzlichen Rentenversicherung erreicht hat, sofern er zu diesem Zeitpunkt Anspruch auf ungekürzte Altersrente hat oder eine gleichwertige andere Altersversorgung beanspruchen kann.

---

[403] Hromadka/Schmitt-Rolfes, Der unbefristete Arbeitsvertrag, S. 143

[404] Vgl. BAG, Urteil vom 06.08.2003, Az.: 7 AZR 9/03, NZA 2004, 96, 96 ff.

18.3. Kündigung des Arbeitsverhältnisses

18.3.1. Allgemeines

Die Kündigung ist das einschlägige Instrument, wenn der Arbeitgeber oder der Arbeitnehmer einseitig das Arbeitsverhältnis für die Zukunft beenden will. Wichtige Erscheinungsformen sind die ordentliche und die außerordentliche Kündigung.

Kündigungsrelevante Rechtsgrundlagen finden sich in den §§ 620 ff. BGB und im Kündigungsschutzgesetz (KSchG).

Die Kündigung muss zu ihrer Wirksamkeit schriftlich erfolgen, § 623 BGB. Fällt das Arbeitsverhältnis unter den Anwendungsbereich des Kündigungsschutzgesetzes, bedarf die arbeitgeberseitige Kündigung einer sozialen Rechtfertigung, § 1 Abs. 1 KSchG, d.h. es ist ein personen-, verhaltens- oder betriebsbedingter Kündigungsgrund erforderlich.[405]

Die vom Gesetzgeber vorgesehene Grundkündigungsfrist beträgt vier Wochen zum 15. oder zum Ende eines Kalendermonats, § 622 Abs. 1 BGB. Für die arbeitgeberseitige Kündigung findet eine der Beschäftigungszeit des Arbeitnehmers entsprechende, stufenweise Erhöhung der Fristen statt, § 622 Abs. 2 BGB. Kündigungstermin ist jeweils das Monatsende.

Während die Möglichkeit der außerordentlichen Kündigung, das Schriftformerfordernis und die Vorgaben des Kündigungsschutzgesetzes bei dessen Anwendbarkeit zwingend vom Gesetzgeber vorgegeben sind, verbleiben den Parteien des Tarif- und des Arbeitsvertrags insbesondere Spielräume hinsichtlich der Kündigungsfristen.

18.3.2. Tarifvertragliche Regelungen zur Kündigung

Nach § 1 Abs. 1 TVG können Tarifverträge Rechtsnormen zur Beendigung des Arbeitsverhältnisses enthalten.

Da die Tarifvertragsparteien von zwingendem Gesetzesrecht nicht abweichen dürfen, kann durch Tarifvertrag das Recht zur außerordentlichen Kündigung nicht ausgeschlossen und auch vom Kündigungsschutzgesetz nicht zum Nachteil der Arbeitnehmer abgewichen werden.

---

[405]   Vgl. § 1 Abs. 2 KSchG

Ein Tarifvertrag kann jedoch die ordentliche Kündigung ausschließen, Kündigungsfristen verlängern und die Beteiligungsrechte des Betriebsrates/Personalrats/der Mitarbeitervertretung[406] im Rahmen einer Kündigung erweitern.[407]

Die gesetzlichen Kündigungsfristen sind tarifdispositiv, d.h. der Tarifvertrag kann sowohl zu Gunsten als auch zu Lasten des Arbeitnehmers von den gesetzlichen Mindestkündigungsfristen abweichen, vgl. § 622 Abs. 4 S. 1 BGB. Die Tarifverträge können zudem andere Kündigungstermine vorsehen. Die einschlägigen Tarifverträge im Krankenhauswesen haben von dieser Möglichkeit Gebrauch gemacht:

– Für die Probezeit beträgt die Kündigungsfrist zwei Wochen zum Monatsschluss.[408]
– Die weiteren Kündigungsfristen werden gestaffelt nach der Beschäftigungszeit des Arbeitnehmers.[409] Sie steigen bis zu einer Beschäftigungszeit von mindestens 12 Jahren auf maximal sechs Monate zum Schluss eines Kalendervierteljahres an.[410]

Nach einer Beschäftigungszeit von 15 Jahren können Arbeitsverhältnisse mit Beschäftigten, die das 40. Lebensjahr vollendet haben und für die die Regelungen des Tarifgebiets West des TVöD Anwendung finden, durch den Arbeitgeber nur noch aus einem wichtigen Grund gekündigt werden. Diese Arbeitnehmer genießen damit einen besonderen tariflichen Kündigungsschutz und können nur noch außerordentlich nach § 626 BGB gekündigt werden.

18.3.3. Regelungen zur Kündigung im Arbeitsvertrag

Das Recht zur außerordentlichen Kündigung kann im Arbeitsvertrag weder ausgeschlossen noch unzumutbar erschwert werden. Für befristete Arbeitsverhältnisse muss der Arbeitsvertrag das Recht zur ordentlichen Kündigung einräumen. Ansonsten verbleibt nur die Möglichkeit der außerordentlichen Kündigung, § 15 Abs. 3 TzBfG.[411] Daher ist zwingend auch bei Anwendung eines Tarifvertrags eine Regelung über die Beendigung des Arbeitsverhältnisses in den befristeten Arbeitsvertrag aufzunehmen.

Das Recht zur ordentlichen Kündigung vor Beginn des Arbeitsverhältnisses kann für beide Seiten ausgeschlossen werden.

---

[406] Vgl. § 102 Abs. 5 BetrVG

[407] Vgl. Hromadka/Maschmann, Arbeitsrecht Bd. 1, § 10 Rn. 75

[408] Siehe hierzu oben VI.4.3.1.1.

[409] Vgl. § 34 Abs. 1 S. 2 TVöD; § 35 Abs. 1 S. 2 TV-Ärzte/VKA; § 34 Abs. 1 S. 2 TV-L; § 34 Abs. 1 S. 2 TV-Ärzte/TdL

[410] Vgl. Kuner, Arbeitsrecht und TVöD/TV-L, Rn. 1163

[411] Siehe hierzu oben IV.2.

Einzelvertraglich können die gesetzlichen Kündigungsfristen des § 622 Abs. 1 und Abs. 2 BGB nur unter den engen Voraussetzungen des § 622 Abs. 5 BGB verkürzt werden. Unproblematisch ist hingegen eine Verlängerung.

18.3.3.1. Verkürzung der gesetzlichen Kündigungsfristen im Arbeitsvertrag

Die 4-wöchige Grundkündigungsfrist des § 622 Abs. 1 BGB sowie die verlängerten Kündigungsfristen nach § 622 Abs. 2 BGB sind gesetzliche Mindestkündigungsfristen, die grundsätzlich nicht von den Arbeitsvertragsparteien verkürzt werden dürfen.[412] Ausnahmen von dieser Regel hält § 622 Abs. 5 BGB lediglich für vorübergehende Aushilfsarbeitsverhältnisse (Nr. 1) sowie für Arbeitgeber mit nicht mehr als 20 Arbeitnehmern (Nr. 2) bereit.

18.3.3.2. Verlängerung der Kündigungsfristen im Arbeitsvertrag

Der Arbeitsvertrag kann die Kündigungsfristen verlängern, vgl. § 622 Abs. 5 S. 3 BGB. Zu beachten ist in diesem Zusammenhang die Regelung des § 622 Abs. 6 BGB. Demnach darf für die Kündigung des Arbeitsverhältnisses durch den Arbeitnehmer keine längere Frist vereinbart werden als für die Kündigung durch den Arbeitgeber.

18.3.3.3. Hinweis auf Meldepflicht nach § 37 b SGB III

Arbeitgeber sollen darüber hinaus gemäß § 2 Abs. 2 S. 1 Nr. 3 Sozialgesetzbuch III (SGB III) den betroffenen Arbeitnehmer vor Beendigung des Arbeitsverhältnisses frühzeitig auf seine Pflicht zur Meldung bei der Agentur für Arbeit hinweisen. Auch wenn sich ein Arbeitgeber bei Unterlassen des Hinweises nicht gegenüber seinem Arbeitnehmer schadensersatzpflichtig macht[413], empfiehlt sich die Aufnahme des Hinweises bereits in den Arbeitsvertrag.

18.3.4. Formulierungsvorschlag für Kündigungsregelungen im Arbeitsvertrag

Für die im Zusammenhang mit der Kündigung stehenden Fragen empfiehlt sich die folgende Klausel unter der Überschrift „Beendigung des Arbeitsverhältnisses":

---

[412]   Vgl. Hromadka/Maschmann, Arbeitsrecht Bd. 1, § 10 Rn. 95

[413]   Vgl. BAG, Urteil vom 29.09.2005, Az. 8 AZR 571/04, NZA 2005, 1406, 1406 ff.

Formulierungsvorschlag

1. Vor Beginn des Arbeitsverhältnisses ist die ordentliche Kündigung für beide Vertragsteile ausgeschlossen.

2. Es wird vereinbart, dass das Arbeitsverhältnis nach Ablauf der Probezeit von beiden Seiten, auch im Fall der Befristung des Arbeitsverhältnisses, unter Einhaltung einer Kündigungsfrist von vier Wochen zum 15. oder zum Ende eines Kalendermonats entsprechend den gesetzlichen Kündigungsfristen gekündigt werden kann.[414]

3. Sofern das Arbeitsverhältnis mit dem Arbeitgeber zwei Jahre oder länger besteht, gelten die verlängerten Kündigungsfristen gemäß § 622 Abs. 2 BGB für beide Parteien als vereinbart.[415]

4. Die Kündigung bedarf der Schriftform. Jede verspätet zugegangene Kündigung gilt als Kündigung für den nächst zulässigen Zeitpunkt. Eine fristlose bzw. außerordentliche Kündigung gilt vorsorglich auch als ordentliche Kündigung.

5. Im Fall des Ausspruchs einer Kündigung ist die Beschäftigte/der Beschäftigte nach § 37b SGB III zur Aufrechterhaltung ungekürzter Ansprüche auf Arbeitslosengeld verpflichtet, sich spätestens drei Monate vor Beendigung des Arbeitsverhältnisses persönlich bei der Agentur für Arbeit arbeitssuchend zu melden. Sie/Er ist darüber hinaus verpflichtet, aktiv nach einer Beschäftigung zu suchen. Eine verspätete Meldung kann zur Kürzung der Ansprüche aus der Arbeitslosenversicherung führen.

---

[414] Bei Geltung anderer tariflicher Regelungen aufgrund beidseitiger Tarifbindung diese aufnehmen

[415] Bei Geltung anderer tariflicher Regelungen aufgrund beidseitiger Tarifbindung diese aufnehmen

19. Freistellung

19.1. Allgemeines

Während des bestehenden Arbeitsverhältnisses hat der Arbeitnehmer grundsätzlich einen Anspruch auf Beschäftigung.[416] Eine einseitige Freistellung durch den Arbeitgeber ist daher problematisch. Der Arbeitgeber kann den Arbeitnehmer grundsätzlich ohne eine gesetzliche, kollektivrechtliche oder vertragliche Bestimmung nicht einseitig von der Arbeit freistellen. Freistellung bedeutet dabei, dass der Arbeitnehmer von seiner Arbeitspflicht befreit wird, ihm jedoch der Vergütungsanspruch grundsätzlich weiterhin erhalten bleibt.[417]

Lediglich ausnahmsweise können schutzwürdige Interessen des Arbeitgebers der Beschäftigung des Arbeitnehmers entgegenstehen[418], so dass der Arbeitgeber ausnahmsweise einseitig in der Regel für einen kurzen Zeitraum den Arbeitnehmer auch ohne eine ausdrückliche vertragliche Vereinbarung freistellen kann.[419] Allerdings muss der Arbeitgeber im Streitfall vor Gericht darlegen und beweisen, dass er ein berechtigtes schutzwürdiges Interesse an der Freistellung hat.

---

[416] BAG, Urteil vom 10.11.1955, Az.: 2 AZR 591/54 (AP § 611 BGB Beschäftigungspflicht Nr. 2); BAG, Urteil vom 27.02.1985, Az.: GS 1/84 (AP § 611 BGB Beschäftigungspflicht Nr. 14); Lucky, NZA 1992, 873, 873

[417] Vgl. BAG, Urteil vom 10.11.1955, Az.: 2 AZR 591/54 (AP § 611 BGB Beschäftigungspflicht Nr. 2); APS/Koch, BetrVG, § 102 Rn. 232 f.; Lucky, NZA 1992, 873, 875

[418] Vgl. BAG, Urteil vom 19.08.1976, Az.: 3 AZR 173/75, Rn. 25 ff.; BAG, Urteil vom 27.02.1985, Az.: GS 1/84 (AP § 611 BGB Beschäftigungspflicht Nr. 14); Lucky, NZA 1992, 873, 874 f.; Ruhl/Kassebohm, NZA 1995, 497, 501

[419] Vgl. BAG, Urteil vom 27.02.1985, Az.: GS 1/84 (AP § 611 BGB Beschäftigungspflicht Nr. 14); BAG, Urteil vom 29.10.1987, Az.: 2 AZR 144/87, NZA 1988, 465, 465; Preis/Preis, Arbeitsvertrag, II F 10 Rn. 6

19.2. Vertragliche Freistellung im ungekündigten Arbeitsverhältnis

Der Beschäftigungsanspruch des Arbeitnehmers ist dispositiv[420], so dass über ihn Abreden getroffen werden können. Eine Vereinbarung über die Freistellung aufgrund eines konkreten Anlasses unter Fortzahlung des Entgelts ist deshalb grundsätzlich zulässig.[421]

Wird jedoch in einem Arbeitsvertrag in einer vorformulierten Klausel unabhängig von einem konkreten Anlass, ohne Einschränkungen und ohne einen berechtigten Grund eine Freistellungsbefugnis des Arbeitgebers vereinbart, dann ist die Regelung unzulässig.[422] Da die Beschäftigungspflicht zu den Hauptleistungspflichten im Arbeitsverhältnis zählt[423], ist es dem Arbeitgeber nicht gestattet, auch mit einer arbeitsvertraglichen Vereinbarung, den Arbeitnehmer willkürlich freizustellen. Deswegen stellt eine solche Freistellungsklausel ohne berechtigten Grund eine unangemessene Benachteiligung i.S.v. § 307 Abs. 1 S. 1 i.V.m. § 307 Abs. 2 Nr. 1 BGB dar.[424] Demzufolge kann eine Freistellungsklausel allenfalls zulässig sein, wenn sie an einen sachlichen Grund gebunden ist.[425] Hierzu zählen:

–   Wegfall der Vertrauensgrundlage bei Arbeitnehmern mit Vertrauensstellung
–   Fehlende Einsatzmöglichkeiten
–   Verdacht einer strafbaren Handlung
–   Sämtliche Gründe, welche eine außerordentliche fristlose Kündigung gem. § 626 BGB rechtfertigen würden
–   Gefahr des Geheimnisverrats

---

[420]   LAG München, Urteil vom 07.05.2003, Az.: 5 Sa 297/03, Rn. 25; Hümmerich, Arbeitsverträge, § 1 27. Rn. 1388; Leßmann, RdA 1988, 149, 152; Lucky, NZA 1992, 873, 874; Preis/Preis, Arbeitsvertrag, II F 10 Rn. 7

[421]   Vgl. BAG, Urteil vom 10.11.1955, Az.: 2 AZR 591/54 (AP § 611 BGB Beschäftigungspflicht Nr. 2); LAG München, Urteil vom 07.05.2003, Az.: 5 Sa 297/03, Rn. 25; Preis/Preis, Arbeitsvertrag II F 10 Rn. 7; vgl. auch LAG Hamm, Urteil vom 03.02.2004, Az.: 19 Sa 120/04, NZA-RR 2005, 358, 359; LAG Hamburg, Urteil vom 10.06.1994, Az.: 6 Sa 42/94, Os. 1; Hoß/Lohr, BB 1998, 2575, 2575, wonach individualvertraglich auch ohne einen berechtigten Grund die Klausel wirksam ist

[422]   Vgl. LAG München, Urteil vom 07.05.2003, Az.: 5 Sa 297/03, Rn. 31; ArbG Frankfurt a.M., Urteil vom 19.11.2003, NZA-RR 2004, 409, 410; ArbG Berlin, Urteil vom 04.02.2005, Az.: 9 Ga 1155/05, Rn. 24 ff.; Küttner/Kreitner, Personalbuch, Freistellung A. Rn. 16; APS/Koch, BetrVG, § 102 Rn. 232; Preis/Preis, Arbeitsvertrag II F 10 Rn. 9

[423]   Preis/Preis, Arbeitsvertrag, II F 10 Rn. 9

[424]   Vgl. LAG München, Urteil vom 07.05.2003, Az.: 5 Sa 297/03, Rn. 31; Hümmerich, Arbeitsverträge, § 1 27. Rn. 1389; Küttner/Kreitner, Personalbuch, Freistellung A. Rn. 16; Ohlendorf/Salamon, NZA 2008, 856, 858 ff.; Preis/Preis, Arbeitsvertrag, II F 10 Rn. 9

[425]   Vgl. Preis/Preis, Arbeitsvertrag, II F 10 Rn. 9

In einer Klausel in einem Arbeitsvertrag über die Freistellung im ungekündigten Arbeitsverhältnis müssen daher ganz konkret die Voraussetzungen benannt werden, wann der Arbeitnehmer freigestellt werden kann. Außerdem wird man davon ausgehen müssen, dass eine derartige Regelung nur bei Arbeitnehmern in gehobenen Positionen sinnvoll ist.

Formulierungsvorschlag

Der Arbeitgeber ist berechtigt, den Arbeitnehmer während des bestehenden Arbeitsverhältnisses, unter Fortzahlung der Bezüge von der Arbeitsleistung vorübergehend freizustellen, wenn ein sachlicher Grund gegeben ist. Ein sachlicher Grund ist insbesondere bei einem groben Vertrauensverstoß, der die Vertrauensgrundlage beeinträchtigt (z.B. Konkurrenztätigkeit), dem Verdacht einer strafbaren Handlung oder bei Gründen, welche eine außerordentlich fristlose Kündigung gem. § 626 BGB rechtfertigen würden, gegeben.

19.3. Vertragliche Freistellung im gekündigten Arbeitsverhältnis

Hat der Arbeitgeber gegenüber einem Arbeitnehmer eine Kündigung ausgesprochen, so muss er diesen bis zum Ende der Kündigungsfrist grundsätzlich weiter beschäftigen. Dies kann jedoch unter Umständen nicht im Interesse des Arbeitsgebers liegen, gerade wenn es sich um einen Arbeitnehmer in einer gehobenen Position handelte. Daher bietet es sich an, bereits im Arbeitsvertrag für den Fall des Ausspruches einer Kündigung eine Freistellungsbefugnis des Arbeitgebers zu vereinbaren.

Eine Freistellung ist im gekündigten Arbeitsverhältnis grundsätzlich erleichtert möglich. Obwohl der Arbeitnehmer grundsätzlich auch bis zum Auslauf einer ordentlichen Kündigungsfrist einen Beschäftigungsanspruch hat, muss dieser zurücktreten, wenn der Beschäftigung überwiegende schutzwerte Interessen des Arbeitgebers entgegenstehen und damit die Weiterbeschäftigung unzumutbar ist und diese eine sofortige Reaktion des Arbeitgebers erfordern.[426] Daher sollte der Arbeitgeber bereits in einer vertraglichen Regelung die schützenswerten Interessen darlegen, die die Weiterbeschäftigung für ihn unzumutbar machen. Dies ist, wie bereits beim sachlichen Grund, beispielsweise der Fall bei

- einer erheblichen Gefährdung der Ordnung des Betriebs,
- der Gefahr des Verrats wesentlicher Geschäftsgeheimnisse,
- dem Verdacht von Straftaten,
- dem Verdacht von Wettbewerbsverstößen,

---

[426]   BAG (GS), Beschluss vom 27.02.1985, Az.: GS 1/84, NZA 1985, 702; BAG, Urteil vom 19.08.1976, Az.: 3 AZR 173/75, NJW 1977, 215 f.

- fehlenden Einsatzmöglichkeiten,
- bei Vorliegen eines Grundes, welcher eine außerordentliche fristlose Kündigung gem. § 626 BGB rechtfertigen würde und
- bei Wegfall der Vertrauensgrundlage bei Arbeitnehmern mit Vertrauensstellung.

Auch für eine Regelung der Freistellung im gekündigten Arbeitsverhältnis ist es nicht zu empfehlen, eine pauschale Freistellung zu vereinbaren, auch wenn teilweise die Wirksamkeit einer derartigen „All-Klausel" angenommen wird.[427] Es bestehen erhebliche Zweifel an der Wirksamkeit einer derartigen „All-Klausel".[428] Eine Vereinbarung in Form einer AGB, die es dem Arbeitgeber ohne besondere Voraussetzungen gestattet, den Arbeitnehmer einseitig von seiner Arbeitspflicht freizustellen, wird den Arbeitnehmer unangemessen benachteiligen, § 307 Abs. 1 BGB.

Außerdem sollte der Arbeitgeber stets daran denken, dass etwaige Überstunden oder Urlaubstage mit der Freistellung abgegolten werden. Nimmt er eine entsprechende Regelung nicht mit auf, muss er nach Ende des Arbeitsverhältnisses auch noch eine Überstundenvergütung und Urlaubsabgeltung zahlen. Eine solche Anrechnung erfolgt nicht automatisch.[429] Auch eine Anrechnung von Zwischenverdienst kann nur erfolgen, wenn sie vertraglich vorbehalten ist.[430] Erhält der Arbeitnehmer variable Vergütungsbestandteile, sollte außerdem eine Klarstellung hinsichtlich der Bestandteile der fortzuzahlenden Vergütung erfolgen.

---

[427] Vgl. LAG Hamm, Urteil vom 03.02.2004, NZA-RR 2005, 358, 359; ArbG Stralsund, Urteil vom 11.08.2004, Az.: 3 Ga 7/04, NZA-RR 2005, 23, 23f; Bauer, NZA 2007, 409, 412; Küttner/Kreitner, Personalbuch, Freistellung A. Rn. 16

[428] LAG Baden-Württemberg, Urteil vom 05.01.2007, Az.: 7 Sa 93/06; LAG München, Urteil vom 07.05.2003, Az.: 5 Sa 297/03, Rn. 30 ff.; ArbG Frankfurt a.M., Urteil vom 19.11.2003, NZA-RR 2004, 409, 410 f.; ArbG Berlin, Urteil vom 04.02.2005, Az.: 9 GA 1155/05, Rn. 30; ArbG Stuttgart, Urteil vom 18.03.2005, Az.: 26 Ga 4/05, Rn. 25 ff.; Preis/Preis, Arbeitsvertrag, II F 10 Rn. 21

[429] Vgl. BAG, Urteil vom 19.05.2009, Az.: 9 AZR 433/08

[430] Vgl. LAG Rheinland-Pfalz, Urteil vom 23.04.2009, Az.: 11 Sa 751/08; BAG, Urteil vom 19.03.2002, Az.: 9 AZR 16/01; BAG, Urteil vom 09.11.1999, Az.: 9 AZR 922/28

Formulierungsvorschlag

1. Der Arbeitgeber ist berechtigt, den Arbeitnehmer nach einer Kündigung – gleichgültig von welcher Seite – unter Fortzahlung der Bezüge von der Arbeitsleistung unwiderruflich freizustellen, wenn ein sachlicher Grund gegeben ist. Ein sachlicher Grund ist insbesondere bei einem groben Vertrauensverstoß, der die Vertrauensgrundlage beeinträchtigt (z.B. Konkurrenztätigkeit), dem Verdacht einer strafbaren Handlung oder bei Gründen, welche eine außerordentliche fristlose Kündigung gem. § 626 BGB rechtfertigen würden, gegeben.

2. Die Freistellung erfolgt unter Anrechnung auf noch bestehende Urlaubsansprüche und Ansprüche auf Freizeitausgleich wegen eines etwa bestehenden Guthabens auf dem Arbeitszeitkonto des Arbeitnehmers.

3. § 615 S. 2 BGB gilt in diesem Falle entsprechend, mit der Folge, dass sich der Arbeitnehmer einen in der Zeit der Freistellung durch Verwendung seiner Arbeitskraft erzielten Verdienst auf den Vergütungsanspruch gegenüber dem Arbeitgeber anrechnen lassen muss.

20. Vertragstrafen

20.1. Allgemeines

Mit einer Vertragsstrafe kann sich der Arbeitgeber für den Fall, dass der Arbeitnehmer gegen bestimmte Pflichten verstößt, die Zahlung einer Geldsumme versprechen lassen.[431] Sie dient folglich als Druckmittel, um den Arbeitnehmer zur Erfüllung seiner Pflichten aus dem Arbeitsvertrag zu veranlassen, und damit der Sicherung der schuldrechtlichen Ansprüche des Arbeitgebers.[432] Zugleich verschafft sie dem Arbeitgeber für den Fall der Vertragsverletzung die Möglichkeit einer erleichterten „finanziellen Entschädigung" ohne Einzelnachweis.[433]

Im Gesundheitswesen scheuen sich erfahrungsgemäß viele Arbeitgeber, eine Vertragsstrafenregelung in ihre Arbeitsverträge aufzunehmen. In anderen Branchen ist es dagegen durchaus üblich, Vertragsstrafen zu vereinbaren, und deren praktische

---

[431]   Vgl. Hromadka/Maschmann, Arbeitsrecht Band 1, § 6 Rn. 149

[432]   Vgl. Thüsing, AGB-Kontrolle im Arbeitsrecht, Rn. 424

[433]   Vgl. Lakies, Vertragsgestaltung und AGB im Arbeitsrecht, S. 353 Rn. 424

Bedeutung ist groß. Vertragsstrafen machen Sinn und sind nicht, wie leider zu oft befürchtet, ein Negativsignal an den Arbeitnehmer.

Die Vertragsstrafe ist einerseits abzugrenzen von der Betriebsbuße, mit der Verstöße gegen die betriebliche Ordnung und nicht Verletzungen der arbeitsvertraglichen Pflichten geahndet werden[434], und anderseits von pauschalierten Schadensersatzansprüchen, die der vereinfachten Durchsetzung eines bestehenden Schadensersatzanspruchs dienen.[435]

Ihre Rechtsgrundlage finden Vertragsstrafen in § 339 BGB.[436] Hauptsächlich wird eine Vertragsstrafe für den Fall des Vertragsbruchs seitens des Arbeitnehmers, insbesondere für folgende Pflichtverletzungen vereinbart:[437]

- Nichtantritt der Arbeit
- Nichteinhaltung der ordentlichen Kündigungsfrist
- Unberechtigte fristlose Kündigung durch den Arbeitnehmer
- Verstöße gegen ein Wettbewerbsverbot durch den Arbeitnehmer
- Verstoß gegen Verschwiegenheitspflicht

Ihre Grenze findet eine Vereinbarung über eine Vertragsstrafe zunächst in zwingenden gesetzlichen Bestimmungen wie dem Verbot sittenwidriger Rechtsgeschäfte, vgl. § 138 BGB. Die Strafe darf in keinem unangemessenen Verhältnis zum Arbeitseinkommen des Arbeitnehmers stehen.[438]

Besondere Bedeutung für die Vereinbarung einer Vertragsstrafe haben die Vorschriften zur AGB-Kontrolle, da die Klausel in der Praxis vorformuliert sein wird und damit dem Maßstab der §§ 305 ff. BGB unterliegt.

20.2. Anforderungen der AGB-Kontrolle

20.2.1. Einbeziehungskontrolle, § 305c Abs. 1 BGB

Um überhaupt wirksam in den Arbeitsvertrag einbezogen zu werden, darf eine vorformulierte Vertragsstrafenklausel nach den Umständen, insbesondere nach dem äußeren Erscheinungsbild des Vertrags, nicht so ungewöhnlich sein, dass der Arbeitnehmer nicht mit ihr zu rechnen braucht, vgl. § 305 c Abs. 1 BGB.

---

[434] Vgl. BAG, Urteil vom 28.04.1982, Az.: 7 AZR 962/79 (AP Nr. 5 zu § 87 BetrVG 1972 Betriebsbuße)

[435] Vgl. LAG Berlin, Urteil vom 19.05.1980, Az.: 8 AZR 301/99 (AP Nr. 8 zu § 339 BGB)

[436] Vgl. BAG, Urteil vom 04.03.2004, Az.: 8 AZR 196/03, NZA 2004, 727, 727 ff.

[437] Vgl. Lakies, Vertragsgestaltung und AGB im Arbeitsrecht, S. 353 Rn. 424

[438] Vgl. Hromadka/Maschmann, Arbeitsrecht Bd. 1, § 6 Rn. 151

Dies wäre etwa dann der Fall, wenn sich die Vertragsstrafenklausel an versteckter Stelle unter einer nichtssagenden oder missverständlichen Überschrift in einem längeren Vertragstext befinden würde oder bei einem unübersichtlichen und aufgrund eines „winzigen" und stark gedrängten Schriftbildes kaum leserlichen Arbeitsvertrag.[439]

20.2.2. Inhaltskontrolle einer Vertragstrafenklausel

20.2.2.1. Keine Unzulässigkeit nach § 309 Nr. 6 BGB

Nach den allgemeinen Regeln des Zivilrechts wäre eine in Allgemeinen Geschäftsbedingungen vorgesehene Vertragsstrafe wegen des Verstoßes gegen das absolute Klauselverbot aus § 309 Nr. 6 BGB unwirksam.

Nach der Rechtsprechung des Bundesarbeitsgerichts führt aber die Berücksichtigung der im Arbeitsrecht geltenden Besonderheiten gemäß § 310 Abs. 4 S. 2 BGB dazu, dass eine solche Klausel nicht bereits wegen § 309 Nr. 6 BGB unzulässig ist. Nach Ansicht des Bundesarbeitsgerichts liegt die arbeitsrechtliche Besonderheit darin, dass der Anspruch des Arbeitgebers auf die Arbeitsleistung nicht vollstreckt werden kann, vgl. § 888 Abs. 3 ZPO, dem Arbeitgeber daher der Behelf der Vertragsstrafe gegen einen vertragsbrüchigen Arbeitnehmer bleiben muss, um die Einhaltung seines Anspruchs auf die Hauptleistung zu sichern.[440]

20.2.2.2. Unangemessenheit i.S.d. § 307 Abs. 1 S. 1 BGB

Vertragsstrafenklauseln können jedoch unwirksam sein, wenn sie den Arbeitnehmer unangemessen i.S.d. § 307 Abs. 1 S. 1 BGB benachteiligen.

Daher ist für eine Vertragsstrafenvereinbarung ein berechtigtes Interesse des Arbeitgebers an der Ahndung eines bestimmten Verhaltens des Arbeitnehmers und an der Sicherung der sanktionierten Pflichten zu verlangen. Dies ist anzunehmen, wenn durch das von der Klausel bestrafte Verhalten dem Arbeitgeber typischerweise ein Schaden entsteht und der Nachweis des Schadens und seiner Höhe nicht oder nur mit unverhältnismäßigem Aufwand möglich ist. Außerdem muss die Pflichtverletzung hinreichend klar bestimmt sein, die Vertragsstrafe darf nicht in einem unangemessenen Verhältnis zum Arbeitseinkommen stehen und sie darf das Kündigungsrecht des Arbeitnehmers nicht unbillig erschweren.[441] Ein berechtigtes Arbeitgeberinteresse und damit eine wirksame Vertragsstrafenklausel ist in folgenden Fällen gegeben:

---

[439] BAG, Urteil vom 27.04.2000, Az.: 8 AZR 301/99

[440] BAG, Urteil vom 04.03.2004, Az.: 8 AZR 196/03, NZA 2004, 727, 727 ff.; BAG, Urteil vom 18.12.2008, Az.: 8 AZR 81/08

[441] Lakies, Vertragsgestaltung und AGB im Arbeitsrecht, S. 359 Rn. 452

- Vorsätzlicher Vertragsbruch durch den Arbeitnehmer, d.h. schuldhafte Nichterfüllung der Arbeitsleistungspflicht von Seiten des Arbeitnehmers[442]
- Ausschluss des Rechts zur ordentlichen Kündigung vor Arbeitsantritt und Sanktionierung des Nichtantritts der Arbeit mit einer Vertragsstrafe[443]
- Vereinbarung einer Vertragsstrafe, um den Arbeitnehmer zur Einhaltung von Kündigungsfristen anzuhalten
- Vertragsstrafenklauseln, die den Arbeitnehmer dazu anhalten, dass er Verstöße gegen ein Wettbewerbsverbot unterlässt

Als unzulässig wurde hingegen eine Vertragsstrafe für folgendes Verhalten gewertet:

- Für die fristgemäße Kündigung durch den Arbeitnehmer
- Für die Verletzung arbeitsvertraglicher Nebenpflichten durch den Arbeitnehmer, mit Ausnahme der Verletzung von Geheimhaltungspflichten
- Für Schlechtleistungen, d.h. mangelhafte Arbeitsleistungen in Qualität oder Quantität, wenn sie im Gegensatz zu einer zwingenden Haftungsbeschränkung im Arbeitsverhältnis stehen

Eine unangemessene Benachteiligung im Sinne des § 307 Abs. 1 S. 1 BGB kann sich darüber hinaus aufgrund der Höhe einer Vertragsstrafe ergeben. Davon ist auszugehen, wenn die Strafe außer Verhältnis zum Gewicht der Vertragsverletzung und zu dessen Folgen für den Vertragspartner steht. Die Vertragsstrafe darf nicht zur Schöpfung einer neuen, vom Sachinteresse des Arbeitgebers nicht mehr gedeckten bloßen Geldquelle werden.[444]

Die Angemessenheit der Höhe bestimmt sich für die Fälle des Vertragsbruchs entscheidend nach der maßgeblichen Kündigungsfrist. Die Höhe der Bezüge des Arbeitnehmers bis zum Ablauf der ordentlichen Kündigungsfrist liefert für den Fall des Nichtantritts der Arbeit angesichts einer Kündigungsfrist von zwei Wochen grundsätzlich eine angemessene Vertragsstrafenhöhe. Für eine darüber hinausgehende Vertragsstrafe müsste das Sanktionsinteresse des Arbeitgebers den Wert der Arbeitsleistung aufgrund besonderer Umstände übersteigen.

Während eine Vertragsstrafe in Höhe eines Monatsgehaltes bei einer Kündigungsfrist von einem Monat angemessen ist, wird der Arbeitnehmer unangemessen benachteiligt, wenn er sich mit einer Frist von zwei Wochen vom Vertrag hätte lösen können.[445]

---

[442] BAG, Urteil vom 21.04.2005, Az.: 8 AZR 425/05, NZA 2005, 1053, 1053 ff.

[443] BAG, Urteil vom 13.06.1990, Az.: 5 AZR 304/89; BAG, Urteil vom 04.03.2004, Az.: 8 AZR 196/03

[444] Vgl. BGHZ 105, 24 ff.

[445] Vgl. BAG, Urteil vom 04.03.2004, Az.: 8 AZR 196/03, NZA 2004, 727 ff.; BAG, Urteil vom 18.12.2008, Az.: 8 AZR 81/08; BAG, Urteil vom 23.09.2010, Az.: 8 AZR 897/08

20.2.2.3. Transparenzgebot nach § 307 Abs. 1 S. 2 BGB

Die unangemessene Benachteiligung kann sich auch aus der fehlenden Transparenz, d.h. der mangelnden Klar- und Bestimmtheit einer Vertragsstrafenklausel ergeben, § 307 Abs. 1 S. 2 BGB. Daher müssen sowohl die Voraussetzungen, unter denen die Vertragsstrafe geschuldet wird, als auch die Höhe der Strafe eindeutig bezeichnet werden. Der Arbeitnehmer muss erkennen können, was gegebenenfalls „auf ihn zukommt".[446]

20.3. Rechtsfolgen bei Verstoß gegen AGB-Regelungen

Während nach der früheren Rechtsprechung eine unangemessen hohe Vertragsstrafe auf das angemessene Maß reduziert werden konnte, gilt nach den Neuregelungen der AGB-Kontrolle im Zuge der Schuldrechtsmodernisierung der Grundsatz vom Verbot der geltungserhaltenden Reduktion.[447] Für eine aufgrund ihrer Höhe unangemessene Vertragsstrafe hat dies zur Folge, dass die Klausel insgesamt unwirksam, eine Vertragsstrafe mithin nicht vereinbart ist. Eine Herabsetzung findet nicht statt.

20.4. Klauselvorschlag für eine Vertragsstrafe

Formulierungsvorschlag

1. Im Falle des Bruchs des Arbeitsvertrags, insbesondere bei schuldhafter Nichtaufnahme des Arbeitsverhältnisses oder schuldhafter vorzeitiger Beendigung des Arbeitsverhältnisses durch den Arbeitnehmer, ist der Arbeitgeber berechtigt, eine Vertragsstrafe von bis zu einem Bruttomonatseinkommen zu verlangen. Geschieht der Arbeitsvertragsbruch während der Probezeit, dann ist die Vertragsstrafe anteilig nach der Dauer der einzuhaltenden Kündigungsfrist zu berechnen.

2. Bei schuldhaftem Fernbleiben vom oder Verlassen des Arbeitsplatzes bzw. bei schuldhafter Nichtannahme von Arbeit kann der Arbeitgeber für jeden Tag, an dem der Verstoß begangen wurde, eine Vertragsstrafe in Höhe eines Bruttotagesverdienstes verlangen.

3. Ungeachtet anderer Sanktionsmöglichkeiten seitens des Arbeitgebers ist dieser bei Verletzung der Verschwiegenheitspflicht durch den Arbeitnehmer berechtigt, eine Vertragsstrafe von einem Bruttomonatseinkommen vom Arbeitnehmer zu erheben.

---

[446] BAG, Urteil vom 18.08.2005, Az.: 8 AZR 65/05, NZA 2006, 34 ff.

[447] Siehe hierzu oben III.5.2.

4. Bei der Geltendmachung der Vertragsstrafe muss der tatsächlich dem Arbeitgeber entstandene Schaden nicht nachgewiesen werden. Der Arbeitgeber ist
berechtigt, einen weitergehenden Schaden zusätzlich geltend zu machen.

21. Datenschutz

21.1. Allgemeines

Der Arbeitgeber nutzt in vielen Bereichen Datenverarbeitungssysteme, um Daten
von Patienten, aber auch von Mitarbeitern zu erfassen und zu verarbeiten. Spezielle
Daten über den Arbeitnehmer kann der Arbeitgeber insbesondere für die Planung
des Personaleinsatzes, die Personalauswahl oder die Sozialauswahl bei einer betriebsbedingten Kündigung nutzen. Soweit jedoch von diesen Daten personenbezogene Daten umfasst sind, kann der Arbeitgeber nicht uneingeschränkt die Daten
sammeln, verwerten, aufbewahren oder weitergeben. Andernfalls könnte durch einen Missbrauch der persönlichen Daten eine Gefahr für die verfassungsrechtlich
geschützte Privatsphäre des Arbeitnehmers bestehen. Deshalb ist der Arbeitgeber
aufgrund der Beeinträchtigung des Persönlichkeitsrecht durch den personenbezogenen Datenumgang an die gesetzlichen Vorschriften insbesondere des Bundesda-
tenschutzgesetzes (BDSG) gebunden. Zu personenbezogenen Daten zählen alle
Angaben über die persönlichen und sachlichen Verhältnisse einer Person, wie beispielsweise:[448]

- Name,
- Geburtstagsdatum,
- Familienverhältnisse,
- Ausbildung,
- beruflicher Werdegang und
- medizinische Angaben.[449]

21.2. Maßnahmen des Arbeitgebers zum Datenschutz

Aufgrund der starken Beeinträchtigung des Arbeitnehmers durch den personenbezogenen Datenumgang muss der Arbeitgeber die Datenerhebung, -verarbeitung und
-nutzung auf das betrieblich erforderliche Maß beschränken. Deshalb ist er gesetzlich dazu verpflichtet, alle technischen und organisatorischen Maßnahmen zu treffen, die nötig sind, um die gesetzlichen Vorgaben zum Schutz des Arbeitnehmers zu

---

[448] Vgl. MüHB/Reinhold, § 88 Rn. 2

[449] Vgl. Gola/Schomerus, BDSG, § 3 Rn. 2 ff.

gewährleisten. Der Arbeitgeber hat demzufolge diejenigen Mitarbeiter, die mit der Datenverarbeitung beschäftigt werden, nach § 5 BDSG auf das Datengeheimnis zu verpflichten. Außerdem hat der Arbeitgeber nach § 4 f BDSG einen Beauftragten für den Datenschutz schriftlich zu bestellen, wenn die personenbezogenen Daten automatisiert verarbeitet werden. Beauftragt der Arbeitgeber Dritte mit der Datenverarbeitung, so bleibt er dennoch nach § 11 BDSG für die Einhaltung aller Datenschutzvorschriften verantwortlich. Deshalb muss er die datenschutzkonformen Tätigkeiten des beauftragten Dritten stets kontrollieren und überwachen.

21.3. Grenzen des personenbezogenen Datenumgangs

Schließlich ist die Datenerhebung, -verarbeitung und -nutzung personenbezogener Daten auch durch den Arbeitgeber selbst nicht unbegrenzt möglich. Vielmehr bestimmen die gesetzlichen Datenschutzregelungen, dass personenbezogene Daten grundsätzlich nicht erhoben, verarbeitet oder genutzt werden dürfen, außer das Bundesdatenschutzgesetz oder eine andere Rechtsvorschrift lässt dies ausdrücklich zu oder die betroffene Person hat ausdrücklich schriftlich darin eingewilligt.

Eine gesetzliche Regelung, die den Datenumgang auch ohne Einwilligung ermöglicht, ist beispielsweise § 32 Abs. 1 S. 1 BDSG. Ist die Erhebung, Verarbeitung oder Nutzung personenbezogener Daten für die Entscheidung über die Begründung eines Beschäftigungsverhältnisses oder nach Begründung des Beschäftigungsverhältnisses für dessen Durchführung oder Beendigung erforderlich, dann ist der Datenumgang zulässig. Außerdem hat der Arbeitgeber auch im Falle eines Straftatverdachts einen erweiterten Spielraum bzgl. der personenbezogenen Daten, vgl. § 32 Abs. 1 S. 2 BDSG.

In den meisten Fällen ist der Arbeitgeber jedoch auf eine schriftliche Einwilligung des Arbeitnehmers in die Datennutzung, -erhebung und -verarbeitung angewiesen. Ein Verstoß gegen die Schriftform der Einwilligung führt grundsätzlich zur Unwirksamkeit der Einwilligung und somit zur Unzulässigkeit der Datenerhebung, -verarbeitung und -nutzung.[450] Außerdem ist es nach § 4a Abs. 3 BDSG nötig, dass sich bei besonders sensiblen Daten, wie Angaben über

- die rassische und ethnische Herkunft,
- politische Meinungen,
- religiöse oder philosophische Überzeugungen,
- Gewerkschaftszugehörigkeit,
- Gesundheit oder
- Sexualleben,

die Einwilligung des Betroffenen ausdrücklich auf den konkreten Dateninhalt bezieht.

---

[450]   Vgl. ErfK/Wank, BDSG, § 4 a Rn. 3

Es ist für den Arbeitgeber empfehlenswert, wenn er bereits im Arbeitsvertrag eine Klausel mit dem Arbeitnehmer vereinbart, in der der Mitarbeiter seine Einwilligung schriftlich abgibt. Da jedoch § 4a BDSG bestimmt, dass die Einwilligung, sofern sie zusammen mit anderen Erklärungen erteilt wird, im äußeren Erscheinungsbild besonders hervorzuheben ist, sollte die Einwilligungsklausel bspw. fett gedruckt werden.

Formulierungsvorschlag

Der Arbeitnehmer erklärt sich damit einverstanden, dass seine personenbezogenen Daten automatisiert gespeichert und verarbeitet werden.

---

22. Zusätzliche Altersversorgung

22.1. Allgemeines

Der Arbeitgeber kann seinen Arbeitnehmern eine zusätzliche Altersversorgung zusagen. Sind weder in einem einschlägigen Tarifvertrag oder einer Betriebsvereinbarung Zusagen gemacht worden, dann kann der Arbeitgeber dem Arbeitnehmer im Arbeitsvertrag eine Zusage zu einer Leistung der Alters-, Invaliditäts- oder Hinterbliebenenversorgung aus Anlass des Arbeitsverhältnisses erteilen. Die Ausgestaltungsvarianten sind vielfältig.

Eine wirksame Zusage bedarf keiner Form. Jedoch sollte aus Gründen der Klarheit und Dokumentation die Zusage schriftlich festgehalten werden. Außerdem wird der Arbeitgeber so auch seiner Pflicht aus § 2 Abs. 1 Nr. 6 NachwG gerecht.

Wie die zusätzliche Altersversorgung gestaltet werden kann, bestimmt sich wesentlich nach den gesetzlichen Vorschriften des Betriebsrentengesetzes (BetrAVG). Durch eine Vereinbarung des Arbeitgebers mit dem Arbeitnehmer kann auch grundsätzlich nicht von diesen Vorschriften zu Ungunsten des Arbeitnehmers abgewichen werden, vgl. § 17 Abs. 3 S. 3 BetrAVG. Lediglich die Tarifvertragsparteien können durch Tarifvertrag von bestimmten Regelungen auch zum Nachteil der Arbeitnehmer abweichen.

22.2. Gesetzlicher Rahmen des Betriebsrentengesetzes

22.2.1. Durchführungswege

Will der Arbeitgeber dem Arbeitnehmer eine Versorgungszusage machen, dann stehen ihm unterschiedliche Modelle zur Verfügung, um die zusätzliche Altersversorgung durchzuführen. Entweder er will eine Leistung im Versorgungsfall unmittelbar aus seinem Vermögen erbringen oder er beauftragt damit einen externen Versorgungsträger. Nach dem Betriebsrentengesetz kann der Arbeitgeber eine zusätzliche Altersversorgung realisieren durch:

– Direktzusage, wonach die Versorgungszusage das Versprechen des Arbeitgebers enthält, seinem Mitarbeiter nach Eintritt des Versorgungsfalls die Versorgungsleistungen selbst zu erbringen, also unmittelbar aus seinem Vermögen.[451]

– Direktversicherung, die beinhaltet, dass der Arbeitgeber auf das Leben des Beschäftigten eine Lebensversicherung abschließt, aus der der Beschäftigte oder seine Hinterbliebenen ganz oder zum Teil bezugsberechtigt sind.[452]

– Pensionskasse, die als Versorgungseinrichtung dazwischengeschaltet wird, und dem Arbeitnehmer bzw. seinen Hinterbliebenen einen Anspruch auf ihre Leistung gewährt.[453]

– Pensionsfonds; auch hierdurch erhalten der Arbeitnehmer bzw. seine Hinterbliebenen einen Leistungsanspruch. Im Gegensatz zu der Pensionskasse kennzeichnet den Pensionsfond aber, dass bei der Verwaltung des Vermögens eine größere Anlagenfreiheit besteht.[454]

– Unterstützungskasse; als Versorgungseinrichtungen, die betriebliche Altersversorgung durchführen, jedoch auf ihre Leistungen keinen Rechtsanspruch gewähren.[455] Durch Ausschluss des Rechtsanspruchs sollte die Unterstützungskasse von der Versicherungsaufsicht befreit werden. Die Rechtsprechung fasst solch einen Anspruchsausschluss allerdings nur als ein an sachliche Gründe gebundenes Widerrufsrecht auf.[456]

Ob und nach welchem Durchführungsweg der Arbeitgeber im Vertrag eine zusätzliche Altersversorgung festlegt, steht ihm grundsätzlich frei.[457] Hat er jedoch einmal

---

[451] Blomeyer/Rolfs/Otto, BetrAVG, § 1 Rn. 202; BeckOK/Clemens, BetrAVG, § 1 Rn. 33

[452] Blomeyer/Rolfs/Otto, BetrAVG, § 1 Rn. 214; BeckOK/Clemens, BetrAVG, § 1 Rn. 35

[453] Blomeyer/Rolfs/Otto, BetrAVG, § 1 Rn. 220 f.; BeckOK/Clemens, BetrAVG, § 1 Rn. 37

[454] MüKo/Müller-Glöge, BGB, § 611 Rn. 1275 f.; BeckOK/Clemens, BetrAVG, § 1 Rn. 39 f.

[455] BeckOK/Clemens, BetrAVG, § 1 Rn. 34

[456] BAG, Urteil vom 11.12.2001, Az.: 3 AZR 128/01 (AP BetrAVG § 1 Unterstützungskassen Nr. 43); BAG, Urteil vom 17.05.1973, Az.: 3 AZR 381/72 (AP BGB § 242 Ruhegehalt – Unterstützungskassen Nr. 6)

[457] Blomeyer/Rolfs/Otto, BetrAVG, § 1 Rn. 201; BeckOK/Clemens, BetrAVG, § 1 Rn. 31

einen Durchführungsweg zugesagt, dann kann sein Mitarbeiter verlangen, dass dieser auch eingehalten wird.[458]

22.2.2. Formen

Außerdem können unterschiedliche Formen der Versorgungszusage gewählt werden:

– Die Leistungszusage, wonach der Arbeitgeber für den Fall der Versorgung eine bestimmte Leistung verspricht.

– Die beitragsorientierte Leistungszusage; hier sagt der Arbeitgeber keine bestimmte Leistung zu. Vielmehr verpflichtet er sich, bestimmte Beiträge in Versorgungsanwartschaften umzuwandeln.[459]

– Die Beitragszusage mit Mindestleistung, wonach der Arbeitgeber sich verpflichtet, Beiträge zur Finanzierung von Leistungen der betrieblichen Altersversorgung an einen Pensionsfonds, eine Pensionskasse oder eine Direktversicherung zu zahlen, sowie darüber hinaus für Leistungen zur Altersversorgung das planmäßig zuzurechnende Versorgungskapital auf der Grundlage der gezahlten Beiträge, mindestens die Summe der zugesagten Beiträge, soweit sie nicht rechnungsmäßig für einen biometrischen Risikoausgleich verbraucht wurden, zur Verfügung zu stellen. Damit haftet der Arbeitgeber in jedem Fall auf einen Mindestbetrag.[460] Die Beitragszusage mit Mindestleistung ist nur anhand der Durchführungswege Pensionsfonds, Direktversicherung und Pensionskasse möglich, vgl. § 1 Abs. 2 Nr. 2 BetrAVG.[461]

In einem Arbeitsvertrag empfiehlt es sich m.A., lediglich eine Regelung aufzunehmen, in der vereinbart wird, dass der Arbeitnehmer Anspruch auf eine bestimmte betriebliche Altersversorgung hat. Deren genaue Ausgestaltung sollte in einer separaten Vereinbarung erfolgen. Da die Vereinbarung über eine betriebliche Altersversorgung sehr umfangreich sein kann, würde sie den Arbeitsvertrag unnötig aufblähen. Außerdem betrifft die betriebliche Altersvorsorge nicht die Durchführung des Arbeitsverhältnisses, sondern ist eine arbeitgeberseitige Zusatzleistung.

---

[458] Vgl. BAG, Urteil vom 12.06.2007, Az.: 3 AZR 186/06, NZA-RR 2008, 537, 538; BAG, Urteil vom 15.06.2010, Az.: 3 AZR 334/06; Blomeyer/Rolfs/Otto, BetrAVG, § 1 Rn. 201

[459] Moll/Rengier, MüAwHB, § 33 Rn. 60

[460] Moll/Rengier, MüAwHB, § 33 Rn. 64 f.

[461] BeckOK/Clemens, BetrAVG, § 1 Rn. 46; Moll/Rengier, MüAwHB, § 33 Rn. 64

Formulierungsvorschlag

Der Arbeitnehmer hat Anspruch auf Leistungen der betrieblichen Altersversorgung in Form einer ...[462]

Das Nähere regelt eine gesonderte Vereinbarung hierzu.

Alternative:

Das Nähere regelt eine mit dem Betriebsrat/Personalrat/der Mitarbeitervertretung des Arbeitgebers vereinbarte Betriebsvereinbarung/Dienstvereinbarung.[463]

22.2.3. Finanzierung der Versorgung

Die Versorgungszusagen können einerseits klassischerweise durch den Arbeitgeber, andererseits aber auch durch den Arbeitnehmer finanziert werden. Mit einer Arbeitnehmerfinanzierung ist gemeint, dass der Arbeitnehmer auf bereits vereinbarte, aber zukünftig fällig werdende Entgeltansprüche verzichtet und diese in eine wertgleiche Anwartschaft auf Versorgungsleistungen umgewandelt werden (sogenannte Entgeltumwandlung). Soweit Entgeltansprüche auf einem Tarifvertrag beruhen, kann für diese eine Entgeltumwandlung nur vorgenommen werden, wenn dies durch Tarifvertrag vorgesehen oder zugelassen ist, vgl. § 17 Abs. 5 BetrAVG. Wird eine Entgeltumwandlung vereinbart, dann muss geregelt werden, welche Entgeltbestandteile in welcher Höhe und für welche Dauer betroffen sind. Außerdem können lediglich künftige Entgeltansprüche und damit Ansprüche, die schon entstanden, aber noch nicht fällig sind, umgewandelt werden. Ferner ist zu beachten, dass eine Wertgleichheit, die nach versicherungsmathematischen Grundsätzen zu berechnen ist, zwischen dem umgewandelten Entgeltanspruch und der Versorgungsanwartschaft gegeben sein muss.[464] Schließlich ist zu berücksichtigen, dass, weil es sich hierbei um eine Finanzierung der Anwartschaft wirtschaftlich gesehen durch den Arbeitnehmer handelt, Sonderregelungen nach § 1b Abs. BetrAVG in Bezug auf die Entgeltumwandlung bestehen. Deshalb sind

– die Anwartschaften sofort unverfallbar;

---

[462] An dieser Stelle müsste die konkret gewählte Form der betrieblichen Altersversorgung eingefügt werden.

[463] Oft regeln Betriebsvereinbarungen/Dienstvereinbarungen die Details einer betrieblichen Altersversorgung. Für diesen Fall wäre die Verweisung auf die Betriebs-/Dienstvereinbarung sinnvoll.

[464] Vgl. dazu BAG, Urteil vom 15.09.2009, Az.: 3 AZR 17/09, NZA 2010, 164, 167 ff.

– im Falle des Durchführungswegs durch Direktversicherung, Pensionsfonds oder Pensionskasse
  ▪ dürfen die Überschussanteile nur zur Verbesserung der Leistung verwendet,
  ▪ muss dem ausgeschiedenen Arbeitnehmer das Recht zur Fortsetzung der Versicherung oder Versorgung mit eigenen Beiträgen eingeräumt und
  ▪ muss das Recht zur Verpfändung, Abtretung oder Beleihung durch den Arbeitgeber ausgeschlossen werden.
– Schließlich muss im Fall einer Direktversicherung dem Arbeitnehmer darüber hinaus mit Beginn der Entgeltumwandlung ein unwiderrufliches Bezugsrecht eingeräumt werden.

Von diesen Regelungen darf nicht durch Vertragsvereinbarung zu Lasten der Arbeitnehmer abgewichen werden. Zur Klarstellung sollte jedoch eine Vereinbarung aufgenommen werden, in der der Inhalt der Sondervorschriften noch einmal aufgezeigt wird.[465]

Neben einer Eigenfinanzierung durch Entgeltumwandlung kann der Arbeitnehmer nach § 1 Abs. Nr. 4 Hs. 1 BetrAVG auch Beiträge aus seinem Arbeitsentgelt zur Finanzierung von Leistungen der betrieblichen Altersversorgung an einen Pensionsfonds, eine Pensionskasse oder eine Direktversicherung leisten, sofern die Zusage des Arbeitgebers auch die Leistungen aus diesen Beiträgen umfasst. Es gelten dann die Regelungen zur Entgeltumwandlung, soweit die zugesagten Leistungen aus diesen Beiträgen im Wege der Kapitaldeckung finanziert worden

22.2.4. Arbeitnehmeranspruch auf Entgeltumwandlung bzw. Eigenbeiträge

Dem Arbeitgeber steht es grundsätzlich frei, ob er sich entscheidet, seinen Arbeitnehmern eine Versorgungszusage anzubieten. Allerdings hat der Arbeitnehmer dennoch gegen den Arbeitgeber aufgrund Gesetzes einen Anspruch auf Entgeltumwandlung nach § 1a Abs. 1 S. 1 BetrAVG. Damit wird dem Arbeitnehmer die Möglichkeit gegeben, sich eine eigenfinanzierte Altersversorgung zu ermöglichen. Der Umwandlungsanspruch ist der Höhe nach begrenzt auf 4% der jeweiligen Beitragsbemessungsgrenze in der allgemeinen Rentenversicherung. Jedoch hat der Arbeitnehmer nur dann einen solchen Anspruch, soweit keine durch Entgeltumwandlung finanzierte betriebliche Altersversorgung besteht, vgl. § 1a Abs. 2 BetrAVG, und auch durch Tarifvertrag kein Ausschluss vorgenommen wird, vgl. § 17 Abs. 3 S. 1 BetrAVG. Besteht bereits eine zusätzliche Altersversorgung durch Entgeltumwandlung, ist die Höchstgrenze nach § 1a Abs. 1 BetrAVG jedoch nicht erreicht, kann zusätzlich eine Entgeltumwandlung gefordert werden.[466] Außerdem ist zu beachten, dass, soweit tarifliche Entgeltbestandteile betroffen sind, für diese eine Entgeltum-

---

[465] Vgl. Preis/Rolfs, Der Arbeitsvertrag, II E 30 Rn. 6

[466] Moll/Rengier, MüAwHB, § 33 Rn. 84

wandlung nur verlangt werden kann, soweit dies durch Tarifvertrag zugelassen ist, vgl. § 17 Abs. 5 BetrAVG.

Selbst wenn der Arbeitnehmer Entgeltumwandlung verlangt, kann er zwar wählen, welche Teile der künftigen Vergütung umgewandelt werden sollen und ob er die sogenannte Riester-Förderung in Anspruch nehmen möchte, sofern eine Altersversorgung über Direktversicherung, Pensionskassen oder Pensionsfonds erbracht werden soll, vgl. § 1a Abs. 3 BetrAVG. Über die Durchführung ist jedoch eine Abrede mit dem Arbeitgeber zu treffen, vgl. § 1a Abs. 1 S. 2 BetrAVG. Kann eine Vereinbarung nicht geschlossen werden und bietet der Arbeitgeber die Durchführung über einen Pensionsfonds oder eine Pensionskasse an, so ist der Arbeitnehmer an diesen Durchführungsweg gebunden. Lediglich wenn der Arbeitgeber dazu nicht bereit ist, kann der Arbeitnehmer den Abschluss einer Direktversicherung verlangen. Über die Form der Zusage entscheidet auch bei dem Entgeltumwandlungsanspruch der Arbeitgeber. Außerdem gelten auch hier die bereits oben aufgezeigten Sondervorschriften zur Entgeltumwandlung.

22.2.5. Verfall der Anwartschaft bei Beendigung des Arbeitsverhältnisses vor Eintritt des Versorgungsfalls

Nach § 1b Abs. 1 BetrAVG wird geregelt, wann die Anwartschaft der zusätzlichen Altersversorgung erhalten bleibt, obwohl das Arbeitsverhältnis vor Eintritt des Versorgungsfalls endet. Danach tritt kein Verfall der Anwartschaft ein, wenn

- das Arbeitsverhältnis vor Eintritt des Versorgungsfalls,
- jedoch nach Vollendung des 25. Lebensjahres endet und
- die Versorgungszusage zu diesem Zeitpunkt mindestens fünf Jahre bestanden hat, vgl. § 1b Abs. 1 S. 1 BetrAVG.

Außerdem behält ein Arbeitnehmer seine Anwartschaft auch dann, wenn er aufgrund einer Vorruhestandsregelung ausscheidet und ohne das vorherige Ausscheiden die Wartezeit und die sonstigen Voraussetzungen für den Bezug von Leistungen der betrieblichen Altersversorgung hätte erfüllen können.

22.3. Gestaltung der Versorgungszusagen

22.3.1. Vertragliche Gestaltungsmöglichkeiten

Will der Arbeitgeber die Versorgungszusage inhaltlich ausgestalten, so besteht diesbezüglich grundsätzlich Vertragsfreiheit. Beschränkt wird diese Freiheit jedoch sowohl von dem arbeitsrechtlichen Gleichbehandlungsgrundsatz, dem Lohngleichheitsgebot des Art. 157 des Vertrags über die Arbeitsweise der Europäischen Union (AEUV), dem Diskriminierungsverbot nach Art. 3 Abs. 2 und 3 GG und den Diskriminierungsverboten nach dem Allgemeinen Gleichbehandlungsgesetz, als auch von den AGB-Vorschriften[467] sowie den Grenzen, die das BetrAVG setzt. Grundsätzlich sollte der Arbeitgeber jedoch bei Entwicklung einer Versorgungsvereinbarung u.a. folgende Überlegungen anstellen:

– Begünstigte Beschäftigtengruppe: Der Arbeitgeber muss auswählen, wem er die zusätzliche Altersversorgung zukommen lassen will. Dabei ist zu beachten, dass eine Differenzierung der begünstigten Beschäftigten sachlich gerechtfertigt sein muss. Unzulässig sind dabei beispielsweise grundsätzlich Zusagen, die nur Vollzeitbeschäftigten zustehen, vgl. § 4 Abs. 1 TzBfG.

– Wahl des Durchführungsweges: Der Arbeitgeber kann und muss sich für ein Modell der zusätzlichen Altersversorgung entscheiden.

– Finanzierung: Es muss festgelegt werden, welche Form der Finanzierung erfolgen soll. Bei der Entgeltumwandlung ist darauf zu achten, dass bestimmt wird, welche künftigen Entgeltbestandteile in Anwartschaften umgewandelt werden sollen.

– Wartezeit: Die Leistungserfüllung kann an eine Wartezeit gebunden sein, so dass eine bestimmte Zeit der ununterbrochenen Betriebszugehörigkeit gegeben sein muss, bevor ein Versorgungsleistungsanspruch entsteht. Da eine solche Wartezeit ältere Arbeitnehmer unter Umständen je nach Länge benachteiligen kann, muss sie durch ein legitimes Ziel gerechtfertigt sowie angemessen sein, § 10 AGG.[468]

– Mindest-/Höchstalter: Außerdem kann die Leistungsgewährung von einem bestimmten Mindestalter abhängig gemacht werden oder Arbeitnehmer können nach Überschreiten einer bestimmten Altersgrenze von der Zusage ausgenommen werden.[469] Aber auch hier bedarf es grundsätzlich einer Rechtfertigung nach dem Allgemeinen Gleichbehandlungsgesetz.

– Ende des Arbeitsverhältnisses: Ebenso ist es ratsam, in die Zusage eine Vereinbarung aufzunehmen, wonach die Versorgungsleistung im Fall der Invalidität und des Erreichens der Altersgrenze davon abhängt, ob das Arbeitsverhältnis beendet wurde. Dadurch werden Doppelzahlungen vermieden.[470]

– Unverfallbarkeit: Eine gesonderte Vereinbarung in Bezug auf die Unverfallbarkeit der zusätzlichen Altersversorgung ist grundsätzlich nicht nötig. Die gesetzliche Regelung des § 1b BetrAVG regelt bereits die Unverfallbarkeit. Eine de-

---

[467]   Vgl. Moll/Rengier, MüAwHB, § 34 Rn. 1

[468]   Vgl. Moll/Rengier, MüAwHB, § 34 Rn. 33

[469]   BAG, Urteil vom 19.04.2005, Az.: 3 AZR 469/04 (AP § 1 BetrAVG Betriebsveräußerung Nr 19); Moll/Rengier, MüAwHB, § 34 Rn. 35

[470]   Vgl. Moll/Rengier, MüAwHB, § 34 Rn. 37

klaratorische Vereinbarung kann dennoch aufgenommen werden, so dass zumindest deutlich wird, dass keine anderweitige für den Arbeitnehmer günstige Abrede getroffen wurde.

– Art der Versorgungsleistung: Die Versorgungsvereinbarung muss ferner bestimmen, welche Art der Versorgungsleistung bestehen soll und insbesondere ob eine lebenslange Rente oder ein Versorgungskapital an den Arbeitnehmer gezahlt werden soll.

– Leistungsfälle: Auch ist festzulegen, für welche Fälle (Alter, Tod, Invalidität) die Leistung gewährt wird. Ebenso ist die Höhe der Versorgungsleistung festzulegen.

– Höhe der Versorgungsleistung: Die Höhe der Versorgungsleistung muss aufgenommen werden.

– Vorgezogenes Altersruhegeld: Ferner ist zu regeln, welche Höhe die Leistung hat, wenn der Arbeitnehmer nach § 6 BetrAVG die zusätzliche Altersversorgung beansprucht, weil er bereits die Altersrente aus der gesetzlichen Rentenversicherung als Vollrente bezieht und die allgemeinen Leistungsvoraussetzungen erfüllt. Zum einen kann die Anwartschaftshöhe entsprechend § 2 BetrAVG gemindert werden, weil der Arbeitnehmer seine ursprünglich geplante Leistung bis zur vertraglichen Altersgrenze nicht erbringt. Zum anderen kann vereinbart werden, dass versicherungsmathematische Abschläge vorgenommen werden können, weil der Arbeitnehmer die Versorgungsleistung früher und damit auch länger erhält.[471]

– Zahlungsmodalitäten: Der Arbeitgeber sollte festlegen, zu welchem Zeitpunkt, wie und wie lange Versorgungsleistungen gezahlt werden.

– Verpfändungs-, Abtretungsverbot: Es kann auch vereinbart werden, dass Ansprüche ohne Zustimmung des Arbeitgebers nicht verpfändet oder abgetreten werden dürfen.

22.3.2. Zusätzliche Altersversorgung nach Tarifvertrag

Ein Tarifvertrag kann den Vereinbarungen im Arbeitsvertrag Schranken setzen. Er kann aber auch selbst Ansprüche auf zusätzliche Altersversorgung begründen. Nach den einschlägigen Tarifverträgen[472] haben die Arbeitnehmer Anspruch auf Versicherung unter eigener Beteiligung zum Zwecke einer zusätzlichen Alters- und

---

[471] BAG, Urteil vom 12.12.2006, Az.: 3 AZR 716/05, NZA-RR 2007, 434, 436; Moll/Rengier, MüAwHB, § 34 Rn. 76

[472] Vgl. § 25 TVöD; § 26 TV-Ärzte/VKA; § 25 TV-L; § 25 TV-Ärzte/TdL

Hinterbliebenenversorgung. Wie diese zusätzliche Altersversorgung ausgestaltet ist, richtet sich nach ergänzenden Tarifverträgen in ihrer jeweils geltenden Fassung.[473]

Nach den tariflichen Regelungen erhalten die Beschäftigten nach Erfüllung der Wartezeit zusätzlich zur Altersrente aus der gesetzlichen Rentenversicherung bzw. einer Rente wegen verminderter Erwerbsfähigkeit eine Betriebsrente. Dies gilt auch für die Hinterbliebenen. Näheres zur Ausgestaltung der tariflichen Altersversorgung ist den ergänzenden Tarifverträgen zu entnehmen.

23. Wettbewerbsverbote

23.1. Vertragliche Wettbewerbsverbote

Der Arbeitnehmer unterliegt während der Dauer des Arbeitsverhältnisses einem grundsätzlichen Wettbewerbsverbot, §§ 60, 61 Handelsgesetzbuch (HGB), als Treuepflicht aus § 241 Abs. 2 BGB.[474] Inhaltlich bedeutet dies, dass der Arbeitnehmer dem Arbeitgeber keine unmittelbare Konkurrenz machen darf. Er ist somit verpflichtet, keine Leistungen im eigenen Namen und eigenem Interesse an Dritte im Tätigkeitsfeld des Arbeitgebers anzubieten.

Obgleich ein solches Wettbewerbsverbot während des Arbeitsverhältnisses bereits besteht, ist es ebenso wie bei der Verschwiegenheitpflicht ratsam, eine deklaratorische Vereinbarung insbesondere aus Gründen der Transparenz vorzunehmen, die zumindest die bestehende Pflicht aufzeigt. Insbesondere bei Ärzten werden die Einrichtungen ein Interesse daran haben, eine eigene Praxistätigkeit zu untersagen.

---

[473]   Vgl. ATV, ATV-K, Hamburgische Zusatzversorgungsgesetz

[474]   Vgl. BAG, Urteil vom 21.10.1970, Az.: 3 AZR 479/69 (AP § 242 BGB Auskunftspflicht Nr. 13); BAG, Urteil vom 16.01.1975, Az.: 3 AZR 72/74 (AP § 60 HGB Nr. 8); BAG, Urteil vom 20.09.2006, Az.: 10 AZR 439/05 (AP § 60 HGB Nr. 13); Preis/Stoffels, Arbeitsvertrag, II W 10 Rn. 3

Formulierungsvorschlag

1. Die Bestimmungen der §§ 60, 61 HGB finden Anwendung.[475]

2. Dem Arbeitnehmer ist es untersagt, während des Bestehens des Arbeitsverhältnisses zu dem Arbeitgeber in Wettbewerb zu treten. Er darf weder ein Handelsgewerbe im Geschäftszweig des Arbeitgebers betreiben noch sonst im Geschäftszweig des Arbeitgebers für eigene oder fremde Rechnung Geschäfte machen. Untersagt ist insbesondere die Begründung eines Arbeitsverhältnisses mit einem Konkurrenzunternehmen sowie die Beteiligung an einem solchen, sofern hierdurch Einfluss auf die Führung der jeweiligen Geschäfte des Konkurrenzunternehmens genommen werden kann.

Mögliche Ergänzung bei Ärzten:

3. Außerdem ist dem Arbeitnehmer die Ausübung einer eigenen Praxis oder von Praxisvertretungen nicht gestattet.

23.2. Nachvertragliche Wettbewerbsverbote

Nach Beendigung des Arbeitsverhältnisses entfällt grundsätzlich das allgemeine Wettbewerbsverbot.[476] Der Arbeitnehmer hat nämlich grundsätzlich das Recht, sein berufliches Erfahrungswissen frei auch im Wettbewerb zum Arbeitgeber zu nutzen.

Lediglich in ganz engen Grenzen kann auch nach Ende des Arbeitsverhältnisses ohne ausdrückliches Wettbewerbsverbots eine Einschränkung des Wettbewerbs bestehen. Beispielsweise ist das der Fall, wenn die erlangten Erfahrungskenntnisse in einer gegen die guten Sitten verstoßenden Art und Weise verwertet werden, vgl. §§ 823, 826 BGB, § 1 UWG.[477]

---

[475] Ein Wettbewerbsverbot während des bestehenden Arbeitsverhältnisses ist für Arbeitnehmer in §§ 60, 61 HGB normiert. Da diese Regelung jedoch unvollständig ist und darüber hinaus durch entsprechende vertragliche Vereinbarung erweitert werden kann, empfiehlt sich eine umfassende Regelung. Das Wettbewerbsverbot im laufenden Arbeitsverhältnis wird flankiert durch die Verschwiegenheitsverpflichtung in § 13 dieses Vertrags und dem Verbot von konkurrierender Nebentätigkeit in § 11 dieses Vertrags.

[476] BAG, Urteil vom 15.06.1993, Az.: 9 AZR 558/91 (AP § 611 BGB Konkurrenzklausel Nr. 40); BAG, Urteil vom 19.05. 1998, Az.: 9 AZR 394/97 (AP § 611 BGB Treuepflicht Nr. 11); BAG, Urteil vom 07.09. 2004, Az.: 9 AZR 545/03, NZA 2005, 105, 106; ErfK/Oetker, HGB, § 74 Rn. 1; ErfK/Preis, BGB, § 611 Rn. 714

[477] Vgl. BGH, Urteil vom 21.12.1962, Az.: I ZR 47/61, NJW 1963, 856; BAG, Urteil vom 19.05.1998, Az.: 9 AZR 394/97 (AP § 611 BGB Treuepflicht Nr. 11); Hümmerich, Arbeitsverträge, § 1 64. Rn. 2816; Preis/Stoffels, Arbeitsvertrag, II W 10 Rn. 28

Hat der Arbeitgeber ein Interesse, dass der Arbeitnehmer nicht konkurrierend tätig wird, muss er grundsätzlich ein nachvertragliches Wettbewerbsverbot durch eine vertragliche Regelung begründen. Eine wirksame Wettbewerbsabrede ist jedoch sowohl an bestimmte formelle als auch an bestimmte inhaltliche Voraussetzungen geknüpft, vgl. § 110 GewO i.V.m. § 74f HGB. Wird das Wettbewerbsverbot in Form einer Allgemeinen Geschäftsbedingung vereinbart, ist zusätzlich insbesondere darauf zu achten, dass die Klausel nicht überraschend i.S.v. § 305c Abs. 1 BGB ist.[478] Zwar ist ein Wettbewerbsverbot in der Regel nicht überraschend. Jedoch kann sie als überraschend für den Arbeitnehmer angesehen werden, wenn sie in einem umfangreichen Arbeitsvertrag unter einer Überschrift steht, die irreführend ist.[479] Deshalb ist es empfehlenswert, das Verbot unter einer eigenen hervorgehobenen Überschrift im Vertrag zu vereinbaren.

23.2.1. Formelle Anforderungen

In Bezug auf die formellen Anforderungen eines Wettbewerbsverbot ist zu beachten, dass

–   die Vereinbarung eines Wettbewerbsverbots der Schriftform i.S.v. § 126 BGB bedarf, § 74 Abs. 1 HGB, und
–   dem Arbeitnehmer eine die Regelung enthaltene unterschriebene Urkunde auszuhändigen ist, § 74 Abs. 1 HGB.

Das Erfordernis der Aushändigung der unterschriebenen Urkunde ist keine Wirksamkeitsvoraussetzung. Unterbleibt die Aushändigung, führt dies jedoch dazu, dass sich der Arbeitgeber auf das Wettbewerbsverbot nicht berufen kann und sich der Arbeitnehmer nicht an das Wettbewerbsverbot halten muss. Beachtet der Arbeitnehmer das Wettbewerbsverbot trotzdem, kann er die vereinbarte Entschädigung verlangen.[480]

23.2.2. Inhaltliche Anforderungen

Bei der Ausgestaltung des nachvertraglichen Wettbewerbsverbots muss der Arbeitgeber insbesondere auf folgende Aspekte achten:

–   Das Wettbewerbsverbot muss eine Karenzentschädigung mindestens in der gesetzlich festgelegten Höhe enthalten.

–   Für den Arbeitgeber muss an der Unterbindung des Wettbewerbs ein berechtigtes betriebliches Interesse haben. Außerdem darf das Wettbewerbsverbot

---

[478]   Vgl. hierzu III.3.2.

[479]   Dillner, NZA 2005, 250, 251; Hümmerich, Arbeitsverträge, § 1 64. Rn. 2824

[480]   Vgl. BAG, Urteil vom 23.11.2004, Az.: 9 AZR 595/03, NZA 2005, 411, 412; Hümmerich, Arbeitsverträge, § 1 64. Rn. 2820; Küttner/Reinecke, Personalbuch, Wettbewerbsverbot A Rn. 8

keine unbilligen Erschwernisse in zeitlicher, gegenständlicher und räumlicher Hinsicht für das berufliche Fortkommen des Arbeitnehmers enthalten, § 74a Abs. 1 S. 1, 2 HGB.

– Damit ein berechtigtes Interesse des Arbeitgebers bejaht werden kann, muss ein konkreter Bezug zwischen der bisherigen Tätigkeit des Arbeitnehmers und dem Gegenstand des Wettbewerbsverbots gegeben sein. Entscheidend ist, dass die wirtschaftlichen Interessen des Arbeitgebers durch die Verwertung der vom Arbeitnehmer erlangten Erfahrungskenntnisse gefährdet sind.[481]

– Die Höchstdauer des Verbots darf über zwei Jahre von der Beendigung des Arbeitsverhältnisses an nicht hinausgehen, § 74a Abs. 1 S. 3 HGB.

Gem. § 74 Abs. 2 HGB muss eine Vereinbarung getroffen werden, die mindestens für die Dauer des Verbots eine Entschädigung für den Arbeitnehmer vorsieht, die für jedes Jahr des Verbots mindestens die Hälfte der vom Arbeitnehmer zuletzt bezogenen vertragsmäßigen Leistungen erreicht. Die vertragsgemäße Leistung umfasst alle Leistungen, die der Arbeitnehmer vom Arbeitgeber für seine Tätigkeit erlangt, so dass darunter neben dem letzten regelmäßigen monatlichen Entgelt auch alle Einmalzahlungen freiwilliger oder verpflichteter Natur wie z.B. Weihnachtsgeld oder Jubiläumszuwendung fallen.[482] Ist keine Entschädigung enthalten, dann ist das Wettbewerbsverbot nichtig.[483] Ist eine zu geringe Entschädigung vereinbart, dann bleibt das Wettbewerbsverbot wirksam. Der Arbeitgeber kann sich allerdings nicht darauf berufen und der Arbeitnehmer ist an das Verbot nicht mehr gebunden. Es steht dem Arbeitnehmer vielmehr frei, sich am Beginn der Karenzzeit zu entscheiden, das Verbot zu beachten und die Entschädigung zu erhalten oder in Konkurrenz zu treten.[484]

Außerdem führt ebenso ein Verstoß gegen die Anforderungen der §§ 74, 74a HGB nicht zur Nichtigkeit der Vereinbarung. Vielmehr regelt § 75d HGB, dass solche Abreden bei Verstoß lediglich als unverbindlich gelten, so dass der Arbeitgeber das Wettbewerbsverbot nicht erzwingen kann. Wiederum liegt es in der Entscheidung des Arbeitnehmers, sich an das Verbot zu halten und die Entschädigung zu erhalten oder in Konkurrenz zu treten.

---

[481] Vgl. BAG, Urteil vom 01.08.1995, Az.: 9 AZR 884/93, NZA 1996, 310, 310 f.; Hümmerich, Arbeitsverträge, § 1 64. Rn. 2844; Küttner/Reinecke, Personalbuch, Wettbewerbsverbot A Rn. 13; Preis/Stoffels, Arbeitsvertrag, II W 10 Rn. 29

[482] ErfK/Oetker, HGB, § 74 Rn. 15; Küttner/Reinecke, Personalbuch, Wettbewerbsverbot A Rn. 29

[483] BAG, Urteil vom 18.01.2000, Az.: 9 AZR 929/98, Rn. 10 ff.; ErfK/Oetker, HGB, § 74 Rn. 18; Küttner/Reinecke, Personalbuch, Wettbewerbsverbot A Rn. 10; Preis/Stoffels, Arbeitsvertrag, II W 10 Rn. 32

[484] BAG, Urteil vom 24.04.1980, Az.: 3 AZR 1047/77, NJW 1980, 2429, 2429 f.; LAG Hamm, Urteil vom 14.04.2003, Az.: 7 Sa 1881/02, NZA-RR 2003, 513, 514; ErfK/Oetker, HGB, § 74 Rn. 19; Küttner/Reinecke, Personalbuch, Wettbewerbsverbot A Rn. 11

Ferner ergibt sich aus dieser gesetzlichen Rechtsfolgenregelung, dass auch eine vorformulierte Wettbewerbsklausel in Form von AGB entgegen den allgemeinen AGB-Vorschriften bei einem Verstoß nicht als unwirksam, sondern unverbindlich anzusehen ist.[485]

Formulierungsvorschlag

1. Der Arbeitnehmer unterliegt für die Dauer von zwei Jahren nach Beendigung des Arbeitsverhältnisses einem nachvertraglichen Wettbewerbsverbot. Es ist ihm untersagt, für ein Unternehmen, welches zu dem Arbeitgeber in Wettbewerb steht, ärztliche Leistungen[486] zu erbringen.

2. Das nachvertragliche Wettbewerbsverbot gilt unabhängig davon, ob der Arbeitnehmer die Leistungen in nichtselbständiger, selbständiger oder in sonstiger Weise erbringt.

3. Das nachvertragliche Wettbewerbsverbot erstreckt sich räumlich auf einen Umkreis von ... km vom Standort des Arbeitgebers in ...[487]

4. Der Arbeitgeber verpflichtet sich für die Dauer des nachvertraglichen Wettbewerbsverbots zur Zahlung einer Entschädigung, die für jedes Jahr des nachvertraglichen Wettbewerbsverbots die Hälfte der von dem Arbeitnehmer zuletzt bezogenen vertragsgemäßen Leistungen des Arbeitgebers entspricht. Die Karenzentschädigung ist in Monatsbeträgen am Schluss des jeweiligen Monats fällig.

5. Auf die Entschädigung wird angerechnet, was der Beschäftigte durch anderweitige Verwertung seiner Arbeitskraft erwirbt oder zu erwerben böswillig unterlässt, soweit die Entschädigung unter Hinzurechnung dieses Betrages die Höhe der zuletzt bezogenen vertragsgemäßen Leistungen um mehr als 10% übersteigt.

---

[485]　LAG Hamm, Urteil vom 14.04.2003, Az.: 7 Sa 1881/02, NZA-RR 2003, 513, 515; Dillner, NZA 2005, 250, 251; Küttner/Reinecke, Personalbuch, Wettbewerbsverbot A Rn. 9; Preis/Stoffels, Arbeitsvertrag, II W 10 Rn. 29, 32

[486]　Selbstverständlich können auch andere Leistungen in einem nachvertraglichen Wettbewerbsverbot untersagt werden. Insoweit dient vorstehender Formulierungsvorschlag nur als Muster für eine Möglichkeit.

[487]　An dieser Stelle müsste der räumliche Umkreis konkretisiert werden. Hierbei ist zu bedenken, dass das Wettbewerbsverbot keinem Berufsausübungsverbot gleichkommen darf und der Umkreis nur so weit zu wählen ist, wie tatsächlich eine Konkurrenzsituation bestehen kann.

Ist der Arbeitnehmer durch das Wettbewerbsverbot zu einer Wohnsitzverlegung gezwungen, so findet eine Anrechnung erst ab Überschreiten des genannten Betrags um mehr als 25% statt.

6. Der Beschäftigte verpflichtet sich, dem Arbeitgeber während der Dauer des nachvertraglichen Wettbewerbsverbots auf Verlangen Auskunft über die Höhe seines Erwerbs zu erteilen. Bei Unterlassen der Auskunft ist der Arbeitgeber zur Zurückbehaltung der laufenden Karenzentschädigung berechtigt.

7. Handelt der Beschäftigte diesem nachvertraglichen Wettbewerbsverbot zuwider, entfällt der Anspruch auf Zahlung der Entschädigung.

8. Kündigt der Arbeitgeber das Arbeitsverhältnis außerordentlich wegen vertragswidrigen Verhaltens des Beschäftigten, so wird das nachvertragliche Wettbewerbsverbot unwirksam, sofern der Arbeitgeber binnen eines Monats nach der Kündigung dem Beschäftigten schriftlich mitteilt, dass er sich nicht an die Vereinbarung gebunden halte.

9. Der Arbeitgeber kann bis zur Beendigung des Arbeitsverhältnisses durch schriftliche Erklärung auf das Wettbewerbsverbot verzichten. Er muss die Karenzentschädigung nur bis zum Ablauf eines Jahres seit der Erklärung des Verzichts zahlen.

10. Im Übrigen gelten die Vorschriften des Handelsgesetzbuches, §§ 74–75c, entsprechend.

24. Ausschlussfristen

24.1. Allgemeines

Ausschlussfristen enthalten Fristen, innerhalb derer ein Anspruch oder sonstige Rechte geltend gemacht werden müssen, damit sie nicht verfallen.[488]

Wie die Verjährung dienen Ausschlussfristen dem Rechtsfrieden und der Rechtssicherheit. Für den Schuldner soll nach Fristablauf feststehen, dass gegen ihn keine Ansprüche mehr erhoben werden. In ihrer Wirkungsweise hingegen sind Ausschlussfristen (auch Verfallsfristen genannt) von der Verjährung zu unterscheiden. Während die Verjährung dem Schuldner nur eine Einrede gegen den Anspruch gibt, führt eine Ausschlussfrist zum Wegfall, d.h. zum Erlöschen des Anspruchs. In einem

---

[488] Vgl. Thüsing, AGB-Kontrolle im Arbeitsrecht, Rn. 155

möglichen Prozess muss sich der Schuldner auf die Einrede berufen, während das Erlöschen des Anspruchs wegen des Ablaufs einer Ausschlussfrist von Amts wegen zu berücksichtigen ist.[489]

24.2. Inhalt einer Ausschlussfrist

Inhaltlich hat eine Ausschlussfrist zum Gegenstand

- wessen Ansprüche erlöschen sollen,
- welche Ansprüche von ihr erfasst werden,
- innerhalb welcher Frist(en) die Ansprüche erlöschen sollen und
- welche Kriterien für den Fristbeginn gelten.

Die für den Krankenhausbereich geltenden Tarifverträge enthalten eigenständige Regelungen zu Ausschlussfristen, die bei normativer Tarifgeltung zwingend zu beachten sind. Bei fehlender Tarifbindung können Ausschlussfristen im Arbeitsvertrag vereinbart werden, wobei die Regelungen der AGB-Kontrolle unterliegen.

24.3. Arten von Ausschlussfristen

Der Art nach können einseitige und zweiseitige sowie einstufige und zweistufige Ausschlussfristen unterschieden werden.

24.3.1. Einseitige und zweiseitige Ausschlussfristen

Einseitige Ausschlussfristen gehen ausschließlich zu Lasten des Arbeitnehmers.

Beispiel:

„...Alle Ansprüche, die sich aus dem Arbeitsverhältnis ergeben, verfallen, wenn der Arbeitnehmer sie nicht binnen einer Frist von 3 Monaten nach Fälligkeit schriftlich gegenüber dem Arbeitgeber geltend macht..."

Derartige einseitige Ausschlussfristen sind nach der Rechtsprechung in Tarifverträgen wirksam.[490] In Arbeitsverträgen in Form von Allgemeinen Geschäftsbedingungen hingegen gelten sie als unangemessen und sind nach § 307 Abs. 1 S. 1 BGB unwirksam.[491] Die einseitig den Arbeitnehmer treffende Erschwerung der Durchset-

---

[489] Vgl. Thüsing, AGB-Kontrolle im Arbeitsrecht, Rn. 155

[490] BAG, Urteil vom 04.12.1997, Az.: 2 AZR 809/96, NZA 1998, 431

[491] BAG, Urteil vom 31.08.2005, Az.: 5 AZR 545/04, NZA 2006, 324; LAG Rheinland-Pfalz, Urteil vom 26.01.2004, Az.: 7 Sa 763/03

zung von Ansprüchen und der bei Fristversäumnis nur für den Arbeitnehmer vorgesehene völlige Anspruchsverlust widersprechen einer ausgewogenen Vertragsgestaltung.[492] Die durch die Klausel bewirkte Benachteiligung des Arbeitnehmers ist sachlich nicht zu begründen. Auf eine Aufnahme in Arbeitsverträgen sollte daher verzichtet werden.

Zweiseitige Ausschlussfristen gelten demgegenüber für Ansprüche von Arbeitnehmern und Arbeitgebern gleichermaßen.

Formulierungsvorschlag

Alle Ansprüche, die sich aus dem Arbeitsverhältnis ergeben, verfallen, wenn sie nicht binnen einer Frist von drei Monaten nach ihrer Fälligkeit schriftlich vom Arbeitnehmer oder Arbeitgeber gegenüber der anderen Vertragspartei geltend gemacht werden.

Die Vereinbarung zweiseitiger Ausschlussfristen in Formulararbeitsverträgen ist grundsätzlich wirksam möglich. Sie scheitert insbesondere nicht am Klauselverbot aus § 309 Nr. 13 BGB. Danach sind Bestimmungen, durch die Anzeigen oder Erklärungen, die dem Verwender gegenüber abzugeben sind, an eine strengere Form als die Schriftform oder an besondere Zugangserfordernisse gebunden werden, unwirksam. Das Bundesarbeitsgericht hat unter Verweisung auf die angemessene Berücksichtigung arbeitsrechtlicher Besonderheiten nach § 310 Abs. 4 S. 2 BGB die Vereinbarkeit zweiseitiger Ausschlussfristen mit dem Klauselverbot in § 309 Nr. 13 BGB bejaht, da jene Vereinbarungen der im Arbeitsleben anerkannten, besonders gebotenen raschen Klärung von Ansprüchen und der Bereinigung offener Standpunkte dienen.[493]

24.3.2. Einstufige und zweistufige Ausschlussfristen

Eine einstufige Ausschlussfrist führt zum Erlöschen eines Anspruchs, wenn dieser nicht innerhalb einer vereinbarten Frist gegenüber dem anderen Vertragsteil geltend gemacht wird.

Formulierungsvorschlag

Alle Ansprüche, die sich aus dem Arbeitsverhältnis ergeben, verfallen, wenn sie nicht binnen einer Frist von drei Monaten nach ihrer Fälligkeit gegenüber der anderen Vertragspartei schriftlich geltend gemacht werden.

---

[492] BAG, Urteil vom 31.08.2005, Az.: 5 AZR 545/04, NZA 2006, 324

[493] BAG, Urteil vom 25.05.2005, Az.: 5 AZR 572/04, NJW 2005, 3305, 3306

Bei einer zweistufigen Ausschlussfrist wird für den Fall, dass der Vertragspartner die Erfüllung des Anspruchs ablehnt, eine weitere Frist vereinbart, innerhalb derer der Anspruch bei Gericht geltend gemacht werden muss, damit er nicht erlischt.

Formulierungsvorschlag

Alle Ansprüche, die sich aus dem Arbeitsverhältnis ergeben, verfallen, wenn sie nicht binnen einer Frist von drei Monaten nach ihrer Fälligkeit gegenüber der anderen Vertragspartei schriftlich geltend gemacht werden. Lehnt die Gegenpartei die Erfüllung des Anspruchs schriftlich ab oder erklärt sie sich hierzu nicht innerhalb eines Monats, dann verfällt der Anspruch, wenn er nicht binnen einer Frist von drei Monaten gerichtlich geltend gemacht wird.

24.4. Ausschlussfristen in Arbeitsverhältnissen ohne Tarifbindung

24.4.1. Dauer und Beginn der Ausschlussfrist

Besondere Bedeutung kommt bei der Formulierung von Ausschlussklauseln der Länge der Ausschlussfrist zu. Sowohl für die erste[494] als auch für die zweite Stufe[495] einer Klausel darf die Frist nicht weniger als drei Monate (3+3) betragen.

Beispiel:

Ein Arbeitsvertragsmuster enthält folgende Klausel:

„Alle beiderseitigen Ansprüche aus dem Arbeitsverhältnis und solche, die mit dem Arbeitsverhältnis in Verbindung stehen, verfallen, wenn sie nicht innerhalb von 4 Wochen nach Fälligkeit gegenüber der anderen Vertragspartei schriftlich erhoben werden."

Folge: Diese Frist ist zu kurz und benachteiligt die Arbeitnehmer unangemessen. Sie ist deshalb unwirksam und fällt ersatzlos weg. Es gilt das gesetzliche Verjährungsrecht. Die Arbeitnehmer haben daher 3 Jahre Zeit, offene Ansprüche geltend zu machen.

---

[494] BAG, Urteil vom 28.09.2005, Az.: 5 AZR 52/05; BB 2006, 327; BAG, Urteil vom 12.03.2008, Az.: 10 AZR 152/07

[495] BAG, Urteil vom 28.11.2007, Az.: 5 AZR 992/06, NZA 2008, 293; BAG, Urteil vom 25.05.2005, Az.: 5 AZR 572/04, NJW 2005, 3305, 3307

Zu beachten ist, dass eine zu kurz bemessene Ausschlussfrist ausschließlich zu Lasten des Arbeitgebers wirkt. Während die Arbeitnehmer an diese Frist nicht gebunden sind, muss der Arbeitgeber seine Ansprüche innerhalb der kurzen Frist gegenüber seinen Arbeitnehmern geltend machen; andernfalls verfällt sein Anspruch.[496] Hintergrund dessen ist, dass die Inhaltskontrolle lediglich einen Ausgleich für die einseitige Inanspruchnahme der Vertragsfreiheit durch den Arbeitgeber als Klauselverwender schafft, sie aber nicht dem Schutz des Arbeitgebers vor den von ihm selbst eingeführten Formularbestimmungen dient.

Als Zeitpunkt, ab dem die Ausschlussfrist zu laufen beginnt, kann die Fälligkeit des Anspruchs festgelegt werden. Zwar steht dies dem Grundsatz aus dem Verjährungsrecht entgegen, wonach die regelmäßige Verjährungsfrist erst mit dem Schluss des Jahres beginnt, in dem der Anspruch entstanden ist und der Gläubiger von den den Anspruch begründenden Umständen und der Person des Schuldners Kenntnis erlangt hat oder ohne grobe Fahrlässigkeit erlangen müsste. Dies lässt sich aber laut Bundesarbeitsgericht mit Blick auf die im Arbeitsrecht geltenden Besonderheiten begründen, § 310 Abs. 4 S. 2, 1. Hs[497] BGB. So verlangen auch tarifliche Ausschlussfristen i.S.d. § 4 Abs. 4 S. 3 TVG üblicherweise die Geltendmachung nach Fälligkeit. Das entspricht ihrem Zweck, rasch Rechtsklarheit zu schaffen. Zudem wird der Begriff der Fälligkeit von den Gerichten für Arbeitssachen modifiziert angewandt. Danach beginnt der Fristlauf erst, sobald sich der Gläubiger den erforderlichen groben Überblick ohne schuldhaftes Zögern verschaffen und seine Forderung wenigstens annähernd beziffern kann.[498]

Eine Klausel, die für den Beginn der Ausschlussfrist hingegen allein auf die Beendigung des Arbeitsverhältnisses abstellt, ist nach § 307 Abs. 1 S. 1 BGB unwirksam.[499]

Beispiel:

Eine arbeitsvertragliche Klausel hat folgenden Wortlaut:

„Ansprüche aus dem Arbeitsverhältnis müssen von beiden Vertragsteilen spätestens innerhalb eines Monats nach Beendigung schriftlich geltend gemacht werden. Andernfalls sind sie verwirkt…“

---

[496]   BAG, Urteil vom 27.10.2005, Az.: 8 AZR 3/05, NZA 2006, 257

[497]   BAG, Urteil vom 28.09.2005, Az.: 5 AZR 52/05, NZA 2006, 149

[498]   BAG, Urteil vom 20.06.2002, Az.: 8 AZR 488/01, NZA 2003, 268, 271; BAG, Urteil vom 16.05.2007, Az.: 8 AZR 709/06

[499]   BAG, Urteil vom 01.03.2006, Az.: 5 AZR 511/05, NJW 2006, 2205

Folge: Die Klausel ist nach § 307 Abs. 1 S. 1 BGB unwirksam, da sie den Arbeitnehmer unangemessen benachteiligt.[500] Da für den Beginn der Ausschlussfrist allein auf die Beendigung des Arbeitsverhältnisses abgestellt wird, besteht für den Arbeitnehmer die Gefahr, dass auch Ansprüche verfallen, die zum Zeitpunkt der Beendigung des Arbeitsverhältnisses nicht fällig gewesen sind. Insofern kann er an der Geltendmachung von Ansprüchen gehindert sein, die für ihn weder erkennbar noch durchsetzbar waren. Für den Fristbeginn in Ausschlussfristen ist daher stets auf die Fälligkeit des Anspruchs abzustellen. Dabei wird der Begriff der Fälligkeit von den Gerichten für Arbeitssachen unter Einbeziehung des Kenntnisstandes des Gläubigers und subjektiver Zurechnungsgesichtspunkte interessengerecht ausgelegt.[501]

24.4.2. Bezugsobjekt der Ausschlussfrist

Ausschlussfristen können sich wegen der Regelungen aus § 202 Abs. 1 und § 276 Abs. 3 BGB nicht auf Ansprüche aus Vorsatzhaftung beziehen. Nach § 202 Abs. 1 BGB kann die Verjährung bei Haftung wegen vorsätzlichen Handelns nicht im Voraus durch Rechtsgeschäft erleichtert werden. Die Vorschrift ergänzt den allgemeinen Grundsatz des § 276 Abs. 3 BGB, wonach die Haftung wegen Vorsatzes dem Schuldner nicht im Voraus erlassen werden kann. Das Gesetz bezweckt einen umfassenden Schutz gegen im Voraus vereinbarte Einschränkungen von Haftungsansprüchen aus vorsätzlichen Schädigungen. Dies gilt nicht nur in Bezug auf Vereinbarungen über die Verjährung, sondern insbesondere auch in Bezug auf Ausschlussfristen.[502]

Wird zudem die Vorsatzhaftung in der vertraglichen Klausel nicht ausgeklammert, hat dies nach der Rechtsprechung des Bundesarbeitsgerichts jedoch nicht die Gesamtnichtigkeit der Ausschlussfrist, sondern lediglich die Teilnichtigkeit der Vorsatzregelung zur Folge.[503]

Gem. § 309 Nr. 7 BGB ist darüber hinaus der Ausschluss der Haftung in AGB bei der Verletzung des Lebens, des Körpers und der Gesundheit sowie bei Vorsatz und groben Verschulden unwirksam. Das Bundesarbeitsgericht hat zwar in seiner Entscheidung vom 25.05.2005 ausgeführt, dass der fehlende Hinweis auf diese Eingrenzung der Ausschlussfrist gem. § 309 Nr. 7 BGB nicht zu deren Unwirksamkeit führt. Dennoch sollte bei der Formulierung der Ausschlussfristen ein ausdrücklicher Hinweis aufgenommen werden. Da sowieso ein Hinweis auf die Nichtanwendbarkeit der Ausschlussklausel auf Schadenersatzansprüche nach vorsätzlichen Handlungen

---

[500] BAG, Urteil vom 01.03.2006, Az.: 5 AZR 511/05, NJW 2006, 2205

[501] BAG, Urteil vom 01.03.2006, Az.: 5 AZR 511/05, NJW 2006, 2205

[502] BAG, Urteil vom 28.09.2005, Az.: 5 AZR 52/05, NZA 2006, 149

[503] BAG, Urteil vom 28.09.2005, Az.: 5 AZR 52/05, NZA 2006, 149

aufgenommen werden sollte, § 202 Abs. 1 BGB, kann dieser Hinweis auch umfangreicher gestaltet werden.

24.4.3. Verbot überraschender und intransparenter Ausschlussfristen

Aufgrund des Verbots überraschender Klauseln gemäß § 305c Abs. 1 BGB darf eine Ausschlussfrist wegen ihrer weitreichenden Folgen nicht an versteckter Stelle im Arbeitsvertrag angeordnet sein. So hat das Bundesarbeitsgericht die Einbettung einer Ausschlussfrist als eine von mehreren Klauseln in einem mit „Schlussbestimmungen" überschriebenen Abschnitt eines detaillierten Arbeitsvertrags gemäß § 305c Abs. 1 BGB für unwirksam angesehen. Unter der Überschrift „Schlussbestimmungen" muss ein verständiger Arbeitnehmer bei einem detaillierten Vertrag nicht mit einer Klausel rechnen, durch die der Verfall von Ansprüchen bei nicht rechtzeitiger Geltendmachung herbeigeführt werden soll.[504]

Zudem erfordert das Transparenzgebot gemäß § 307 Abs. 1 S. 2 BGB einen ausdrücklichen Hinweis auf die Rechtsfolge des Verfalls der Ansprüche bei nicht fristgerechter Geltendmachung.[505] Dies kann u.a. durch eine optische Hervorhebung der Ausschlussklausel durch die Überschrift „Ausschlussfrist" sowie durch die zwingende Anordnung der Klageerhebung bei zweistufigen Ausschlussfristen geschehen.[506] Die Klausel muss die mit ihr verbundenen Nachteile soweit erkennen lassen, wie dies nach den Umständen gefordert werden kann. Abzustellen ist auf das Verständnis eines durchschnittlichen Arbeitnehmers.[507]

24.4.4. Formulierungsvorschlag

Eine einstufige Ausschlussfrist kann wie folgt formuliert werden:

Formulierungsvorschlag

1. Alle Ansprüche aus dem Arbeitsverhältnis – mit Ausnahme von Ansprüchen, die aus der Verletzung des Lebens, des Körpers oder der Gesundheit sowie aus vorsätzlichen oder grob fahrlässigen Pflichtverletzungen resultieren – müssen innerhalb einer Ausschlussfrist von sechs Monaten nach Fälligkeit von dem Arbeitnehmer oder vom Arbeitgeber schriftlich geltend gemacht werden.

---

[504] BAG, Urteil vom 31.08.2005, Az.: 5 AZR 545/04, NZA 2006, 324

[505] BAG, Urteil vom 31.08.2005, Az.: 5 AZR 545/04, NZA 2006, 324

[506] BAG, Urteil vom 25.05.2005, Az.: 5 AZR 572/04, NZA 2005, 1111

[507] BAG, Urteil vom 25.05.2005, Az.: 5 AZR 572/04, NZA 2005, 1111

2. Die Frist beginnt, sobald der Anspruch entstanden ist und der Anspruchsteller von den den Anspruch begründenden Umständen Kenntnis erlangt hat oder ohne Fahrlässigkeit hätte erlangen müssen.

3. Wird ein Anspruch nicht formgemäß innerhalb der genannten Fristen geltend gemacht, so führt dies zum endgültigen Erlöschen des Anspruchs, es sei denn, dass der Anspruchsberechtigte trotz Anwendung aller ihm nach Lage der Umstände zuzumutender Sorgfalt verhindert war, die Frist einzuhalten.

Für eine zweistufige Ausschlussfrist kann folgendes Muster verwendet werden:

Formulierungsvorschlag

1. Alle Ansprüche aus dem Arbeitsverhältnis – mit Ausnahme von Ansprüchen, die aus der Verletzung des Lebens, des Körpers oder der Gesundheit sowie aus vorsätzlichen oder grob fahrlässigen Pflichtverletzungen resultieren – müssen innerhalb einer Ausschlussfrist von drei Monaten nach Fälligkeit von dem Arbeitnehmer oder vom Arbeitgeber schriftlich geltend gemacht werden.

2. Die Frist beginnt, sobald der Anspruch entstanden ist und der Anspruchsteller von den den Anspruch begründenden Umständen Kenntnis erlangt hat oder ohne Fahrlässigkeit hätte erlangen müssen.

3. Erklärt sich die andere Partei nicht binnen vier Wochen ab Geltendmachung der Ansprüche oder lehnt sie den Anspruch schriftlich ab, so verfällt der Anspruch, wenn der Anspruchsteller ihn nicht binnen drei weiterer Monate nach Ablehnung oder Fristablauf gerichtlich geltend macht.

4. Wird ein Anspruch nicht formgemäß innerhalb der genannten Fristen geltend gemacht, so führt dies zum endgültigen Erlöschen des Anspruchs, es sei denn, dass der Anspruchsberechtigte trotz Anwendung aller ihm nach Lage der Umstände zuzumutender Sorgfalt verhindert war, die Frist einzuhalten.

Die Aufnahme einer zweistufigen Ausschlussfrist hat für den Arbeitgeber den Vorteil, dass für die Geltendmachung von Ansprüchen der Arbeitnehmer eine zusätzliche Hürde aufgestellt wird. Zur Wahrung des Anspruchs ist nicht lediglich die (schriftliche) Geltendmachung des Anspruchs innerhalb von drei Monaten, sondern zusätzlich noch eine Klageerhebung erforderlich. Andererseits gilt diese Hürde, da die Klausel zweiseitig ausgestaltet sein muss, ebenfalls für Ansprüche des Arbeitgebers gegenüber dem Arbeitnehmer. Es bedarf daher der Bewertung im Einzelfall, welche Klausel den jeweiligen Bedürfnissen des Arbeitgebers am ehesten entspricht.

24.5. Ausschlussfristen in Arbeitsverhältnissen mit Tarifbindung

24.5.1. Tarifvertragliche Regelung von Ausschlussfristen

Die im Gesundheitswesen gängigen Tarifverträge enthalten alle Ausschlussfristen. Der TVöD z.B. enthält in § 37 Abs. 1 S. 1 TVöD-AT eine einstufige Ausschlussfrist, nach der Ansprüche aus dem Arbeitsverhältnis verfallen, wenn sie nicht innerhalb von sechs Monaten nach Fälligkeit von der/dem Beschäftigten oder vom Arbeitgeber schriftlich geltend gemacht werden. Inhaltsgleiche Ausschlussfristen werden von den weiteren einschlägigen Tarifverträgen festgelegt.[508]

24.5.2. Gestaltungsmöglichkeiten in Arbeitsverhältnissen mit Tarifbindung

Die arbeitsvertraglichen Gestaltungsmöglichkeiten bei Geltung der tarifvertraglichen Ausschlussfrist kraft beiderseitiger Tarifbindung sind äußerst begrenzt. Die Ausschlussfrist kann einzelvertraglich nur zugunsten des Arbeitnehmers verlängert werden. Zudem könnte der Arbeitgeber grundsätzlich auf die Einhaltung der Ausschlussfrist durch den Arbeitnehmer verzichten.[509] Mit dieser für ihn äußerst nachteiligen Regelung würde sich der Arbeitgeber allerdings der Rechtssicherheit berauben, die eine Ausschlussfrist bietet.

Ausgeschlossen sind hingegen die Abkürzung der Ausschlussfrist zu Lasten des Arbeitnehmers sowie die Erweiterung auf eine zweistufige Ausschlussfrist durch zusätzliche Vereinbarung einer Klagefrist nach fruchtloser schriftlicher Geltendmachung des Anspruchs gegenüber dem Vertragspartner.[510] Außerdem ist ein Verzicht des Arbeitnehmers auf die Einhaltung der Ausschlussfrist durch den Arbeitgeber nicht möglich.[511]

Ein expliziter Hinweis auf die geltende tarifvertragliche Ausschlussfrist muss im Arbeitsvertrag nicht enthalten sein.[512] Die tarifliche Ausschlussfrist gilt auch dann, wenn der Arbeitnehmer davon keine Kenntnis hatte.[513] Allerdings muss der Arbeits-

---

[508] Vgl. § 37 Abs. 1 S. 1 TV-Ärzte/VKA; § 37 Abs. 1 S. 1 TV-L; § 37 Abs. 1 S. 1 TV-Ärzte/TdL; § 19 TVAöD-AT

[509] BAG, Urteil vom 25.01.2006, Az.: 4 AZR 622/04 (AP Nr. 22 zu § 1 TVG Tarifverträge)

[510] BeckOK/Bepler, TVöD, § 37 Rn. 12

[511] BeckOK/Bepler, TVöD, § 37 Rn. 12

[512] BAG, Urteil vom 17.04.2002, Az.: 5 AZR 89/01, NZA 2002, 1096; BAG, Urteil vom 05.11.2003, Az.: 5 AZR 469/02

[513] BAG, Urteil vom 22.01.1997, Az.: 10 AZR 459/96, NZA 1997, 445; BAG, Urteil vom 23.01.2002, Az.: 4 AZR 56/01, NZA 2002, 800

vertrag zumindest einen allgemeinen Hinweis auf die für das Arbeitsverhältnis geltenden Tarifverträge enthalten.[514] Dies ergibt sich aus § 2 Abs. 1 Nr. 10 NachwG. Die Einhaltung dieser Nachweispflicht ist insbesondere bezüglich der Rechtsfolgen versäumter Ausschlussfristen von entscheidender Bedeutung. Verletzt der Arbeitgeber seine Nachweispflicht und verfällt der Anspruch eines Arbeitnehmers aufgrund einer in einem nicht nachgewiesenen Tarifvertrag enthaltenen Ausschlussfristregelung, haftet der Arbeitgeber dem Arbeitnehmer gemäß §§ 280 Abs. 1, Abs. 2, 286 Abs. 2 Nr. 1, 249 BGB auf Schadensersatz.[515] Der Arbeitnehmer muss dann trotz abgelaufener Ausschlussfrist so gestellt werden, als hätte er den Anspruch rechtzeitig geltend gemacht. Insofern läuft der Arbeitgeber Gefahr, durch Verstoß gegen die Nachweispflicht aus § 2 Abs. 1 Nr. 10 NachwG die Vorteile einer zu seinen Gunsten bestehenden Ausschlussfrist zu verlieren. Dem kann er entgehen, indem er den Arbeitnehmer von vornherein über die anwendbaren Tarifverträge in Kenntnis setzt.

25. Schlussbestimmungen

In keinem Arbeitsvertrag sollten sogenannte Schlussbestimmungen fehlen. In diesen können u.a. ein doppeltes Schriftformerfordernis vereinbart werden und Regelungen für mögliche fehlerhafte Vereinbarungen getroffen werden (sogenannte salvatorische Klausel).

25.1. Schriftformklausel

Grundsätzlich gilt für die Parteien eines Arbeitsvertrags der Grundsatz der Privatautonomie, so dass ihnen frei steht, Arbeitsverträge nicht nur schriftlich, sondern auch mündlich zu schließen. Allerdings ist der Arbeitgeber nach dem Nachweisgesetz, § 2 NachwG, verpflichtet, die wesentlichen Vertragsbedingungen innerhalb von einem Monat nach Beginn des Arbeitsverhältnisses schriftlich niederzulegen und das Schriftstück dem Arbeitnehmer auszuhändigen. Eine Verletzung der Nachweispflicht führt jedoch nicht zur Unwirksamkeit des Arbeitsvertrags. Der Arbeitgeber sollte aber den Arbeitsvertrag immer schriftlich abschließen. Mit einem schriftlichen Arbeitsvertrag lassen sich nämlich der Bestand und der Inhalt des Arbeitsverhältnisses unproblematisch nachweisen. Der Arbeitgeber muss ohnehin einen Nachweis nach dem Nachweisgesetz erteilen. Diese zusätzliche Arbeit kann der Arbeitgeber sich sparen, wenn der Arbeitsvertrag alle notwendigen Angaben enthält.

---

[514]   BeckOK/Bepler, TVöD, § 37 Rn. 10

[515]   BAG, Urteil vom 17.04.2002, Az.: 5 AZR 89/01, NZA 2002, 1096; BAG, Urteil vom 21.02.2012, Az.: 9 AZR 486/10; BeckOK/Bepler, TVöD, § 37 Rn. 10; ErfK/Preis, NachwG, Einf. Rn. 13

25.1.1. Arten von Schriftformklauseln

Eine Schriftformklausel kann entweder von deklaratorischer oder von konstitutiver Natur sein.[516] Welche der beiden Arten im Arbeitsvertrag vorliegt, ist stets durch Auslegung des Vertrags anhand aller Umstände zu ermitteln.[517] Eine deklaratorische Schriftformklausel liegt vor, wenn die Beachtung der Form lediglich Beweiszwecken dienen soll. Halten die Arbeitsvertragsparteien eine lediglich deklaratorische Schriftformklausel nicht ein, ist die abgeschlossene Vereinbarung dennoch wirksam.[518]

Konstitutiv ist die Klausel, wenn von den Arbeitsvertragsparteien die Einhaltung der Schriftform als Wirksamkeitserfordernis gewollt ist. Soll die Beachtung des Formerfordernisses Wirksamkeitsvoraussetzung sein, dann führt die Nichteinhaltung der Form nach § 125 S. 2 BGB grundsätzlich zur Nichtigkeit des Rechtsgeschäfts.[519]

Die Aufhebung einer vertraglich bestimmten Form ist aufgrund der Vertragsfreiheit grundsätzlich auch formlos möglich und muss damit nicht durch eine die Form wahrende Abrede erfolgen.[520] Demzufolge kann auch durch eine betriebliche Übung die Schriftform abgedungen werden. Anders ist dies jedoch grundsätzlich im Falle einer doppelten Schriftformklausel. Diese bestimmt, dass auch die Aufhebung der Schriftformklausel der Schriftform bedarf. Die doppelte Schriftformklausel kann regelmäßig nicht durch eine die Schriftform nicht wahrende Vereinbarung aufgehoben werden.[521] Durch die Klausel wird nämlich gerade deutlich, dass die Arbeitsvertragsparteien auf die Wirksamkeit der Schriftformklausel besonderen Wert legen.

25.1.2. AGB-Kontrolle von Schriftformklauseln

Nach ständiger Rechtsprechung des Bundesgerichtshofs[522] sind vorformulierte Schriftformklauseln nicht schlechthin unwirksam. Unwirksam ist jedoch eine Schriftformklausel, wenn sie dazu dient, insbesondere nach Vertragsschluss getroffene Individualvereinbarungen zu unterlaufen, indem sie bei der anderen Vertragspartei den Eindruck erweckt, eine mündliche Abrede sei formunwirksam, obwohl eine ein-

---

[516]   Vgl. LAG Düsseldorf, Urteil vom 29.09.1966, Az.: 7 Sa 245/66, DB 1966, 1695; Bamberger/Roth/Wendtland, BGB, § 125 Rn. 9; MüKo/Einsele, BGB, § 125 Rn. 69; Roloff, NZA 2004, 1191, 1192

[517]   LAG Düsseldorf, Urteil vom 29.09.1966, Az.: 7 Sa 245/66, DB 1966, 1695; Bamberger/Roth/Wendtland, BGB, § 125 Rn. 9; Preis/Preis, Arbeitsvertrag, II S 30 Rn. 3

[518]   MüKo/Einsele, BGB, § 125 Rn. 69; Preis/Preis, Arbeitsvertrag, II S 30 Rn. 3

[519]   MüKo/Einsele, BGB, § 125 Rn. 69; Preis/Preis, Arbeitsvertrag, II S 30 Rn. 3

[520]   BAG, Urteil vom 24.06.2003, Az.: 9 AZR 302/02, NZA 2003, 1145, 1147; BAG, Urteil vom 17.07.2007, Az.: 9 AZR 819/06, NJW 2007, 3739, 3741; BAG, Urteil vom 20.05.2008, Az.: 9 AZR 382/07, NJW 2009, 316, 317; Bamberger/Roth/Wendtland, BGB, § 125 Rn. 14

[521]   BAG, Urteil vom 24.06.2003, Az.: 9 AZR 302/02, NZA 2003, 1145, 1147; BAG, Urteil vom 20.05.2008, Az.: 9 AZR 382/07, NJW 2009, 316, 317; Sutschet, RdA 2009, 386, 388

[522]   BGH, Urteil vom 09.07.1991, Az.: XI ZR 72/90, NJW 1991, 2559, 2559; BGH, Urteil vom 15.02.1995, Az.: VIII ZR 93/94, NJW 1995, 1488, 1489

fache Schriftformklausel auch durch eine mündliche Abrede aufgehoben werden kann. Diese Irreführung des anderen Vertragsteils benachteiligt ihn unangemessen i.S.v. § 307 Abs. 1 S. 1 BGB. Einfache Schriftformklauseln sind somit unwirksam, wenn sie keine Individualvereinbarungen ausnehmen, weil sie dann § 305b BGB nicht berücksichtigen.

In Bezug auf eine doppelte Schriftformklausel hat das Bundesarbeitsgericht[523] entschieden, dass zwar eine generelle Unwirksamkeit einer doppelten Schriftformklausel zweifelhaft sei. Allerdings sei unter Bezugnahme auf die Rechtsprechung des Bundesgerichtshofs auch eine doppelte Schriftformklausel unwirksam, wenn sie dazu dient, nach Vertragsschluss getroffene Individualvereinbarungen zu unterlaufen, indem sie beim anderen Vertragsteil den Eindruck erweckt, eine mündliche Abrede sei entgegen § 305b BGB unwirksam.[524]

25.1.3. Formulierungsmöglichkeiten

Zwar können Schriftformklauseln aufgrund der durch die Rechtsprechung aufgestellten Grundsätze in vielen Fällen mündliche Abrede nicht verhindern. Dennoch kann eine solche Klausel in den Vertrag aufgenommen werden, um zumindest die Parteien anzuhalten, dass die Vertragsänderungen in der Regel schriftlich niedergelegt werden sollten.

Folgende Klausel wird empfohlen:

> **Formulierungsvorschlag**
>
> Änderungen des Vertrags durch individuelle Vertragsabreden sind formlos wirksam. Im Übrigen sind Änderungen und Ergänzungen des Arbeitsvertrags einschließlich von Nebenabreden sowie Vereinbarungen weiterer Nebenabreden nur wirksam, wenn sie schriftlich vereinbart werden.

25.1.4. Schriftformklauseln in Arbeitsverhältnissen mit Tarifbindung

In den einschlägigen Tarifverträgen wird bestimmt, dass der Arbeitsvertrag schriftlich abgeschlossen werden soll.[525] Dieses Formerfordernis hat jedoch lediglich deklaratorische Wirkung[526], so dass auch mündliche Abreden wirksam sind.

---

[523] BAG, Urteil vom 20.05.2008, Az.: 9 AZR 382/07, NJW 2009, 316, 318 f.

[524] BAG, Urteil vom 20.05.2008, Az.: 9 AZR 382/07, NJW 2009, 316, 318 f.; a.A. Hromadka, DB 2004, 1261, 1264; vgl. auch OLG Rostock, Beschluss vom 19.05.2009, Az.: 3 U 16/09, NZM 2009, 705, 705, Bamberger/Roth/Schmidt, BGB, § 305b Rn. 18

[525] Vgl. § 2 Abs. 1 TVöD; § 2 Abs. 1 TV-Ärzte/VKA; § 2 Abs. 1 TV-L; § 2 Abs. 1 TV-Ärzte/TdL

[526] BeckOK/Schwill, TVöD-AT, § 2 Rn. 13; Conze, Personalbuch, Nebenabrede Rn. 1189

Nebenabreden müssen hingegen zu ihrer Wirksamkeit schriftlich vereinbart werden[527]. Diese tarifvertragliche Regelung hat konstitutive Wirkung. Im Gegensatz zu den oben aufgezeigten Problemen der Aufhebung einer durch Vereinbarung festgelegten Schriftform handelt es sich bei einer durch Tarifvertrag bestimmten Schriftform um eine durch Gesetz vorgeschriebene Form.[528] Eine Nichtbeachtung der Form bedeutet somit unstreitig, dass das Rechtsgeschäft grundsätzlich nichtig ist, § 125 S. 1 BGB.

25.2. Salvatorische Klausel

Sollten sich einzelne Vertragsklauseln als unwirksam herausstellen, stellt sich die Frage, was dies für den Vertrag als Ganzes bedeutet und welche Regelungen anstelle der unwirksamen Klausel treten. Vertragsklauseln, die die Rechtsfolge im Falle einer Unwirksamkeit regeln, sind sogenannte salvatorische Klauseln. Salvatorische Klauseln können verschieden ausgestaltet sein.

Einerseits wird in Erhaltungsklauseln festgelegt, dass bei Unwirksamkeit einer Klausel die übrigen Regelungen wirksam bleiben. Diese Art der salvatorischen Klausel ist sowohl als individuell ausgehandelte Vereinbarung als auch in Form der AGB wirksam. Allerdings dienen sie lediglich der Klarstellung der ohnehin geltenden gesetzlichen Lage.

Für Individualvereinbarungen ist nämlich zu berücksichtigen, dass § 139 BGB, nach dem ein Rechtsgeschäft grundsätzlich insgesamt nichtig ist, wenn ein Teil davon nichtig ist, im Arbeitsrecht nicht einschlägig ist.[529] Deshalb ist unabhängig von einer vertraglichen Vereinbarung grundsätzlich bei Unwirksamkeit einer Regelung von der Wirksamkeit des übrigen Arbeitsvertrags auszugehen.

Einer Enthaltungsklausel steht auch nicht entgegen, dass sie als AGB vorformuliert wurde. Aber auch hier dient sie lediglich der Klarstellung, weil der Erhalt der Wirksamkeit des Arbeitsvertrags der Regelung des § 306 Abs. 1 BGB entspricht.[530]

Dennoch kann aufgrund der klarstellenden Wirkung folgende Klausel verwendet werden:

[527] Vgl. § 2 Abs 3 S. 1 TVöD; § 2 Abs. 3 S. 1 TV-Ärzte/VKA; § 2 Abs. 3 S. 1 TV-L; § 2 Abs. 3 S. 1 TV-Ärzte/TdL

[528] Vgl. BAG, Urteil vom 18.05.1977, Az.: 4 AZR 47/76 (AP § 4 BAT Nr. 4); BeckOK/Schwill, TVöD-AT, § 2 Rn. 26; MüKo/Einsele, BGB, § 126 Rn. 3

[529] Preis/Preis, BGB, Arbeitsvertrag, II. S 10 Rn. 4, 9 f.; Ulmer/Brandner/Hensen/Schmidt, AGB-Recht, § 306 Rn. 23, 41

[530] Bamberger/Roth/Schmidt, BGB, § 306 Rn. 17; Preis/Preis, BGB, Arbeitsvertrag, II. S 10 Rn. 10a

Formulierungsvorschlag

Sollten einzelne Bestimmungen dieses Arbeitsvertrags ganz oder teilweise rechtsunwirksam sein oder werden, so lässt dies die Wirksamkeit der übrigen Vertragsbestimmungen unberührt.

Andererseits gibt es sogenannte Ersetzungsklauseln. Danach soll eine unwirksame Klausel durch eine dem ursprünglichen Vertragswillen dem Sinne und der wirtschaftlichen Bedeutung nach möglichst nahe kommende Abmachung ersetzt werden. Individualvertraglich ausgehandelt sind die Ersetzungsklauseln durchaus zulässig.[531] In AGB-Form sind sie jedoch unzulässig, weil sie den Vertragspartner unangemessen benachteiligen. Durch so eine Klausel wird nämlich § 306 Abs. 2 BGB umgangen, indem die möglichst nahe kommende Regelung an die Stelle der gesetzlichen Regelung tritt. Der Verwender wäre dann nicht mehr dem Risiko des Eingreifens von gesetzlichen Bestimmungen ausgesetzt.[532]

Deshalb ist es nur sinnvoll, eine Ersetzungsklausel aufzunehmen, die individualvertraglich ausgehandelt wurde. Hierfür wird folgende Formulierung vorgeschlagen:

Formulierungsvorschlag

Die Vertragsparteien verpflichten sich, im Fall der Unwirksamkeit einer Regelung eine so entstehende Vertragslücke durch eine ergänzende Abmachung rückwirkend zu schließen, die dem ursprünglichen Vertragswillen, dem Sinn und der wirtschaftlichen Bedeutung nach möglichst nahe kommt.

---

[531] Staudinger/Schlosser, BGB, § 306 Rn. 18; Ulmer/Brandner/Hensen/Schmidt, AGB-Recht, § 306 Rn. 41

[532] BAG, Urteil vom 25.05.2005, Az.: 5 AZR 572/04 (§ 310 BGB Nr. 1); Bamberger/Roth/Schmidt, BGB, § 306 Rn. 17; Preis/Preis, BGB, Arbeitsvertrag, II. S 10 Rn. 7, 12 ff.

VII. Änderungsmöglichkeiten der arbeitsvertraglichen Regelungen

1. Allgemeines

Da das Arbeitsverhältnis ein Dauerschuldverhältnis ist, was über einen langen Zeitraum geht, besteht insbesondere für den Arbeitgeber ein Bedürfnis, die ursprünglich vereinbarten Vertragsbedingungen aufgrund bestimmter Umstände zu ändern. Dabei kann der Arbeitgeber insbesondere ein Interesse daran haben, die Arbeitszeit, den Arbeitsort oder die Vergütung zu ändern. Der Arbeitnehmer hat demgegenüber ein Interesse daran, dass die ursprünglich vereinbarten Arbeitsvertragsinhalte beibehalten werden, insbesondere dass sie nicht zu seinem Nachteil abgeändert werden. Soweit die gewünschten Änderungen des Arbeitgebers nicht mehr vom Direktionsrecht des Arbeitgebers umfasst sind (insbesondere bei der Tätigkeitsänderung ist daran zu denken), stehen ihm für eine Vertragsänderung unterschiedliche Instrumente zur Verfügung. Einerseits kann er im Wege eines Änderungsvertrags den Vertrag flexibilisieren. Sollte ein Änderungsvertrag nicht zustande kommen, kann der Arbeitgeber andererseits unter bestimmten Voraussetzungen den Vertrag anhand einer Änderungskündigung anpassen. Unter bestimmten Voraussetzungen kann ein neuer Arbeitgeber auch nach erfolgtem Betriebsübergang das Arbeitsverhältnis neu gestalten.

2. Änderungsvertrag

Die Vertragsparteien sind die Herren des Vertrags. Deswegen können die Arbeitsvertragsparteien den Arbeitsvertrag auch jederzeit einvernehmlich ändern, § 311 Abs. 1 BGB. Ein solcher einvernehmlicher Änderungsvertrag bedarf – im Gegensatz zu einem Aufhebungsvertrag, § 623 BGB – grundsätzlich keiner Form. Lediglich wenn die Vertragsänderung einer Aufhebung gleichkommt, wird vertreten, dass eine entsprechende Anwendung des Schriftformerfordernisses des § 623 BGB zur Anwendung kommt.[533] Allerdings ist zu beachten, dass, soweit die Vertragsänderung wesentliche Vertragsbedingungen umfasst, wie z.B. die Höhe des Arbeitsentgelts oder die Arbeitszeit, diese dem Arbeitnehmer innerhalb eines Monats nach der Änderung schriftlich mitgeteilt werden muss, § 3 NachwG.

Außerdem kann auch in einem Tarifvertrag oder im Arbeitsvertrag selbst bestimmt sein, dass ein Änderungsvertrag der Schriftform bedarf. Handelt es sich dabei lediglich um eine deklaratorische Regelung, dann ist der Änderungsvertrag auch ohne Einhaltung der Schriftform wirksam. Soweit die tarifliche Regelung aber eine konstitutive Vorschrift darstellt, muss der Änderungsvertrag für seine Wirksamkeit schrift-

---

[533] NomosKo/Kreuder/Däubler, Arbeitsrecht, § 611 BGB, Rn. 574; vgl. auch Preis/Gotthardt, NZA 2000, 348, 354

lich abgeschlossen werden. In den einschlägigen Tarifverträgen ist zwar lediglich deklaratorisch bestimmt, dass Arbeitsverträge schriftlich geschlossen werden müssen.[534] Jedoch gilt für Nebenabreden, dass sie zwingend schriftlich festgehalten werden müssen.[535] Deshalb bedürfen Änderungsverträge lediglich dann keiner Schriftform, wenn es sich bei der Änderung nicht mehr um eine Nebenabrede, also um „Unwesentliches"[536] handelt. Beispielsweise ist dies der Fall, wenn eine Änderung der Vergütung vorgenommen wird.[537] Soweit eine arbeitsvertragliche Schriftform festgelegt wurde, kann diese grundsätzlich der Wirksamkeit eines formlosen Änderungsvertrags nicht entgegenstehen.[538] Will der Arbeitgeber auf Nummer sicher gehen, dann sollte er jedoch jede Änderung schriftlich festhalten. Außerdem dient dies der Dokumentation und Klarheit.

Schließlich ist bei einem Änderungsvertrag zu beachten, dass er wie die anderen Verträge inhaltlich durch die zwingenden Regelungen der §§ 134, 138, 242 BGB begrenzt ist. Stellt der Änderungsvertrag AGB dar, dann sind die §§ 305 ff. BGB zu berücksichtigen.

3. Änderungskündigung

Ist die gewollte Vertragsänderung nicht vom Direktionsrecht umfasst und lehnt der Arbeitnehmer eine einvernehmliche Vertragsänderung im Wege eines Änderungsvertrags ab, kann der Arbeitgeber unter bestimmten Voraussetzungen einseitig eine Vertragsänderung vornehmen, indem er eine Änderungskündigung ausspricht. Eine Änderungskündigung zielt im Gegensatz zu einer einfachen, echten Kündigung nicht darauf ab, das Arbeitsverhältnis zu beenden, sondern die Arbeitsbedingungen zu ändern. Bei einer Änderungskündigung gibt der Arbeitnehmer zwei Willenserklärungen ab:

–   Einerseits erklärt der Arbeitgeber, dass er das Arbeitsverhältnis durch eine echte Kündigung[539] beendet, und

–   als zweites beinhaltet die Änderungskündigung die Erklärung, das Angebot des Arbeitgebers auf Abschluss eines neuen Arbeitsverhältnisses zu geänderten Bedingungen.

---

[534]   Vgl. dazu siehe unter VI.25.1.4.

[535]   Vgl. dazu siehe unter VI.25.1.4.

[536]   Vgl. BAG, Urteil vom 07.05.1986, Az.: 4 AZR 556/83 (AP § 4 BAT Nr. 12)

[537]   Vgl. BAG, Beschluss vom 09.09.1981, Az.: 4 AZN 213/81 (AP § 4 BAT Nr. 7)

[538]   Vgl. dazu unter VI.25.1.

[539]   Vgl. hierzu VI.17.

Ob eine ausgesprochene Änderungskündigung das gewünschte Ziel der Vertragsänderung erreicht, richtet sich nach der Reaktion des Arbeitnehmers auf die Änderungskündigung. Der Arbeitnehmer kann auf drei verschiede Arten reagieren:

–   Er kann das Änderungsangebot annehmen, ohne einen (fristgerechten) Vorbehalt zu erklären, so dass der Arbeitsvertrag mit dem geänderten Inhalt zum vorgesehenen Zeitpunkt zustande kommt.

–   Er kann das Änderungsangebot unter Vorbehalt annehmen, dass die Vertragsänderung sozial gerechtfertigt ist, § 2 S. 1 KSchG. Der Vorbehalt muss innerhalb der Kündigungsfrist und spätestens innerhalb von drei Wochen nach Zugang der Kündigung erklärt werden. Der Arbeitnehmer hat dann die Möglichkeit, die soziale Rechtfertigung der Änderung der Arbeitsbedingungen mit der sogenannten Änderungsschutzklage vom Arbeitsgericht überprüfen zu lassen. Erfolgt eine solche Annahme unter Vorbehalt, dann besteht zwischen den Parteien zunächst eine wirksame Abrede über die neuen Arbeitsbedingungen. Diese steht jedoch unter der auflösenden Bedingung, dass die Änderung sozial nicht gerechtfertigt ist. Sozial gerechtfertigt ist die Änderung, wenn ein personen-, verhaltens- oder betriebsbedingter Kündigungsgrund gegeben ist.

–   Und schließlich kann der Arbeitnehmer das Änderungsangebot ablehnen, so dass aufgrund der erklärten einfachen Kündigung das Arbeitsverhältnis beendet wird.

Will der Arbeitgeber eine Änderungskündigung aussprechen, dann kann sie vorschlagsweise wie folgt lauten:

**Formulierungsvorschlag
(Änderungskündigung, hilfsweise ordentliche Kündigung
Ihres Arbeitsverhältnisses)**

Sehr geehrte/r Frau/Herr ...,

hiermit kündigen wir Ihr Arbeitsverhältnis ordentlich, unter Einhaltung der Kündigungsfrist zum ... , hilfsweise zum nächsten zulässigen Zeitpunkt.

Gleichzeitig bieten wir Ihnen an, das Arbeitsverhältnis zu geänderten Arbeitsbedingungen gemäß dem als Anlage beigefügten neuen Arbeitsvertrag fortzusetzen.

Bitte teilen Sie uns bis zum ... durch Unterzeichnung des neuen Arbeitsvertrags/Änderungsvertrags mit, ob Sie hiermit einverstanden sind.

Wenn Sie sich nicht innerhalb dieser Frist äußern oder die Änderung innerhalb der Frist ablehnen, endet das Arbeitsverhältnis zum ...

Für diesen Fall weisen wir Sie vorsorglich darauf hin, dass Sie zur Aufrechterhaltung ungekürzter Ansprüche auf Arbeitslosengeld gem. § 37b SGB III verpflichtet sind, sich unverzüglich nach Zugang dieser Kündigung persönlich bei der Agentur für Arbeit arbeitssuchend zu melden und aktiv nach einer Beschäftigung zu suchen. Dauert das Arbeitsverhältnis länger als drei Monate, sind Sie gemäß § 37b SGB III verpflichtet, sich spätestens drei Monate vor dessen Beendigung persönlich bei der Agentur für Arbeit arbeitssuchend zu melden.

Mit freundlichen Grüßen

Ort, Datum

Unterschrift des Arbeitgebers

4. Betriebsübergang

4.1 Allgemeines

In vielen Einrichtungen fand in den letzten Jahren bereits eine Umstrukturierung auf Unternehmensebene statt. Trotzdem gibt es noch zahlreiche öffentliche Krankenhäuser/Einrichtungen, bei denen immer wieder über Privatisierung bzw. Ausgliederungen spekuliert wird. Jedoch auch bei anderen Häusern können Verkäufe zu erheblichen Veränderungen auch hinsichtlich der Geltung von Tarifverträgen führen. Mit einer Privatisierung oder einem Verkauf einer Einrichtung ist regelmäßig ein sogenannter Betriebsübergang verbunden. Die Folgen eines Betriebsübergangs sind in § 613a BGB geregelt. § 613a BGB stellt eine Schutzvorschrift zu Gunsten der Arbeitnehmer dar, die dann eingreift, wenn das Krankenhaus/die Einrichtung oder ein Teil hiervon mittels Rechtsgeschäft auf einen neuen Inhaber übertragen wird, z.B. aufgrund der Privatisierung einer kommunalen Einrichtung. In § 613a BGB wird geregelt, welche Folgen sich aus diesem Arbeitgeberwechsel für den einzelnen Arbeitnehmer ergeben. In Bezug auf die Vertragsgestaltung eines übergegangenen Arbeitsverhältnisses sind bestimmte Besonderheiten zu beachten. Außerdem folgt die Anwendung tariflicher Normen bei einem solchen Betriebsübergang einigen Besonderheiten.

4.2. Auswirkungen des Betriebsübergangs auf die Regelungen des Arbeitsverhältnisses

4.2.1. Auswirkungen auf arbeitsvertragliche Regelungen

4.2.1.1. Eintritt in die Rechte und Pflichten des alten Arbeitgebers

Konsequenz des Betriebsübergangs ist, dass der neue Inhaber in die Rechte und Pflichten aus dem im Zeitpunkt des Betriebsübergangs bestehenden Arbeitsverhältnisses eintritt. Das Arbeitsverhältnis zum bisherigen Betriebsinhaber erlischt bei Betriebsübergang, geht jedoch auf den Erwerber über und besteht damit unverändert trotz des Betriebsübergangs fort. Von diesem unveränderten Fortbestand sind jedoch nur die individualrechtlichen Vereinbarungen umfasst. Hierzu gehören auch diejenigen tariflichen Regelungen, die durch Einbeziehung eines Tarifvertrags im Arbeitsvertrag Bestandteil dieses Arbeitsvertrags geworden sind.[540]

4.2.1.2. Änderung der übernommenen vertraglichen Regelungen

Unter Umständen will der neue Arbeitgeber jedoch andere Vertragsbedingungen für das übernommene Arbeitsverhältnis treffen als sie mit dem alten Arbeitgeber vereinbart waren. In diesem Fall kann der neue Arbeitgeber grundsätzlich durch eine

---

[540]   ErfK/Preis, BGB, § 613a Rn. 66; APS/Steffan, BGB, § 613a Rn. 80

einvernehmliche Abrede mit dem Arbeitnehmer neue Vertragsregelungen abschließen.

Dies geht jedoch nur mittels der Instrumente, die jedem Arbeitgeber zur Verfügung stehen. Es herrscht grundsätzlich dieselbe Vertragsfreiheit, wie sie im Veräußererbetrieb bestanden hat.[541] Die einjährige Veränderungssperre des § 613a BGB gilt nur hinsichtlich normativ geltender Tarifregelungen. Sie gilt aber nicht hinsichtlich arbeitsvertraglicher Regelungen; so auch in Bezug auf Tarifverträge, welche aufgrund arbeitsvertraglicher Inbezugnahme gelten.

Der Erwerber bei einem Betriebsübergang hat jedoch kein Sonderrecht bezüglich der Änderung der arbeitsvertraglichen Regelungen. Insbesondere ist die Vorschrift des § 613a Abs. 1 S. 2 BGB keine Erlaubnis zur einseitigen Änderung der arbeitsvertraglichen Regelung durch den Arbeitgeber.

4.2.2. Auswirkungen auf tarifvertragliche Regelungen

Von der unveränderten Fortgeltung der individualrechtlichen Vereinbarungen ist jedoch die Frage nach der Anwendbarkeit der bisher zwingend geltenden tariflichen Regelungen nach Betriebsübergang zu unterscheiden. Anders als arbeitsvertragliche Regelungen wirken tarifvertragliche Regelungen bei beidseitiger Tarifgebundenheit wie Gesetze auf das Arbeitsverhältnis ein. Ein Betriebsübergang kann dazu führen, dass sich die Tarifbindung und damit die Anwendbarkeit von Tarifregelungen ändern. In diesen Fällen kommt § 613a Abs. 1–4 BGB zur Anwendung. Hinsichtlich der Anwendbarkeit tariflicher Normen nach einem Betriebsübergang kann man verschiedene Fallkonstellationen unterscheiden.

4.2.2.1. Tarifgebundene Arbeitnehmer

Bei Arbeitnehmern, die bereits bei Betriebsübergang tarifgebunden sind, findet der jeweilige Tarifvertrag automatisch Anwendung. Ist bei einem möglichen Betriebsübergang auch der Erwerber des Krankenhauses/der Einrichtung durch Mitgliedschaft im Arbeitgeberverband an die einschlägigen Tarifverträge gebunden, so finden die Tarifregelungen unverändert weiterhin auf dieses Arbeitsverhältnis Anwendung.

Ist der Erwerber des Krankenhauses/der Einrichtung zwar in einem Arbeitgeberverband, jedoch nicht im selben Arbeitgeberverband wie der Veräußerer, so kann dies dazu führen, dass der Erwerber zwar tarifgebunden ist, jedoch an einen anderen Tarifvertrag. In dieser Konstellation beurteilt sich die Anwendung der tariflichen Normen nach § 613a Abs. 1 S. 2 und 3 BGB. Gemäß § 613a Abs. 1 S. 3 BGB ist eine Fortgeltung der bisherigen tariflichen Regelungen ausgeschlossen, wenn die Rechte und Pflichten beim Erwerber durch einen anderen Tarifvertrag geregelt sind.

---

[541] BAG, Urteil vom 07.11.2007, Az.: 5 AZR 1007/06, NZA 2008, 530, 531; BAG; Urteil vom 24.02.2010, Az.: 4 AZR 691/08

Findet bei dem Erwerber ein Tarifvertrag Anwendung, der mit einer Gewerkschaft geschlossen wurde, in der der jeweilige Arbeitnehmer Mitglied ist, so findet eine Ablösung des bisher geltenden Tarifvertrags durch den beim Erwerber geltenden neuen Tarifvertrag gemäß § 613a Abs. 1 S. 3 BGB statt. Zwingende Voraussetzung für die Ablösung ist jedoch die beiderseitige Tarifbindung an den beim Erwerber geltenden Tarifvertrag.

Bei bisher tarifgebundenen Arbeitnehmern, deren tarifvertragliche Regelungen nicht gemäß § 613a Abs. 1 S. 3 BGB abgelöst werden, da sie nicht in der tarifvertragsschließenden Gewerkschaft des Tarifvertrags, der beim Erwerber gilt, organisiert sind, gelten hingegen die bisherigen tarifvertraglichen Normen individualvertraglich fort.[542] Gleiches gilt, wenn der Erwerber keiner Tarifbindung unterliegt. In beiden Fällen gelten die bisherigen zwingenden Tarifnormen nicht in Form von Tarifregelungen fort, sondern werden in den Arbeitsvertrag transformiert. Sie werden zum Inhalt des Arbeitsvertrags und geltend dort als arbeitsvertragliche Regelungen weiter. Dadurch verlieren sie ihre unmittelbare und zwingende Wirkung, die sie zuvor nach § 4 Abs. 1 TVG gehabt haben. Trotz Entfallen der unmittelbaren und zwingenden Wirkung der Tarifnormen kann der neue Arbeitgeber nicht uneingeschränkt die nun als arbeitsvertragliche Regelung transformierte Tarifbestimmung abändern. Für diese Konstellation (und ausschließlich für diese Fälle) ordnet § 613a Abs. 1 S. 2 BGB an, dass diese in den Arbeitsvertrag transformierten tariflichen Regelungen nicht vor Ablauf eines Jahres nach Betriebsübergang zum Nachteil des Arbeitnehmers verändert werden dürfen. Nach Ablauf dieses Jahres können diese transformierten tariflichen Regelungen jedoch auch nur durch eine einvernehmliche Änderung mit dem Arbeitnehmer oder durch eine Änderungskündigung[543] abgewandelt werden. Eine einseitige Änderung durch den Arbeitgeber ist hingegen nicht wirksam möglich.

Noch komplizierter ist die Situation, wenn, wie üblich bei allen Arbeitnehmern, eine Bezugnahmeklausel in den Arbeitsverträgen beim Veräußerer aufgenommen wurde. Der in Bezug genommene Tarifvertrag gilt ausschließlich individualvertraglich. Er unterfällt damit auch nicht den Regelungen des § 613a Abs. 1 S. 2–4 BGB. Daher kann es zu einer Tarifkonkurrenz zwischen einzelvertraglichen und tarifvertraglichen Ansprüchen auch bei tarifgebundenen Arbeitnehmern kommen. Diese wird nach den Grundsätzen des Günstigkeitsprinzips aufgelöst und es gilt der für den Arbeitnehmer günstigere Tarifvertrag.[544]

Arbeitgeber müssen sich der Wirkung der Bezugnahmeklausel in ihren Arbeitsverträgen bewusst sein. Ein Tarifvertrag kann selbst bei beiderseitiger Tarifgebunden-

---

[542] Vgl. LAG Mecklenburg-Vorpommern, Urteil vom 13.04.2011, Az.: 2 Sa 133/10 und 2 Sa 228/10

[543] Eine Änderungskündigung ist jedoch nur unter ganz engen Voraussetzungen zur Änderung der Arbeitsvertragsbedingungen wirksam und in der Regel kein geeignetes Instrument.

[544] BAG, Urteil vom 22.02.2012, Az.: 4 AZR 24/10

heit eine Vereinbarung in einem Arbeitsvertrag nicht ablösen.[545] Daher sind der Gestaltungsmöglichkeit auch bei Betriebsübergang deutliche Grenzen gesetzt.

4.2.2.2. Fehlende Tarifbindung des Arbeitnehmers

Ist der Mitarbeiter nicht tarifgebunden, dann kann ein Tarifvertrag lediglich aufgrund einer arbeitsvertraglichen Bezugnahmeklausel Anwendung finden.

Bei einer arbeitsvertraglichen Bezugnahmeklausel im Zusammenhang mit einem Betriebsübergang kann sich das Problem stellen, welcher Tarifvertrag überhaupt in Bezug genommen wurde. Dies hängt davon ab, welche Art der Bezugnahme vereinbart wurde. Es ist anhand einer Auslegung im Einzelfall zu bestimmen, welcher Tarifvertrag nach dem Betriebsübergang durch die Bezugnahme zur Anwendung kommen soll. Inwieweit jedoch eine Änderung der in Bezug genommenen Regelung erfolgen kann, ist unabhängig von der Art der Bezugnahmeklausel. Vielmehr ist maßgebend, dass es in keinem Fall zu keinem Zeitpunkt zu einer unmittelbaren Geltung des in Bezug genommenen Tarifvertrags kommt. Die Geltung bleibt auf die individualvertragliche Ebene beschränkt. Daher beurteilt sich auch die Abänderbarkeit dieser Bezugnahme oder der über die Bezugnahme geltenden Arbeitsbedingungen ausschließlich nach § 613a Abs. 1 S. 1 BGB. Es gelten daher die gleichen Bedingungen wie bei der Abänderung anderer arbeitsvertraglicher Regelungen.

---

[545]   BAG, Urteil vom 22.02.2012, Az.: 4 AZR 24/10

Verzeichnisse

Literaturverzeichnis

Annuß/Thüsing, Kommentar zum Teilzeit- und Befristungsgesetz, 2. Auflage 2006

Ascheid/Preis/Schmidt, Kündigungsrecht, 4. Auflage 2012

Bamberger/Roth, Kommentar zum Bürgerlichen Gesetzbuch: BGB, 3. Auflage 2012

Bauer, „Spielregeln" für die Freistellung von Arbeitnehmern, NZA 2007, 409 ff.

Bauer/Chwalisz, Instrumente zur Entgeltflexibilisierung, Zeitschrift für Arbeitsrecht 2007, 339 ff.

Bayreuther, Gewerkschaftspluralismus im Spiegel der aktuellen Rechtsprechung – Abschied vom „Einheitstarifvertrag"?, Betriebs- Berater 2005, 2633 ff.

Bieder, Arbeitsvertragliche Gestaltungsspielräume für die Entgeltflexibilisierung, NZA 2007, 1135 ff.

Blomeyer/Rolfs/Otto, Betriebsrentengesetz: Gesetz zur Verbesserung der betrieblichen Altersversorgung Kommentar, 5. Auflage 2010

Boemke, B./Danko, AGG im Arbeitsrecht, 1. Auflage 2007

Boemke, B., Facharztstandard bei fachübergreifendem Bereitschaftsdienst, NJW 2010, 1562 ff.

Boemke, S./München, Verlängerung der Arbeitszeiten durch Betriebs-/ Dienstvereinbarungen, Das Krankenhaus 6/2006, 488 ff.

Bohle, Tarifaustritt, Tarifbindung und Tarifkonkurrenz – tarifrechtliche Aspekte im kommunalen Krankenhaus, das Krankenhaus 2006, 565 ff.

Conze, Personalbuch Tarifrecht öffentlicher Dienst, 2. Auflage 2008

Däubler, Tarifvertragsgesetz mit Arbeitnehmer- Entsendegesetz, Nomos Kommentar, 2. Auflage 2006

Däubler/Dorndorf/Bonin/Deinert, AGB- Kontrolle im Arbeitsrecht, 3. Auflage 2010

Dauner-Lieb/Heidel/Ring, Nomos Kommentar, Bürgerliches Gesetzbuch: Handkommentar, 7. Auflage 2011

Diller, Nachvertragliche Wettbewerbsverbote und AGB- Recht, NZA 2005, 250 ff.

Dörring/Kutzki, TVöD Kommentar- Arbeitsrecht für den öffentlichen Dienst, 1. Auflage 2006

Dütz, Arbeitsrecht, 11. Auflage 2007

Fechner, Probleme der Arbeitsbereitschaft, 1963

Gola/Schomerus, BDSG Bundesdatenschutzgesetz Kommentar, 10. Auflage 2010

Henssler/Willemsen/Kalb, Arbeitsrecht Kommentar, 7. Auflage 2011

Hoß/Lohr, Die Freistellung des Arbeitnehmers, Betriebs Berater 1998, 2575 ff.

Hromadka, Schriftformklauseln in Arbeitsverträgen, Der Betrieb 2004, 1261 ff.

Hromadka/Maschmann, Arbeitsrecht Band 1: Individualarbeitsrecht, 5. Auflage 2011

Hromadka/Schmitt-Rolfes, Der unbefristete Arbeitsvertrag, 1. Auflage 2006

Hromadka/Schmitt-Rolfes, Die AGB- Rechtsprechung des BAG zu Tätigkeit, Entgelt und Arbeitszeit, NJW 2007, 1777 ff.

Hümmerich, Gestaltung von Arbeitsverträgen nach der Schuldrechtsreform, NZA 2003, 753 ff.

Hümmerich/Reufels, Gestaltung von Arbeitsverträgen – Kommentierte Klauseln und Musterverträge, 2. Auflage 2011

Hümmerich/Boecken/Düwell, Nomos Kommentar, Arbeitsrecht, 2. Auflage 2010

Jauernig, BGB Kommentar, 14. Auflage 2011

Junker, AGB-Kontrolle von Arbeitsvertragsklauseln in der neueren Rechtsprechung des Bundesarbeitsgerichts, Betriebs Berater 2007, 1274

Kempen/Zachert, TVG – Tarifvertragsgesetz, Kommentar für die Praxis, 4. Auflage 2006

Klebeck, Unklarheiten bei arbeitsvertraglicher Bezugnahmeklausel, NZA, 2006, 15 ff.

Kuner, Arbeitsrecht und TVöD/ TV-L: Ansprüche und Verfahren im Öffentlichen Dienst, 1. Auflage 2007

Küttner, Personalbuch 2010, 17. Auflage 2010

Lakies, AGB- Kontrolle im Arbeitsrecht, Arbeitsrecht- Blattei, Systematische Darstellung, AGB- Kontrolle 35

Lakies, Befristete Arbeitsverträge, 2. Auflage 2007

Lakies, Vertragsgestaltung und AGB im Arbeitsrecht, 2. Auflage 2011

Lakies/Malottke, BBiG Berufsbildungsgesetz, 4. Auflage 2011

Leinemann, Kasseler Handbuch zum Arbeitsrecht, Band 2, 2. Auflage 2000

Lembke, Privatnutzung eines Firmenfahrzeuges, Betriebs Berater 2007, 1627 ff.

Leßmann, Die Abdingbarkeit des Beschäftigungsanspruchs im unstreitigen und im streitigen Arbeitsverhältnis, Recht der Arbeit 1988, 149 ff.

Lingemann/Gotham, Doppelte Schriftformklausel – gar nicht einfach!, NJW 2009, 268 ff.

Litschen, Neues Tarifrecht für Ärzte – das doppelte Lottchen, Zeitschrift für Tarif-, Arbeits- und Sozialrecht des öffentlichen Dienstes, 2007, 230 ff.

Löwisch/Rieble, Tarifvertragsgesetz, 2. Auflage 2004

Lucky, Suspendierung und Schmerzensgeldanspruch des Arbeitnehmers, NZA 1992, 873 ff.

Moll, Münchener Anwalts Handbuch, 2. Auflage 2009

Müller-Glöge/Preis/Schmidt, Erfurter Kommentar zum Arbeitsrecht, 12. Auflage, 2012

Müller/Preis, Arbeitsrecht im öffentlichen Dienst, 6. Auflage 2006

Ohlendorf/Salamon, Freistellungsvorbehalte im Lichte des Schuldrechtsmodernisierungs-gesetzes, NZA 2008, 856 ff.

Opolony, Das Krankenpflegegesetz 2004, NZA 2004, 18 ff.

Otto/Walk, Entgeltflexibilisierung als Weg aus der Krise, Betriebs Berater 2010, 373 ff.

Palandt, Kommentar zum Bürgerlichen Gesetzbuch, 71. Auflage 2012

Preis, Der Arbeitsvertrag, 4. Auflage 2011

Preis/Gotthardt, Schriftformerfordernis für Kündigungen, Aufhebungsverträge und Befristungen nach § 623 BGB, NZA 2000, 348 ff.

Richardi/Wißmann/Wlotzke/Oetker, Münchener Handbuch zum Arbeitsrecht, Band 1, Individualarbeitsrecht, 3. Auflage 2009

Richters/Wodtke, Schutz von Betriebs- und Geschäftsgeheimnissen aus Unternehmenssicht, NZA-RR 2003, 281 ff.

Rolfs/Kreikebohm/Giesen/Udsching, Beck'scher Online Kommentar, BetrAVG, EFZG, TVöD, BurlG, Edition: 23/2012

Roloff, Vertragsänderungen und Schriftformklauseln, NZA 2004, 1191 ff.

Ruhl/Kassebohm, Der Beschäftigungsanspruch des Arbeitnehmers, NZA 1995, 497 ff.

Säcker/Rixecker, Münchener Kommentar zum BGB, 5. Auflage 2009

Schaub, Arbeitsrechts-Handbuch, 14. Auflage 2011

Schielke, Kostentragung bei der Lohnpfändung, Betriebs Berater 2007, 378 ff.

Schmidt, Die Beteiligung der Arbeitnehmer an den Kosten der beruflichen Bildung – Umfang und Grenzen der Vertragsgestaltung, NZA 2004, 1002 ff.

Schmitt-Rolfes, Unvorsichtigkeit kann teuer werden – neue Rechtsprechung zu Bezugnahmeklauseln, Arbeit und Arbeitsrecht 2007, 455 ff.

Schramm/Kröpelin, Neue Anforderungen an die arbeitsvertragliche Gestaltung von Schriftformklauseln, Der Betrieb 2008, 2362 ff.

Staudinger, Kommentar zum Bürgerlichen Gesetzbuch, Neubearbeitung 2011

Stück/Wein, Die ärztliche Untersuchung des Arbeitnehmers, NZA-RR 2005, 505 ff.

Thüsing, Tarifkonkurrenz durch arbeitsvertragliche Bezugnahme, NZA 2005, 1280 ff.

Thüsing, AGB- Kontrolle im Arbeitsrecht, 1. Auflage 2007

Thüsing/Lambrich, AGB-Kontrolle arbeitsvertraglicher Bezugnahmeklauseln – Vertragsgestaltung nach der Schuldrechtsreform, NZA 2002, 1361 ff.

Tschöpe, Anwalts- Handbuch Arbeitsrecht, 7. Auflage 2011

Ulmer/Brandner/Hensen, AGB-Recht Kommentar, 11. Auflage 2011

Wenzel, Handbuch des Fachanwalts Medizinrecht, 2. Auflage 2009

Weth/Thomae/Reichhold, Arbeitsrecht im Krankenhaus, 2007

Wiese, Zur gesetzlichen Regelung der Genomanalayse an Arbeitnehmern, Recht der Arbeit 1988, 217 ff.

Willemsen/Jansen, Die Befristung von Entgeltbestandteilen als Alternative zu Widerruf- und Freiwilligkeitsvorbehalten, Recht der Arbeit 2010, 1 ff.

Stichwortverzeichnis

U

Überstunden 109 ff., 173
übertarifliche Zulagen 109, 119 f.
Überzahlungen 107, 120, 121 f.
Unterstützungskasse 182
Urlaub 14, 57 f., 128 ff., 138, 140, 150, 173

V

Vergütung 48, 61, 65, 81, 105 ff., 136 f., 173 f.
Verpfändung 142 ff., 185, 188

Versetzungsklauseln 147 ff.
Vertragsstrafen 25, 28, 156, 174 ff.

W

Wartezeit 83, 129 f., 134 f., 186 f.
Wettbewerbsverbot 156, 175, 177, 189 ff.

Z

Zulagen 106 f., 112 f., 117 ff.

Zur Autorin

Boemke, Susanne, Rechtsanwältin

Frau Rechtsanwältin Susanne Boemke wurde 2004 als Rechtsanwältin zugelassen. 2006 gründete sie eine eigene Kanzlei. Seit 2012 ist Susanne Boemke Gründungspartnerin der Kanzlei Boemke und Partner Rechtsanwälte mit Sitz in Leipzig.

Seit Beginn ihrer Tätigkeit als Rechtsanwältin hat sie sich auf die arbeitsrechtliche Beratung und Vertretung sowie die damit in Zusammenhang stehenden gesellschafts- und unternehmensrechtlichen Fragestellungen spezialisiert. Zu ihren Mandanten gehören insbesondere Krankenhäuser, Pflegeeinrichtungen, Pharmaunternehmen, medizinische Versorgungszentren, Rehabilitationskliniken, Ärzte und sonstige Leistungserbringer im Gesundheitswesen. Im Bereich der Krankenhäuser ist Rechtsanwältin Susanne Boemke durch die enge Zusammenarbeit mit den Krankenhausgesellschaften Sachsen-Anhalt, Sachsen und Brandenburg ausgewiesen.

Neben der anwaltlichen Betreuung ihrer Mandanten schult Rechtsanwältin Susanne Boemke regelmäßig leitende Mitarbeiter von Personalabteilungen, juristischen Abteilungen und Verwaltungsabteilungen für verschiedene namenhafte Veranstalter sowie im Rahmen von Inhouse-Schulungen. Sie ist Autorin von Beiträgen in zahlreichen Sammel- und Nachschlagewerken sowie Fachzeitschriften und Monographien, z.B. „Korruptionsprävention im Gesundheitswesen" (S. Boemke und Prof. Dr. H. Schneider, 2011, Deutsche Krankenhaus Verlagsgesellschaft, Düsseldorf).

Darüber hinaus ist sie Mitglied im Verein zur Förderung des Instituts für Arbeits- und Sozialrecht der Universität Leipzig (F.I.f.A. e.V.) und im Förderverein Medizinrecht der Dresden International University e.V.

www.boemke-partner.de